Laser Interstitial Thermal Therapy in Neurosurgery

原著 [美] Veronica L. Chiang　[美] Shabbar F. Danish　[美] Robert E. Gross

神经外科激光间质热疗技术与应用

主译　王　伟

中国科学技术出版社

·北京·

图书在版编目（CIP）数据

神经外科激光间质热疗技术与应用 / (美) 维罗妮卡·L. 蒋 (Veronica L. Chiang)，(美) 沙巴·F. 丹麦尔 (Shabbar F. Danish)，(美) 罗伯特·E. 格罗斯 (Robert E. Gross) 原著；王伟主译 . — 北京：中国科学技术出版社，2025.1

书名原文：Laser Interstitial Thermal Therapy in Neurosurgery

ISBN 978-7-5236-0617-9

Ⅰ . ①神… Ⅱ . ①维… ②沙… ③罗… ④王… Ⅲ . ①激光—温热疗法—应用—神经外科手术 Ⅳ . ① R651

中国国家版本馆 CIP 数据核字 (2024) 第 073034 号

著作权合同登记号：01-2024-0726

策划编辑	王久红　孙　超
责任编辑	王久红
文字编辑	张　龙
装帧设计	佳木水轩
责任印制	徐　飞

出　　版	中国科学技术出版社
发　　行	中国科学技术出版社有限公司
地　　址	北京市海淀区中关村南大街 16 号
邮　　编	100081
发行电话	010-62173865
传　　真	010-62179148
网　　址	http://www.cspbooks.com.cn

开　　本	889mm×1194mm　1/16
字　　数	243 千字
印　　张	9.5
版　　次	2025 年 1 月第 1 版
印　　次	2025 年 1 月第 1 次印刷
印　　刷	北京博海升彩色印刷有限公司
书　　号	ISBN 978-7-5236-0617-9/R·3247
定　　价	128.00 元

译者名单

主译　王　伟
译者　（以姓氏笔画为序）
　　　王　伟　王梦琦　史毅丰　刘晓薇
　　　李登辉　李嘉明　肖玲珑　吴　洋
　　　张　伟　徐阳阳　高　远　熊博韬

内容提要

本书引进自 Springer 出版社，由享有盛誉的神经外科专家 Veronica L. Chiang 教授、Shabbar F. Danish 教授、Robert E. Gross 教授联合编撰，四川大学华西医院王伟教授领衔主译，是一部专门介绍激光间质热疗技术在神经外科的应用指南。全书共 13 章，系统介绍了有关于激光间质热疗技术在中枢神经系统应用中的各种指征和治疗结果，以及应用的先决条件、历史观点和技术基础。激光间质热疗技术提供了一种更新的微侵袭神经外科手术方案，可用于治疗多种脑部疾病，包括原发性和继发性肿瘤、放射性不良反应、癫痫、部分运动障碍疾病，甚至一些脊柱肿瘤。本书内容实用，紧跟前沿，贴近临床，可为神经外科医生学习掌握激光间质热疗技术并安全使用提供指导。

原书序

激光间质热疗（laser interstitial thermal therapy，LITT），也称为激光诱导热疗、立体定向激光消融术，或者简称为激光消融术，用于中枢神经系统（CNS）疾病的治疗由来已久。德国和马萨诸塞州波士顿的先驱者们，早在 20 世纪 90 年代就提出尝试使用各种类型的激光产生热效应治疗脑肿瘤。尽管早期得到了一些令人振奋的结果，但限于技术条件，在当时也仅仅只是一个超前于时代的想法。

10 年后，出现了新一代 LITT，其具有精密的自冷却激光探头，使用近红外波长能量来加热和凝固脑组织，通过磁共振热成像实时监测。是否与机器人结合使用实现探针驱动控制，以及侧射与更传统的漫射辐射模式的选择，今天的 LITT 系统提供了一种更新的微侵袭神经外科手术方案。中枢神经系统组织的 LITT 消融疗法目前用于治疗许多脑部疾病，包括原发性和继发性肿瘤、放射性不良反应、癫痫、一些运动障碍疾病，甚至一些脊柱肿瘤。

本书描述了著者们的开创性工作成果，提供关于 LITT 在 CNS 应用中的最新指征和治疗结果，以及应用的先决条件、历史观点和技术基础。在当前医疗社会经济环境下，好消息是 Steve Tatter 正在推动 LITT 实践的实用指南工作。结果就是，一个全面的"完整 LITT"指南即将问世。自 20 世纪 90 年代起，继 Schwarzmaier[1] 和 Jolesz[2] 所做的开创性工作以来，我们确实取得了长足的进步，预计未来该领域会继续快速发展。

Gene H. Barnett, MD
Cleveland, OH, USA

参 考 文 献

[1] Kahn T, Bettag M, Ulrich F, Schwarzmaier HJ, Schober R, Fürst G, et al. MRI-guided laser-induced interstitial thermotherapy of cerebral neoplasms. J Comput Assist Tomogr. 1994;18(4):519–32.
[2] Jolesz FA. MR-guided thermal ablation of brain tumors. AJNR Am J Neuroradiol. 1995;16(1):49–52.

译者前言

随着当代科技飞速发展，神经外科新疗法层出不穷，磁共振引导的激光间质热疗（LITT）迭代升级。在经历了 20 年的探索与实践后，LITT 逐渐成熟和完善，不仅成为备受关注的新疗法，更是业界新秀。

为全面系统地了解和掌握 MRI 引导 LITT 新技术、新疗法，推动神经外科向更微创、更精准、更高效发展，故选择将本书引进国内。它是目前较全面系统介绍该疗法的经典著作，由著名学者领衔，理论结合实践，深入浅出地阐述了 LITT 基本原理、发展历史、技术组成、治疗流程、专科特色、平台建设等要点。尤其针对神经外科重大专病，脑转移瘤、胶质瘤、儿童脑瘤、癫痫、运动障碍病、精神障碍和脊柱肿瘤的 LITT 治疗进行了详细介绍。结合现有临床设备技术特点，从适应证选择、定位技术要领、多术式联合应用、并发症预防和管理，以及磁共振与激光技术整合兼容等方面进行了图文并茂地诠释，具有很强的实用性。鉴于本书多位作者在该领域耕耘多年，既是先驱也是践行大师，通过阅读他们的著作，相信对 LITT 感兴趣的神经外科医生和学者能够领会到其中的智慧和经验，为成功了解和掌握该技术打下良好的理论基础。

感谢付出宝贵时间和精力参与翻译的四川大学华西医院各位医生，感谢中国科学技术出版社给予的支持与帮助。希望我们的点滴工作能为神经外科事业发展做出有益的贡献。

四川大学华西医院

原书前言

继无菌、烧灼、立体定向和显微外科手术之后，MRI 引导的激光间质热疗（LITT）成为神经外科领域又一新的创举。与所有颠覆性创新一样，其实际应用进展缓慢，即使在诞生 20 年后，已经得到 FDA 批准用于颅脑疾病，但仍被许多人认为是实验性的。

本书的目的是作为跨越神经外科疾病 MRI 引导 LITT 的基础。在本书中，著者回顾了 LITT 的发展历史、实施 LITT 所需的技术和技能成分、适应证和禁忌证、仍然需要深入研究的方向和领域、并发症，以及在个人实践中如何开展 LITT 并迎接挑战等内容。鉴于所有著者都是早期采用该技术的先驱，文中包含许多明智的建议，反映了许多用户的初始学习路线。因此，著者希望本文将使所有对 LITT 感兴趣的神经外科医生成功应用该技术，在安全使用过程中与个人实践无缝结合。

非常感谢所有著者付出的宝贵时间和他们慷慨分享的知识。还要感谢本书的项目编辑 Megan Ruzomberka 和 Connie Walsh，正是他们孜孜不倦地工作，才使本书顺利出版。

最重要的是，我们要感谢我们的患者和其家人。他们允许我们参与他们的神经外科治疗，他们是最勇敢的开拓者。正因如此，我们才有机会了解并发挥这项技术的价值。

Veronica L. Chiang
New Haven, CT, USA

Shabbar F. Danish
New Brunswick, NJ, USA

Robert E. Gross
Atlanta, GA, USA

目 录

第1章 磁共振引导激光间质热疗的历史沿革与基本原理

Magnetic Resonance-Guided Laser Interstitial Thermal Therapy: Historical Perspectives and Overview of the Principles of LITT

Richard Tyc   Mark G. Torchia   Kevin Beccaria   Michael Canney   Alexandre Carpentier   著

徐阳阳   张   伟   译

激光在神经外科中的应用由来已久，几乎在 20 世纪 50 年代末期刚被发明不久就有相关应用的报道。在开放性手术中，激光曾被用作自由光束设备（如 10.6μm CO_2 激光）或作为手术器械的部件（如激光刀），这些应用为脑部及脊髓手术提供了便利。然而，使用过程中需要外科医生通过肉眼直接观察激光对组织的影响，大大限制了其应用，直到近些年来，随着先进的放射影像学技术应运而生，激光在神经外科的应用价值才被重新发掘和重视。

通过 Sutton 引进间质热疗[1]与应用激光作为热源[2]共同奠定了激光间质热疗（laser interstitial thermal therapy，LITT）的基础。Sugiyama 等[3]在 1990 年采用原位热电偶控温技术对 LITT 进行温度监测与调控，并以此治疗了 5 例患者（胶质瘤 3 例，转移性肺腺癌 2 例）。Roux 等在此基础上采用 LITT 治疗了 1 例丘脑黑色素转移瘤患者，然而，该例患者不久肿瘤复发并于治疗后 4 个月离世[4]。Kahn 等[5,6]与 Schwabe 等[7]首先报道 MRI 作为 LITT 治疗脑转移瘤后监测肿瘤组织变化的手段。Schulze 等[8]则进一步应用 MRI 进行治疗时的实时测温。在 Carpentier 等[9]报道的 6 例（一共 15 个病灶，均经放射外科治疗而未能好转）采用 LITT 治疗的局灶性脑转移瘤患者中，未出现围术期死亡，仅部分患者有轻微的并发症（1 例激光探针移位，1 例出现一过性小脑症状加重，1 例出现一过性失语，并于术后 2 周恢复）；所有完全消融的患者在术后

12 个月内未出现肿瘤复发，而部分消融的患者则在术后 3 个月可见病灶周围肿瘤复发；Carpentier 等报道的 LITT 术后的预计中位生存期为 17.4±3.5 个月，其中 2 例患者分别在术后 30 个月和 19 个月仍然存活[10]。Sloan 等[11]报道了 10 例参加 NeuroBlate 系统（Monteris Medical）剂量递增首次人体安全试验的复发胶质母细胞瘤患者在接受 LITT 治疗后的研究结果。在该研究中，LITT 通过 MRI 测温系统进行实时温度监测，该系统可为外科医生预测组织热损伤并提供反馈。远程控制系统则可使外科医生能够对探针的方向和深度进行调整，尽可能达到适形消融的目的。术后 24h 和 48h，MRI 上可见明显消融相关的组织坏死。这 10 例患者的中位生存期为 316 天（62～767 天），其中 3 例患者神经症状有所改善，6 例患者症状未见明显变化，1 例患者出现症状加重。除 1 例患者外，所有患者出现的消融相关脑水肿均在采用激素治疗后缓解。

自 2008 年以来，Visualase 系统（Medtronic）和 NeuroBlate 系统（Monteris Medical）这两种激光消融系统已经获得了 FDA 和其他监管机构的许可。两种系统的比较见表 1-1。美国、加拿大和欧盟的许多中心现在已经将这些 LITT 设备用于原发性和转移性脑肿瘤、癫痫和立体定向放射手术后放射性坏死患者的治疗[12-21]。自 2016 年以来，已有超过 270 篇关于 LITT 在大脑中应用和相关结果的同行评议论文发表。

表 1-1　神经外科常用的两种 LITT 系统（NeuroBlate 和 Visualase）的比较	
NeuroBlate（Monteris Medical）	**Visualase（Medtronic）**
激光器	二极管，波长 1064nm，连续波，脉冲模式	二极管，波长 980nm，15W 连续波，功率可调
激光传输设备	SideFire® 和 FullFire® 探针，直径 2.2mm 和 3.3mm	激光探头，1.65mm 直径导管（内部激光扩散光纤，3mm 或 10mm 长度能量输出）
置入方法	探头驱动器将刚性激光传输探头通过微型螺栓置入靶区	通过骨锚置入坚硬的探针，继而代之以弥散光纤用于治疗
探针尖端冷却	内置气体冷却进行温度控制，温控在 1～14℃	在室温下使用无菌生理盐水对探针进行循环冷却
手术室激光装置的立体定向放置	两者都兼容许多常见的神经外科技术，包括基于框架和无框系统、手术机器人、无框微靶向平台 [STarFix（FHC）；ClearPoint 等]	
颅骨通路	微型螺栓通过 4.5mm 螺旋钻孔固定	颅骨锚经 3.2mm 螺旋钻孔固定
患者固定和转运	可选择集成头部固定装置和患者转运板用于 MR 监测	无；根据需要使用现场提供的设备
MRI	两者均与 Siemens、GE、IMRIS 和 Philips 的 1.5T 和 3T MRI 系统兼容	
温度监测	PRF 法、多层 2D GRE、TruTemp（Monteris Medical）优化	PRF 法，可变层 2D GRE（用户定义）
消融效果预测	热剂量估算，CEM43 法	热损伤估计，Arrhenius 法
探头保护安全措施	通过光纤传感器控制探头温度	图像上用户自定义的靶区温度作为自动关闭的阈值温度
用户界面和显示功能	路径规划和治疗功能，探头的眼睛和 Ax/Cor/Sag 视图，术前、术中和术后 MRI 集成，用户定义区域和图像配准	实时热图和损伤估计，路径视图，损伤估计叠加，分窗口

一、激光器

（一）电磁波谱上的光辐射

激光（light amplification by stimulated emission of radiation，LASER）装置发射出空间和时间相干光，这类相干光可在调谐到特定波长的长距离上保持连续的窄光束（连续波）。一些激光器可以产生更宽的波长范围，但光的传输时间极短（<1ns）。商用激光器输出的波长范围更宽，从<160nm（紫外线）到 570 000nm（远红外）不等。医用激光器的波长通常为 325～10 600nm。

当激光照射材料后，光在一定程度上被反射、透射、吸收和散射，这取决于材料的光学和热特性，以及激光的波长、波形和功率。在组织中，以上各个过程的占比主要取决于光吸收量，后者又与各种发色团组织成分（包括水、血红蛋白和黑色素）的浓度有关。组织的加热需要吸收激光能量，几乎在所有的医疗应用中，水是主要的发色团。考虑到水的吸收光谱，波长范围在 1200nm 以下的激光器产生的光可以穿透得更深[22]。血红蛋白是血液的发色团，存在于大多数组织中。其吸光率在水的吸光率范围内较为显著，但在较低波长下增加。通过比较水和血红蛋白的吸光谱（图 1-1），800～1100nm 的波长被认为是可达到理想光穿透深度的治疗窗口，是 LITT 的最佳选择[22]。

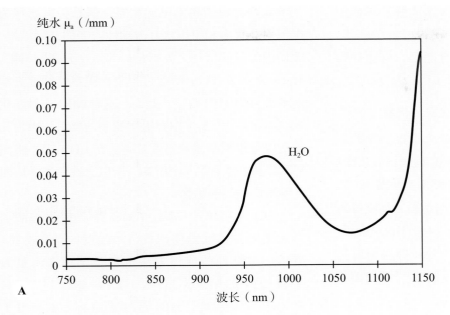

A

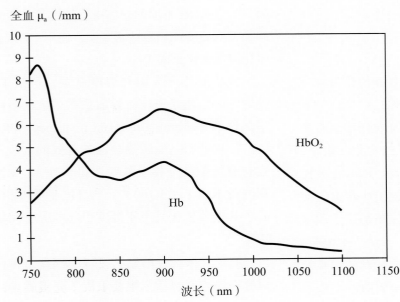

B

◀ 图 1-1　纯水（A）、氧合血红蛋白和脱氧血红蛋白（B）在光深度穿透的治疗窗口的吸收光谱

经许可转载，引自 Muller and Roggan[48]

（二）激光器在 LITT 中的应用

激光种类众多，然而，只有少数用于神经外科手术。Nd:YAG（1064nm）是最早用于 LITT 临床应用的激光[23]。最近，利用完全固态半导体系统产生激光能量的二极管激光器已投入使用。与基于闪光灯的 Nd:YAG 激光器相比，二极管激光系统结构紧密、成本低廉，可以发射多种波长的激光。目前在神经外科中用于 LITT 的两个最常见的二极管激光波长是 980nm（Visualase）和 1064nm

（NeuroBlate）。

（三）激光与组织相互作用机制

对于任何激光在组织中的应用，都有四种可能的激光直接相互作用机制[25]，其特点如下。

1. 光热效应　光在组织中转化为热，此效应是 LITT 的基础。

2. 光化学效应　激光与含有光敏剂的组织之间发生反应，后者被光激活，引发组织中的光毒性反应（光动力疗法）。

3. 光机械效应 高强度的短激光脉冲可产生局部冲击波和机械应力（如激光碎石）。

4. 光消融效应 细胞分子键断裂，进而导致组织解体（如屈光性角膜切除术）。

（四）激光与组织相互作用的次要机制

加热对细胞和组织的影响取决于被加热的组织类型，以及加热的强度和持续时间。在 LITT 中，会出现过热（组织温度 40～45℃）和凝固（组织温度 50～95℃）。根据热剂量的不同，细胞可能在受热后立即死亡或逐渐死亡（24～72h）。然而，加热除了直接导致细胞死亡外，还可能会引发长期或短期血脑屏障开放[26]和免疫调节[27]等局部或系统反应。

二、组织温度测量

（一）热剂量测定法

LITT 用于神经外科手术时需要在使用过程中控制组织中的热分布并监测细胞死亡程度。热敏感 MRI 序列可创建组织时空温度变化图谱。有三种热模型被用来预测组织加热后的变化。第一，阿伦尼乌斯速率分析（Arrhenius rate analysis）模型通过识别组织在 54～60℃凝固的发生将组织损伤模拟为组织状态改变，此过程伴随蛋白质和细胞成分变性[29]，以及细胞死亡。第二，CEM43 模型基于阿伦尼乌斯模型和对热疗观察的经验数据而建立。在该模型中，通过将时间温度变量与恒定的参考温度 43℃进行关联以量化细胞损伤。CEM43 是累计等效分钟，相当于参考温度 43℃时的时间[30]。第三，阈值温度模型，该模型假设一旦达到 60℃，组织立即遭到不可修复的损伤。第三种模型没有考虑温度随时间的变化，实际上只适用于快速组织消融[31]，而不是适用于 LITT 的治疗过程。当热梯度在 LITT 中时，第三种模型可能显著低估组织损伤。

（二）MRI 热成像序列

1988 年，Jolesz 等[32]首次描述了 MRI 在 LITT 中的应用，他们将不可逆和完全信号丢失解释为组织水分丢失和组织水分流动性改变的共同结果，而周围的可逆信号丢失则是局部温度升高的结果。Tracz 等[33]在 LITT 治疗过程中也观察到纤维尖端周围类似的 MRI 改变。然而，这种 MRI 信号变化无法满足 LITT 治疗中对温度监测的要求，因为其无法区分组织凝固和温度升高。在 LITT 中，组织坏死发生在治疗后大约 72h，所以急性形态学影像并不对应最终的病变。

为了克服这些局限，Bleier 等[34]提出并演示了激光照射区域温度相关信号强度的动态变化。虽然许多其他的成像方法也被尝试用来测量温度和 LITT 的结果（超声、CT 和 MRI[35]），但只有 MRI 成为影像引导的 LITT 消融程序的标准工具[36]。与 MRI 不同的是，由于热诱导的变化和组织类型对温度依赖特性的影响，使用 CT 或超声来量化温度变化是困难的。

MRI 的几个参数与温度有关，包括 T_1 和 T_2 弛豫时间、质子密度、弥散系数、磁化转移和质子共振频率（proton resonant frequency，PRF）[37]。PRF 已被证明是监测热疗法最有效的方法，因为它具有组织独立性（除脂肪组织外），并且在较宽的范围内（20～100℃）与温度呈线性相关[38]。质子共振的变化是由于温度引起的分子间氢键的变化[36, 38]。

质子共振信号的频移可以编码到由多种磁共振脉冲序列（包括二维和三维）获得的连续磁共振相位图像中。然后，通过这种磁共振获取的连续相位数据被转换为相对应的温度变化。当采集开始时的基线温度已知时，也可以确定绝对组织温度。

一些研究小组已经评估了人类和动物组织[37]中水分 PRF 转移的温度依赖性，大多数发现与 Hindman[38]发现的纯水值 –0.01ppm/℃一致。基于 PRF 法的 MR 测温技术被用于 LITT 温度监测已有几十年历史，如今也广泛用于 MR 引导的脑部消融的商用 LITT 系统。

尽管 MR 测温的数据来源是通过 MR 采集，

MR 测温目前还没有被 MRI 供应商作为一个完全集成的功能提供。反而，使用 MRI 进行组织温度量化是 MRI 系统之外开发的一种方法，该功能通常集成在第三方软件中。该软件与 MRI 整合以检索和处理温度敏感的 MR 数据，同时可为外科医生提供有用的温度信息，以指导 LITT 治疗。提供原始数据流所需的 MRI 系统的最重要的元素包括：①脉冲序列和成像硬件（如射频线圈），可将 PRF 频移编码为高质量的图像数据；②在每次 MR 测量后提供"伪"实时数据，以处理成温度数据，进而监测治疗过程。

如今，基于 PRF 技术已经开发了很多热敏感脉冲序列用于提供温度敏感数据。基于 PRF 的 MR 测温最常用的脉冲序列是二维梯度回波序列（gradient recalled echo，GRE），该序列广泛应用于现代临床 MRI 系统。该采集数据可以是单层或多层，并在组织加热区域内正交或垂直于激光探针或导管获得。

在考虑其他脉冲序列时，需要注意的是，除了 MR 控制台直接提供的脉冲序列外，定制脉冲序列可能只用于科研目的。最近一项对这种"库存"MR 脉冲序列的总结证实了西门子、GE 和飞利浦 MR 系统上的多种可用序列[39]。

目前的 LITT 系统软件可以快速处理 MR 数据，生成伪实时定量温度图，估算热消融区，以及处理过程中的计算机控制反馈[9, 11]。

三、组织改变和 LITT

（一）LITT 诱导脑组织消融的组织学研究

对人类脑组织 LITT 消融后的组织学改变的了解来自于 Elder[40] 的单个临床病例研究报道。该研究基于 LITT 治疗 2 周后由于脑组织水中需整块切除的消融后 GBM 和邻近组织。研究发现了 3 个具有特定染色特性的不同区域。

区域 1：中央坏死区，无细胞，弱染色，边界处有在吸收现象。

区域 2：肉芽组织边缘，血管增生，可识别多种免疫细胞（淋巴细胞、CD68 和 CD45 阳性的小胶质细胞）；边缘显示间充质和胶质反应。

区域 3：肉芽组织以外的区域，包括 GFAP 阳性的星形胶质细胞。

其他免疫学研究也显示了许多动物模型研究中描述的类似特征[24, 31, 32, 41-44]。在 Elder 的研究中，区域 2 也显示了多核巨细胞，而轴突球形细胞、神经元和细胞体损伤见于区域 1 和区域 2。区域 1 显示血栓闭塞的血管，特别是在邻近消融的区域。在动物研究中，LITT 消融后在水肿区显示出更为显著的血脑屏障开放[42, 45]。LITT 后的血脑屏障开放也在人类中得到证实[46]。

LITT 后，消融病灶的大小随时间变化[24, 42]，最初出现扩张，被认为是由病变边缘的血管损伤[24]、周围延迟的热细胞死亡或病灶内水肿[31]所致。水肿会扩散到邻近的正常脑组织，通常在 LITT 后 3～6 天达到高峰[24, 42]。有些病例在几个月后显示中央坏死区液化并形成囊状结构。

（二）MRI 上脑组织热消融后的变化特点

许多研究都描述了人类和动物模型中热诱导消融的 MRI 表现[5, 7, 24]。热消融后的典型 MRI 病灶结构为 5 个同心圆区：纤维 / 探针伪影、中心区、外周区、外周区外缘薄边缘和灶周水肿[7]。在 T1 加权成像中，探测伪影和周边区呈低信号，而中央区呈高信号。灶周水肿呈轻度低信号。外周区边缘呈低信号，经钆注射造影后增强。MRI 显示，在 LITT 治疗后的前 10 天，周围区直径通常可扩大 45%[5, 7]。随后，病变开始缩小，在平均 90 天内达到初始大小的 50% 左右。

病灶周围水肿可在 LITT 后 1～3 天开始出现，并可在治疗后 3～4 周继续增加，在某些情况下，另外还需要 2～3 周才能消退[7, 24]。水肿的严重程度通常与肿瘤的分级或应用的激光能量不一致[5]。

随着消融时间的增加，强化边缘的直径和强化程度不断缩减，但通常在治疗后很长时间内仍然可见[5, 7]。病灶内部由于失去区域的分界而演变成外观更均匀的区域。在动物中，这种 MRI 分区结构与组织学研究中描述的区域相对应[42]，MRI中心区可能与高铁血红蛋白浓度的增加和富含蛋白的液体的聚集相关。

Elder 等[40] 的研究表明，在 LITT 治疗后的 14天内，MRI 可以很好地反映组织（组织学检测到）的消融改变。

四、LITT 系统

一般来说，MR 引导的 LITT 手术遵循从 OR到 MR 的共同工作流程，但根据外科医生的偏好、MRI 设备和场地布局有所不同。在大多数情况下，工作流程从手术室开始进行颅骨固定和激光输送装置的立体定向放置（立体定向放置的位置和外科医生特有的方法使 LITT 工作流程具有最大的可变性）。较新的设备，如 ClearPoint 系统（MRI介入），允许在 MRI 套件中进行 MR 引导的立体定向规划、环钻钻孔和探针植入。图 1-2 显示了一个典型的工作流程。变化包括设备置入的位置（OR vs. MRI 套件）、靶点注册方法、与 LITT 计划软件的协调、MRI 热成像、术中器械位置的操作（MRI 套件中或远程操作）。

多步骤的 LITT 流程需要 LITT 系统硬件和软件组件的集成，以达到预期结果。作为商业 LITT系统的核心特征，图像引导的集成需要 MRI 同时提供规划和治疗功能。因此，子组件与 MRI 整合，并允许立体定向靶向定位和消融已确定的感兴趣区域。

在治疗过程中，一些硬件必须安装在 MRI 套件中（术中或诊断），而其他的可能只用于手术室中激光输送设备的立体定向定位（图 1-3）。

（一）安装在颅骨上的轨道装置

在 MRI 前，需要进行立体定向放置和轨道装置的配准，以便激光能量输送装置能精确传递至目标组织。通常情况下，安装在颅骨上的轨道装置是用螺纹"螺栓"通过环钻孔固定在颅骨上的。使用几种立体定向放置（有框或无框）的方法之一，使螺旋钻孔沿所期望的目标轨迹排列。这种螺栓必须与 MRI 兼容。图 1-4 说明了非磁性钛微

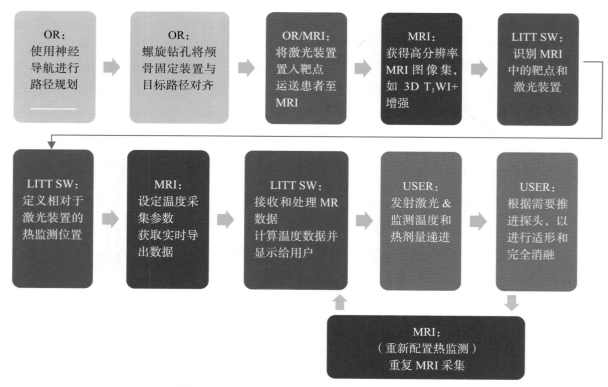

▲ 图 1-2　MR 引导的 LITT 程序的常见工作流程步骤

型螺栓（Monteris Medical）用螺纹接合 4.5mm 螺旋钻孔。一旦固定在颅骨上，微型螺栓就为激光传输探针到达目标组织确定了路径，并为机器人探针驱动器提供一个安装平台。根据需要，可以使用两个或多个螺栓完成多个路径。图 1-5 说明了 Visualase 提供的基于聚合物的骨锚。

（二）光纤探针和冷却

将激光能量传输到组织是由硅基芯（400～600μm）组成的光纤提供的，该硅基芯被硅或硬化聚合物的薄包层包围。光纤芯和包层之间的折射率差异导致激光沿光纤内部全反射。这样，大量的能量就可以高效地传输到很远的地方。光纤尖端的特定光学变化或附件可以导致定向或漫射激光输出分布。

在早期的临床报道中，未经冷却的裸纤维直接应用于组织。为防止光纤损伤和组织烧焦，激光输出受限于较低功率和较短的应用时间。冷却激光光纤/探针允许处理更大的体积与额外的热控制。

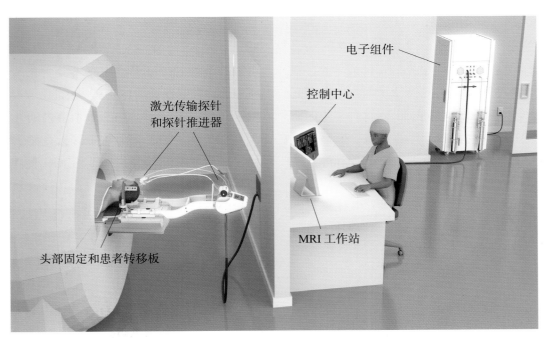

▲ 图 1-3　LITT 系统集成到 MR 套件中
经许可转载，引自 © 2019 Monteris Medical

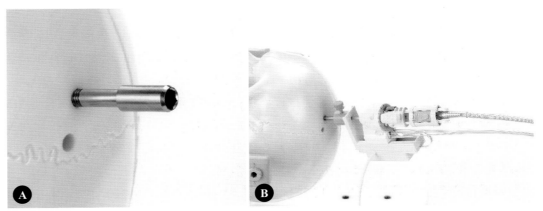

▲ 图 1-4　NeuroBlate 微型螺栓（A）连接带有机器人探针推进器（B）
经许可转载，引自 © 2019 Monteris Medical

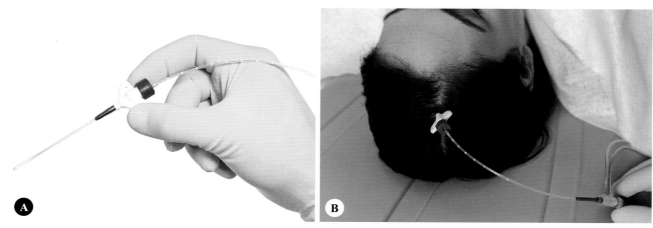

▲ 图 1-5　激光导管置入状态下的 Visualase 骨锚
经许可转载，引自 © 2019 Medtronic

现代商用 LITT 系统使用更复杂的探针或导管，在探针尖端集成冷却。图 1-6 显示了 NeuroBlate 光学激光器探针（Monteris Medical）。这种坚硬的装置尖端有一个聚合物轴和蓝宝石透镜，能够直接插入到目标上。它的直径为 2.2mm 或 3.3mm，在尖端具有扩散发射模式或侧向能量发射模式。在能量输送过程中，探头内部的加压二氧化碳气体用于调节探头尖端冷却到 1~14℃，这取决于应用程序。Visualase 系统为光纤提供了一个双腔充填器（图 1-7），允许循环使用室温无菌生理盐水来冷却[9]。

（三）激光发射探针的位置控制方法

目标区域的完全热消融是所有 LITT 系统的目标。通常，激光应用在靶区内或靶区附近的单个位置的消融区所覆盖的范围不足以达到这一目标。此外，通过移动探针或光纤，也可以产生复杂、不规则的消融范围[29, 42]。调整探针位置控制的方法可能与当患者在 MRI（Visualase）内时由外科医生手动操作探针一样简单，或者远程和自动化的机器人控制允许远程操作的激光传输设备（NeuroBlate）。

NeuroBlate 使用机器人探针驱动器（图 1-8）沿轨迹线和旋转操作激光传输探针，这对于定向输出的探针（SideFire；Monteris Medical）非常有用。一旦探针插入并连接到探针驱动器，外科医生就

可以在 NeuroBlate 系统用户界面所在的 MR 控制室中远程控制探针的位置。

在 Visualase 系统中，手术室内的外科医生将激光探头插入目标位置的最深处，然后锁定在骨锚上。然后，可以根据需要在 MRI 套件内手动调整探头位置，方法是解锁激光光纤，并沿着外部套管内的长轴将设备撤回到所需位置（图 1-9）。

（四）控制计算机、电子系统和用户界面

LITT 系统需要计算机控制的激光能量传输，制订计划和实施治疗步骤的用户界面，以及与 MRI 的数据流进行网络连接。根据 LITT 系统，还需要额外的各种机电子系统；这些都需要一套核心系统功能。

1. 控制计算机　一台或多台计算机作为控制中心控制如下重要功能，如安全监视器、激光能量设置、探头冷却、MR 连接和 DICOM 图像传输、图形用户界面（graphical user interface，GUI）、显示 / 交互设备。

2. 电子系统　包括电源、安全 E-Stops、冷却系统泵或压力调节、电缆和光纤传输到 MRI 套件、磁共振室的过滤面板连接，以及机器人设备的运动控制。

3. 用户界面　外科医生与专用的 GUI 交互，除了提供系统诊断信息外，还可以帮助规划和监测治疗。这种界面在 LITT 系统中有所不同，但

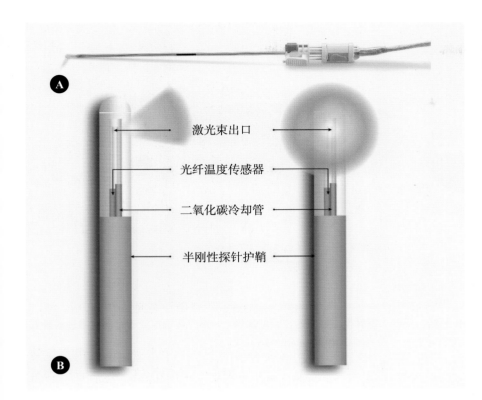

◀ 图 1-6　光学激光传输探针（A）及其两种可用的能量模式（B）

SideFire 侧向发射（左）和 FullFire 全部发射（右）（经许可转载，引自 © 2019 Monteris Medical）

激光束出口

光纤温度传感器

二氧化碳冷却管

半刚性探针护鞘

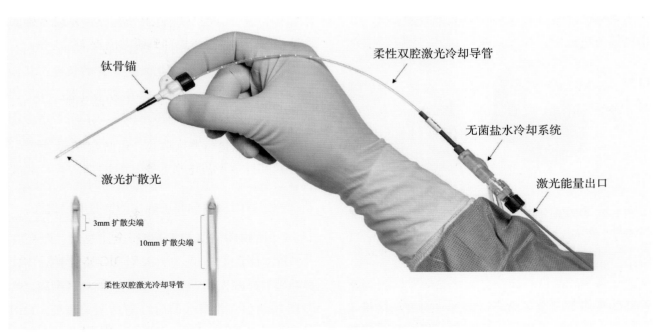

钛骨锚

柔性双腔激光冷却导管

激光扩散光

无菌盐水冷却系统

激光能量出口

3mm 扩散尖端

10mm 扩散尖端

柔性双腔激光冷却导管

▲ 图 1-7　**Visualase 冷却导管系统及其两种可用的能量模式**
经许可转载，引自 © 2019 Medtronic

通常在消融过程中提供几个关键功能来指导用户。这包括为规划过程中获得界定的层面位置实时更新 MR 测温数据。温度数据可以显示为颜色编码的温度图像叠加在提供解剖信息的参考诊断图像上（如三维 T_1 加权高分辨率 MRI）。

图 1-10A 显示的是能量传输阶段 NeuroBlate 系统的 GUI，其中展示了 MR 温度数据采集的 MR 测量。在这个系统中，获得 3 个层面（红色线在

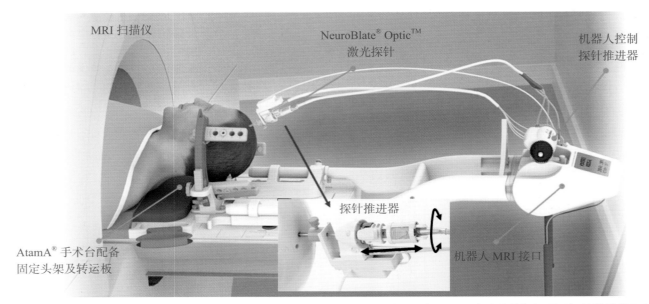

▲ 图 1–8　在 **MRI** 中显示的 **NeuroBlate** 系统，机器人探针推进器固定在微型螺栓上，激光传输探针通过探针推进器置入
经许可转载，引自 © 2019 Monteris Medical

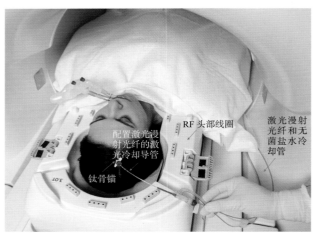

▲ 图 1–9　**MRI** 中带有骨锚、激光冷却导管及光纤的 **Visualase** 系统
激光光纤的调整发生在戴手套的手的位置（经许可转载，引自 © 2019 Medtronic）

较低的视图）垂直于激光传输探头对齐的能量出口位置。在前 3 个视图中，这些图像以彩色编码的温度叠加在三维 T_1 加权诊断 MRI 上，包括嵌入图像中的纤维束（纯白色区域）。诊断参考图像可以包括 DTI 数据的纤维束成像，在加热过程中提供为手术评估感兴趣区域。下面的视图显示了平行于激光传输探针的另一个数据视图，而 GUI 的右侧包含了关于激光、MR 测量计数器和其他用户控件

的诊断信息。

Visualase 系统 GUI 如图 1–10B 所示，在一个程序的激光能量交付阶段。在该系统中，选择 1～3 个层面，以确保附近关键解剖结构的可视化。通常，选择层面来可视化激光导管的长度，从而捕获给定程序的所有潜在激光加热位置。在主界面中，用户可以选择所需的图像，包括高分辨率图像上的损伤估计叠加，实时结构图像上的彩色编码温度叠加，或者两者的拆分 / 组合。此外，上视图包含所有设置的温度目标的温度随时间变化图表，下视图包含温度目标和可视化的所有用户控件。

（五）MRI 和 LITT 系统

在 LITT 过程中，医学影像对于确定靶点、选择路径、跟踪探针 / 光纤、监测热剂量、预测最终毁损灶大小、毁损灶的后续随访至关重要。MRI 具有高软组织对比度、多平面成像能力、高空间分辨率、温度敏感性等特点，已成为 LITT 在神经系统应用的首要成像方式。

目前与 LITT 集成的 MRI 系统包括 1.5T 和 3.0T 诊断和术中 MRI 系统。术中 MRI 系统有专门的患者转移技术，可以快速将患者移进和移出 MRI。只有 IMRIS 术中 MRI 系统的患者定位台是固定不

动的，当需要 LITT 治疗时，MRI 磁体被移到适当的位置。

为了为 LITT 提供最佳的脑 MRI，使用特定的射频线圈来增加信噪比。这些线圈通常需要在它们的整体定位和线圈邻近头部时仍然具有灵活性。有各种商用线圈类型和样式可供 LITT 使用。在某些情况下，如果穿刺路径和激光器不碰撞线圈，则可使用标准头部线圈。否则，则需要使用"柔性线圈"，因为其设计允许在头部附近进行灵活的位置调整从而与 LITT 设备进行交互（图 1-11 和图 1-12）。

对于所有的 MRI 检查，患者的体位稳定是至关重要的，因为运动会干扰成像。这在基于 PRF 的 MR 测温过程中尤为重要，因为在连续的 MRI 采集过程中，组织空间位置要求是固定的。在大多数 LITT 病例中，患者是全身麻醉，虽然 LITT 也可在局麻下实施[47]。患者的固定很简单，用约束带、护垫或其他被动支具，或者 MR 兼容的头部固定设备提供的更牢靠的固定。这种固定可以

整合到患者的手术台上（常见的术中 MRI 系统），也可以整合到便携式患者的手术台上，便于将患者从 OR 转移到 MRI。

用于监测热消融的 MRI 引入了其他必须考虑的误差来源。静磁场会随时间发生漂移或变化，从而影响 MR 测温的准确性。例如，0.02ppm/h 的磁场漂移可产生 ±2℃ 的温度误差[48]。技术可以用来补偿场漂移，如已知温度下的外部参考点，或者更常见的内部参考点，如未加热的组织区域。

NeuroBlate 系统在 MRI 初始测温时，暂时锁定激光，根据 MR 测温扫描的温度敏感相位数据（∅）建立优化参考数据集。这种参考提高了组织温度的准确性，从而提高了热剂量的计算精度。NeuroBlate 系统从最少 8 次 MR 测温测量的平均值计算出基线相位基准（$\emptyset_{基线}$），以避免单一测量噪声误差。此基线相位参考是输入系统的实际时间 =0 的患者基线温度（$T_{患者基线}$）的数学替代。在加热过程中，从随后的 MR 测量中减去这一优化的基线相位数据集，以便在启用激光能量输送

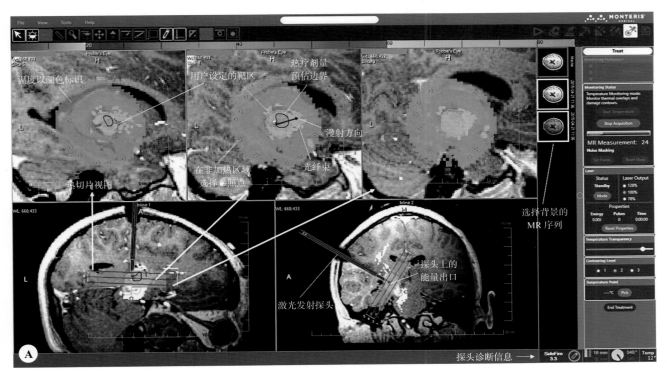

▲ 图 1-10　A. MR 引导激光热疗期间的 NeuroBlate GUI

经许可转载，引自 © 2019 Monteris Medical

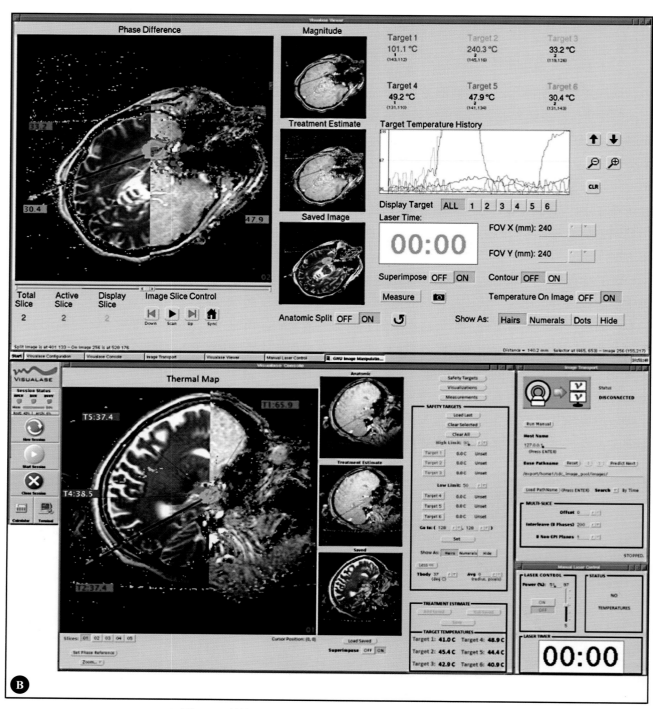

▲ 图 1-10（续）　B. MR 引导激光热疗期间的 Visualase GUI

经许可转载，引自 © 2019 Medtronic

时提供准确的相对温度（ΔT_n）。为了补偿 MR 数据中的相位漂移，用户在初始参考数据集收集期间，在未加热的组织中选择目标区域周围的多个参考点（图 1-10A）。这些参考点位置允许系统创建一个最佳校正图，以监测和校正通过监测解剖位置的非

热相位漂移（$\varnothing_{漂移校正}$）。在每次获得的 MR 相位测量（$\varnothing_n$）中去掉该相位漂移，保证计算的相对组织温度仅代表真实的组织温度变化，如下图所示。

$$T_{组织,\,n} = T_{患者基线} + \Delta T_n$$

此处，$\Delta T_n \sim \Delta \varnothing_n = \varnothing_n - \varnothing_{基线} - \varnothing_{漂移校正,\,n}$

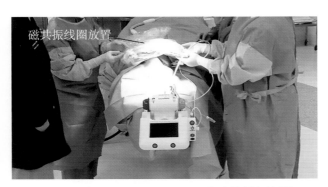

▲ 图 1-11　使用 IMRIS 设置 LITT 程序的射频线圈设置

前屈线圈显示，后屈线圈位于 Mayfield 颅骨夹（Integra LifeSciences）下方，隐藏在视野之外

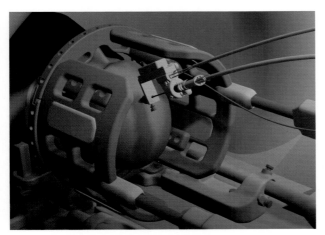

▲ 图 1-12　LITT 程序设置使用两个射频弯曲线圈

经许可转载，引自 © 2019 Monteris Medical

Visualase 系统可以监测未加热区域的温度漂移，以确定当前存在的漂移量。在组织冷却到基线后，可以在每次激光启动事件后设置一个新的相位基准。重置相位参考之间的持续时间很重要，因为随着时间的推移，误差会随着漂移而累积。

使用 Visualase，典型的激光启动时间为 1～3min，当使用较低的激光功率时，很少超过 5min。当监测后漂移是可接受的，定期重置相位基准将确保在烧蚀过程中对 MR 测温和热损伤估计精度的影响最小。

MRI 磁体间的射频噪声也可能是误差的来源，尽管这通常在 MRI 部位的安装和确认过程中得到控制。MR 引导的 LITT 手术通常会将设备引入到 MRI 套件中，如麻醉，必须注意确保新的射频噪声源不会破坏诊断成像和 MR 测温。由于设备存在或目标区域的空气 - 组织界面（如组织活检带入的空气），MRI 中的磁化率伪影也会导致温度计算的局部不确定性。这种器件相关的图像伪影通常被限制在离器件很近的地方，通常在 3T 时比 1.5T 时更差。通常通过器件设计和激光器的材料属性选择、脉冲序列参数选择来减少这些伪影。水基组织中温度依赖的易感性误差很小，因此在脑应用中不显著。受心脏或呼吸影响的扫描内运动也会产生温度不确定性[49]，尽管这通常与脑成像无关。

结论

对 LITT 的发展历史及基本原理的理解非常重要，对其深入理解将有助于指导激光对颅内病变的治疗。随着我们对激光和激光组织相互作用的理解的加深，这些技术可能会继续发展。

随着 LITT 系统、MRI 和测温、手术导航的日益成熟，LITT 已被作为治疗各种神经病变的微创选择。

参考文献

[1] Sutton CH. Tumor hyperthermia in the treatment of malignant gliomas of the brain. Trans Am Neurol Assoc. 1971;96:195–9.

[2] Bown SG. Phototherapy in tumors. World J Surg. 1983;7(6):700–9.

[3] Sugiyama K, Sakai T, Fujishima I, Ryu H, Uemura K, Yokoyama T. Stereotactic interstitial laser-hyperthermia using Nd-YAG laser. Stereotact Funct Neurosurg. 1990;54–55:501–5.

[4] Roux FX, Merienne L, Fallet-Bianco C, Beuvon F, Devaux B, Leriche B, et al. Stereotaxic laser interstitial thermotherapy. A new alternative in the therapeutic management of some brain tumors. Neurochirurgie.

1992;38(4):238–44.

[5] Kahn T, Bettag M, Ulrich F, Schwarzmaier HJ, Schober R, Fürst G, et al. MRI-guided laser-induced interstitial thermotherapy of cerebral neoplasms. J Comput Assist Tomogr. 1994;18(4):519–32.

[6] Menovsky T, Beek JF, van Gemert MJ, Roux FX, Bown SG. Interstitial laser thermotherapy in neurosurgery: a review. Acta Neurochir. 1996;138(9):1019–26.

[7] Schwabe B, Kahn T, Harth T, Ulrich F, Schwarzmaier HJ. Laser-induced thermal lesions in the human brain: short- and long-term appearance on

MRI. J Comput Assist Tomogr. 1997;21(5):818–25.

[8] Schulze PC, Vitzthum HE, Goldammer A, Schneider JP, Schober R. Laser-induced thermotherapy of neoplastic lesions in the brain-- underlying tissue alterations, MRI-monitoring and clinical applicability. Acta Neurochir. 2004;146(8):803–12.

[9] Carpentier A, McNichols RJ, Stafford RJ, Itzcovitz J, Guichard JP, Reizine D, et al. Real-time magnetic resonance-guided laser thermal therapy for focal metastatic brain tumors. Neurosurgery. 2008;63(Suppl 1):ONS21–8. https://doi.org/10.1227/01. neu.0000335007.07381.df.

[10] Carpentier A, McNichols RJ, Stafford RJ, Guichard JP, Reizine D, Delaloge S, et al. Laser thermal therapy: real-time MRI-guided and computer-controlled procedures for metastatic brain tumors. Lasers Surg Med. 2011;43(10):943–50.

[11] Sloan AE, Ahluwalia MS, Valerio-Pascua J, Manjila S, et al. Results of the NeuroBlate system first-in-humans phase I clinical trial for recurrent glioblastoma. J Neurosurg. 2013;118(6):1202–19. https://doi. org/10.3171/2013.1.JNS1291.

[12] Kamath AA, Friedman DD, Hacker CD, Smyth MD, Limbrick DD, Kim AH, et al. MRI-guided interstitial laser ablation for intracranial lesions: a large single institution experience of 133 cases. Stereotact Funct Neurosurg. 2017;95(6):417–28. https://doi. org/10.1159/000485387.

[13] Chaunzwa TL, Deng D, Leuthardt EC, Tatter SB, Mohammadi AM, Barnett GH, et al. Laser thermal ablation for metastases failing radiosurgery: a multicentered retrospective study. Neurosurgery. 2018;82(1):56–63. https://doi.org/10.1093/neuros/ nyx142.

[14] Ali MA, Carroll KT, Rennert RC, Hamelin T, Chang L, Lemkuil BP, et al. Stereotactic laser ablation as treatment for brain metastases that recur after stereotactic radiosurgery: a multiinstitutional experience. Neurosurg Focus. 2016;41(4):E11.

[15] Dadey DY, Kamath AA, Leuthardt EC, Smyth MD. Laser interstitial thermal therapy for subependymal giant cell astrocytoma: technical case report. Neurosurg Focus. 2016;41(4):E9.

[16] Tovar-Spinoza Z, Ziechmann R, Zyck S. Single and staged laser interstitial thermal therapy ablation for cortical tubers causing refractory epilepsy in pediatric patients. Neurosurg Focus. 2018;45(3):E9. https://doi. org/10.3171/2018.6.FOCUS18228.

[17] Ahluwalia M, Barnett GH, Deng D, Tatter SB, Laxton AW, Mohammadi AM, et al. Laser ablation after stereotactic radiosurgery: a multicenter prospective study in patients with metastatic brain tumors and radiation necrosis. J Neurosurg. 2018;130(3):804–11. https://doi. org/10.3171/2017.11.JNS171273.

[18] Beaumont TL, Mohammadi AM, Kim AH, Barnett GH, Leuthardt EC. Magnetic resonance imaging-guided laser interstitial thermal therapy for glioblastoma of the corpus callosum. Neurosurgery. 2018;83(3):556–65. https://doi.org/10.1093/neuros/ nyx518.

[19] Petito GT, Wharen RE, Feyissa AM, Grewal SS, Lucas JA, Tatum WO. The impact of stereotactic laser ablation at a typical epilepsy center. Epilepsy Behav. 2018;78:37–44. https://doi.org/10.1016/j. yebeh.2017.10.041.

[20] Wright JM, Staudt MD, Alonso A, Miller JP, Sloan AE. A novel use of the NeuroBlate SideFire probe for minimally invasive disconnection of a hypothalamic hamartoma in a child with gelastic seizures. J Neurosurg Pediatr. 2018;21(3):302–7. https://doi.org /10.3171/2017.9.PEDS1747.

[21] Mohammadi AM, Hawasli AH, Rodriguez A, Schroeder JL, Laxton AW, Elson P, et al. The role of laser interstitial thermal therapy in enhancing progression-free survival of difficult-to-access high-grade gliomas: a multicenter study. Cancer Med. 2014;3(4):971–9. https:// doi.org/10.1002/cam4.266.

[22] Laurent D, Oliveria SF, Shang M, Bova F, Freedman R, Rahman M. Techniques to ensure accurate targeting for delivery of awake laser interstitial thermotherapy. Oper Neurosurg (Hagerstown). 2018;15(4):454–60. https://doi.org/10.1093/ons/opx290.

[23] Roux FX, Merienne L, Devaux B, Leriche B, Cioloca C. YAG laser in neurosurgery. Neurochirurgie. 1992;38(4):229–34.

[24] Kangasniemi M, McNichols RJ, Bankson JA, Gowda A, Price RE, Hazle JD. Thermal therapy of canine cerebral tumors using a 980 nm diode laser with MR temperature-sensitive imaging feedback. Lasers Surg Med. 2004;35(1):41–50.

[25] Tew JM Jr, Tobler WD. The laser: history, biophysics, and neurosurgical applications. Clin Neurosurg. 1983;31:506–49.

[26] Leuthardt EC, Duan C, Kim MJ, Campian JL, Kim AH, Miller-Thomas MM, et al. Hyperthermic laser ablation of recurrent glioblastoma leads to temporary disruption of the peritumoral blood brain barrier. PLoS One. 2016;11(2):e0148613. https://doi. org/10.1371/journal. pone.0148613.

[27] Keisari Y. Tumor abolition and antitumor immunostimulation by physico-chemical tumor ablation. Front Biosci (Landmark Ed). 2017;22:310–47.

[28] Yung JP, Shetty A, Elliott A, Weinberg JS, McNichols RJ, Gowda A, et al. Quantitative comparison of thermal dose models in normal canine brain. Med Phys. 2010;37(10):5313–21.

[29] Stafford RJ, Fuentes D, Elliott AA, Weinberg JS, Ahrar K. Laser-induced thermal therapy for tumor ablation. Crit Rev Biomed Eng. 2010;38(1):79–100.

[30] Sapareto SA, Dewey WC. Thermal dose determination in cancer therapy. Int J Radiat Oncol Biol Phys. 1984;10(6):787–800.

[31] Schulze PC, Kahn T, Harth T, Schwurzmaier HJ, Schober R. Correlation of neuropathologic findings and phase-based MRI temperature maps in experimental laser-induced interstitial thermotherapy. J Magn Reson Imaging. 1998;8(1):115–20.

[32] Jolesz FA, Bleier AR, Jakab P, Ruenzel PW, Huttl K, Jako GJ. MR imaging of laser-tissue interactions. Radiology. 1988;168(1):249–53.

[33] Tracz RA, Wyman DR, Little PB, Towner RA, Stewart WA, Schatz SW, et al. Magnetic resonance imaging of interstitial laser photocoagulation in brain. Lasers Surg Med. 1992;12(2):165–73.

[34] Bleier AR, Jolesz FA, Cohen MS, Weisskoff RM, Dalcanton JJ, Higuchi N, et al. Real-time magnetic resonance imaging of laser heat deposition in tissue. Magn Reson Med. 1991;21(1):132–7.

[35] McDannold N. Quantitative MRI-based temperature mapping based on the proton resonant frequency shift: review of validation studies. Int J Hyperth. 2005;21(6):533–46.

[36] De Poorter J, De Wagter C, De Deene Y, Thomsen C, Ståhlberg F, Achten E. Noninvasive MRI thermometry with the proton resonance frequency (PRF) method: in vivo results in human muscle. Magn Reson Med. 1995;33(1):74–81.

[37] Rieke V, Butts PK. MR thermometry. J Magn Reson Imaging. 2008;27(2):376–90.

[38] Hindman JC. Proton resonance shift of water in the gas and liquid states. J Chem Phys. 1966;44:4582–92.

[39] Odéen H, Parker DL. Improved MR thermometry for laser interstitial thermotherapy. Lasers Surg Med. 2019;51(3):286–300. https://doi. org/10.1002/ lsm.23049.

[40] Elder JB, Huntoon K, Otero J, Kaya B, Hatel J, Eltobgy M, et al. Histological findings associated with laser interstitial thermotherapy for glioblasoma multiforme. Diagn Pathol. 2019;14(1):19. https://doi. org/10.1186/s13000–019–0794–4.

[41] Canney M, Carpentier A, Beccaria K, Souchon R, Chavrier F, Lafon C, et al. MR-guided interstitial thermal therapy for the treatment of brain tumors with a multi-element ultrasound probe. AIP Conference Proceedings. 2012;1481:32.

[42] Schober R, Bettag M, Sabel M, Ulrich F, Hessel S. Fine structure of zonal changes in experimental Nd:YAG laser-induced interstitial hyperthermia. Lasers Surg Med. 1993;13(2):234–41.

[43] Vogl TJ, Mack MG, Roggan A, Straub R, Eichler KC, Müller PK, et al.

第 1 章　磁共振引导激光间质热疗的历史沿革与基本原理

Magnetic Resonance-Guided Laser Interstitial Thermal Therapy: Historical Perspectives and Overview of the Principles of LITT

Internally cooled power laser for MR-guided interstitial laser-induced thermotherapy of liver lesions: initial clinical results. Radiology. 1998;209(2):381–5.

[44] Higuchi N, Bleier AR, Jolesz FA, Colucci VM, Morris JH. Magnetic resonance imaging of the acute effects of interstitial neodymium:YAG laser irradiation on tissues. Investig Radiol. 1992;27(10):814–21.

[45] Salehi A, Paturu MR, Patel B, Cain MD, Mahlokozera T, Yang AB, Lin T-H, Leuthardt EC, Yano H, Song S-K, Klein RS, Schmidt R, Kim AH, Therapeutic enhancement of blood-brain and blood-tumor barrier permeability by laser interstitial thermal therapy. Neuro-Oncology Advances. vdaa071.

[46] Leuthardt EC, Duan C, Kim MJ, Campian JL, Kim AH, Miller-Thomas MM, Shimony JS, Tran DD, Abdollahi A. Hyperthermic laser ablation of recurrent glioblastoma leads to temporary disruption of the peritumoral blood brain barrier. PLOS ONE. 2016;11(2):e0148613.

[47] Schatz SW, Bown SG, Wyman DR, Groves JT, Wilson BC. Low power interstitial Nd:Yag laser photocoagulation in normal rabbit brain. Laser Med Sci. 1992;7:433–9.

[48] Muller G, Roggan A, editors. Laser-induced interstitial thermotherapy. Bellingham: SPIE Optical Engineering Press; 1995.

[49] Winter L, Oberacker E, Paul K, Ji Y, Oezerdem C, Ghadjar P, et al. Magnetic resonance thermometry: methodology, pitfalls and practical solutions. Int J Hyperth. 2016;32(1):63–75. https://doi.org/10.3109/02656736.2015.1108462.

第 2 章 激光间质热疗的技术细节及操作流程
Technical Considerations for LITT: Getting Through the Procedure

Nitesh V. Patel　Simon Hanft　Veronica L. Chiang
David D. Gonda　Joseph S. Neimat　Shabbar F. Danish　著
高 远　李登辉　译

LITT 是一种在颅内病变治疗中应用广泛的微创技术[1-5]。以前被认为无法触及或无法治疗的病变现在可以使用 LITT 治疗。随着它的普及和疗效越来越完善，LITT 现在成了各种颅内病变的一线治疗方法[2, 4]。

LITT 有 980nm（Medtronic Visualase™; Medtronic, Inc., Minneapolis, MN）和 1064nm（Monteris NeuroBlate™; Monteris Medical, Inc., Plymouth, MN）两种常用波长激光[5]。最佳消融波长来源于早期基于犬类和猪的动物模型的实验结果[5]。与 1064nm 激光相比，980nm 波长激光在水和血液中的吸收略少，因此理论上周围水肿的病变适宜选用波长更长的激光，从而增加吸收[5]。

激光治疗是通过长光纤完成的，光纤尖端的形状会影响治疗的实施方式。漫射尖端（全方向发射）的能量以三维径向方式传递，而定向发射尖端（侧向发射）可以很好地与形状复杂的病灶适形。两种商用治疗系统中的光纤尖端样式不同。Medtronic Visualase™ 系统采用径向漫射尖端，而 Monteris NeuroBlate™ 系统则同时具备漫射和定向发射尖端（图 2-1）。此外，Monteris 系统的激光导管直径具有多种尺寸，可提供不同的消融功率（以 W 为计量单位）。

激光系统的最大功率往往在 15W 以内[3]。功率的选择取决于病变情况和术者的经验和偏好。CO_2 气体或流动盐水冷却系统可保护激光尖端免受热损伤[5, 6]。激光导管包裹在同轴冷却系统中，

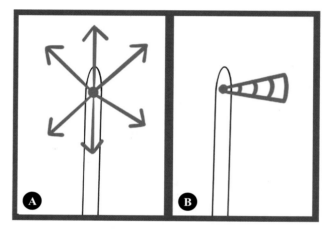

▲ 图 2-1　激光导管类型
A. 径向漫射激光尖端；B. 侧射或定向尖端。Visualase 系统仅具有径向漫射尖端选项，而 Monteris 系统两者兼备

CO_2 或水可在该系统中双向流动[5, 6]。

本章重点介绍现有的 LITT 系统，以及从术者角度谈谈相关技术细节。虽然 LITT 硬件存在一些差异，但其治疗过程可分为 3 个主要部分。
- 选择激光路径、激光类型和激光数量。
- 激光光纤置入。
- 激光消融。

一、规划

（一）选择激光光纤的路径和数量

通常应提前规划光纤路径。目前，无论哪一类激光，可传递热量的直径都是有限的，这取决于几个靶区组织要素。能量传输方向垂直于光纤尖端，置入深度仅受局部解剖结构的限制。通常

情况下，沿靶区长轴的消融最容易实现，因为可以沿单一方向在多个节段上消融。和传统方法相比，这也为路径规划提供了一些新思路。新路径规划需遵循传统路径规划的基本原则，如避开重要血管和重要功能区。提前使用钆增强 MRI（或增强 CT）可以在规划路径时避免损伤皮质血管系统。如果无法事先完善上述检查，那么让穿刺路径经过脑回、避开脑沟应该可以最大限度地降低脑出血的风险。除这些一般原则外的其他措施包括以下方面。

1. 靶区直径　如果任何方向的靶区直径超过激光光纤的消融直径，则可能需要规划多个路径。消融效果受多个因素影响，但一般来说，体积为 $8\sim9cm^3$ 的病灶可以用单路径消融。更大的病灶可能需要多路径并在导航工作站上预先规划。或者可以将光纤依次回拉以形成消融柱，如在海马体等椭圆形靶区中所见。

2. 关键结构　如果在消融区域附近有关键结构，术者应仔细规划和检查路径，尤其是在多光纤消融的情况下。激光热能前向扩散极其微小，因此，有时候建议将光纤放置在靶区最深处邻近关键结构的位置。激光热能的侧向扩散不太可控，如果将关键结构放置在光纤侧方可能导致对靶区的消融不充分，因为往往需要提前停止消融以避免关键结构受损，或者为了完成对靶区的充分消融造成关键结构的热损伤。

3. 获取组织诊断　在 LITT 之前，可能需要进行活检以获取组织诊断。活检可以在安置 LITT 锚栓之前与 LITT 使用同一路径完成。由于激光螺栓的厚度会抵消一部分进深，术者必须注意了解到活检靶区的路径长度，并确保活检针的长度足以到达。此外，多次穿刺活检会将空气和血液引入路径，这可能不利于 LITT 过程中的温度测量。

4. 散热器效应　光纤尖端的热量在大血管等流体结构处更难预测，这种现象被称为散热器效应（图 2-2）。沿着靶区中心向下置入光纤路径通常可以在激光光纤周围均匀产热。如果靶区附近存在可能分散热量的特定结构，如脑室或大血管，

那么规划路径时最好应当更加靠近这些结构，以确保光纤和这些具备散热器效应的结构之间的组织得到充分的加热。

（二）确定要使用的激光光纤类型

1. 每种激光光纤只能与其相应的 LITT 系统匹配。Visualase 系统配置一种直径为 1.65mm 的导管。该尺寸的导管提供了类似于活检针一样的小而坚固的通道。导管适配长度为 3mm 和 10mm 的两种激光漫射光纤（laser diffusing fiber，LDF）以供术者选择。选择哪种 LDF 通常基于所需的消融体积和几何形状，以及外科医生的经验。

(1) 3mm LDF：当所需消融范围很小时，神经外科医生通常会使用 3mm LDF。假如靶区的几何形状接近球形，并且激光发射可监测时，较低的功率即可达到治疗目标。因此，3mm LDF 通常用于脑干肿瘤、下丘脑错构瘤、苍白球毁损术和丘脑毁损术。

(2) 10mm LDF：Visualase 10mm LDF 漫射尖端更长，可输出高达 15W 的激光能量。因此，光纤消融范围更大，适用于体积 $4\sim8cm^3$ 的靶区。

2. NeuroBlate 系统有漫射和侧射两种类型的激

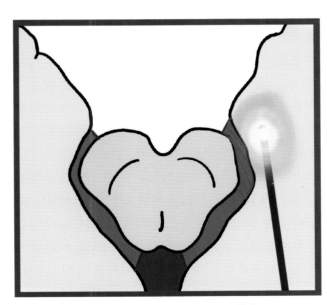

▲ 图 2-2　激光消融的散热器效应

图中显示的是靶点为颞叶内侧的激光导管。环池（绿色）和四叠体池（紫色）如图所示。环池起散热器作用，从而保护中脑免受激光热量的影响

光光纤，以及 2.2mm（仅限漫射）和 3.3mm（漫射和侧射可用）两种不同的可用直径。使用哪种激光光纤取决于外科医生的经验。指导原则如下。

（1）小直径：神经外科医生通常会希望置入脑组织的探针更细。因此，从枕部入路、胼胝体毁损术路径、与上述 3mm LDF 导管相同的更深目标的治疗通常使用 2.2mm 光纤。

（2）大直径：NeuroBlate 3.3mm 漫射光纤可提供更大的功率，因此可以实现更大的消融体积，其最大消融直径可超过 4cm（体积为 30cm³）。因此，对于直径为 3～4cm 且加热限制很少的靶区，3.3mm 漫射光纤可实现最有效的热量传输。

（3）激光发射类型：侧射光纤虽然不一定能单向小范围产热，但可以实现非对称的大范围产热。在以肿瘤为代表的不规则病变中，或者在有脑室或大的脑动脉等存在散热器效应结构的情况下，侧射光纤可以促使热量沿特定方向发散，以抵抗散热器效应造成的影响。

二、光纤置入

技术介绍

LITT 导管的置入需借助各种商用立体定向系统（表 2-1）。基于框架的路径引导系统和无框架方法及这些方法的组合都已在激光定位中成功应用[6]。这里的关键是要认识到系统的选择需要两个核心组件：①定位系统；②导向器。立体定向框架同时具有这两个组件，而路径引导系统和无框架方法中两者是分开的。系统选择通常取决于医疗中心配置和外科医生的偏好。鉴于这些系统的熟悉度和可用性，目前大多数 LITT 都是使用立体定向仪或无框架方法施行的[6-8]。大多数医疗中心将头颅固定后进行光纤穿刺，以确保精准的光纤路径。如果患者在光纤置入后被转运到 MRI 室行激光消融，那么路径引导系统可以使用任何标准头颅固定系统，包括 Mayfield 头架。但是，如需使用术中 MRI，则可以在整个光纤置入和消融步骤中使用 MR 兼容的头部固定系统。一些中心使用 Atama™（Monteris Medical, Inc., Plymouth, MN）转运板。这种转运板带有开环头部固定装置，可确保患者在从手术室运送到 MRI 室时保持同一姿势。

表 2-1　光纤置入技术	
基于框架系统	**无框架系统** [a]
传统立体定向框架	
• Leksell 头架	• BrainLab Varioguide™
• Cosman-Roberts-Wells（CRW）头架	• Medtronic StealthStation® 配合骨标
微型立体定向仪头架	• 机器人导航立体定位系统
• ClearPoint® 系统	
• STarFix™ 平台	

a. 请注意，所有这些系统都可以进行多次迭代，还有其他可用的选择，这也是本章中最常用和讨论的选择

三、基于框架的 LITT

（一）立体定向框架

可供选择的 LITT 立体定向框架有 Leksell（Elekta Inc., Norcross, Georgia）或 Cosman Roberts Wells（CRW Frame; Integra, Inc., Plainsboro, NewJersey）两种商业化立体定向框架（图 2-3）[9, 10]。两者都已成功用于激光导管置入[10, 11]。从历史经验看，它们在深部靶区具有高度精确性。手术步骤与立体定向活检或立体定向脑电图锚钉的安置基本相同。具体到 LITT，操作过程中需要一系列导管。通常在手术室安置头架，然后行 MRI 或 CT 检查，随后与术前 MRI 融合，从而识别靶点，定义坐标。在立体定向框架上调整坐标，在患者头皮上标记入颅点。但需要注意的是，与立体定向活检或脑深部电刺激流程不同，对于 LITT 路径，头皮入点也是预先确定的，为此需要将路径延伸到头皮之外，以确保为激光螺栓留有空间。使用 CRW 框架则需要计算偏移量以适应较长路径中的骨钉。为此可以在立体定向规划期间将靶点沿路径向后移动，从而有效地将框架向后移动。规

划两条路径是最常用的方法；第一条路径是以靶点为终点的预期计划路径，而第二条路径与第一条方向相同，但靶点沿路径向近侧移动，从而在头皮上留出空间相抵消。使用 CRW Phantom Base 检验计划与抵消路径的差异以核验路径的准确性。值得注意的是，第二个抵消路径用于处理锚栓，一定注意需要将距离添加回最终导管长度中。Leksell 计划则不需要此步骤。

每个框架都使用异径管和套管（CRW）或限深器和导轨（Leksell）来确认钻孔位置，打开硬脑膜，将螺栓固定到颅骨上，并将光纤沿路径置入到靶点。套管和导轨的尺寸取决于骨锚所需的孔、对齐此类骨锚所需的对齐装置、光纤到靶点的预期路径。

（二）CRW 头架

使用 CRW 框架置入 Visualase 导管需要 190mm 3.2mm 锋利的钻头、3.2mm 导管，以及插入了 1.9mm 异径管的 2.7mm 套管。固定螺栓后，将 CRW 器械盒中提供的尺子插入托架，直到接触骨锚的顶部为止，测量该数值。从 160mm 中减去

该测量值，这是 CRW 系统中到靶点的距离。得出的值为光纤套管到靶点的长度。如上所述，如果在计划期间包括了偏移量，则还应添加到测量值。使用 CRW 框架进行路径规划需要从头皮额外加 50mm，以留足 Visualase 系统激光螺栓的安装空间。

使用 NeuroBlate 系统时则不需要该计算。术者需使用 4.5mm 钻头来钻孔。该系统通过变径管将 T 形手柄与 NeuroBlate 螺栓端对齐配准，因此不需要增加空间。

在将导管置入到靶点之前移除 CRW 弧架。

（三）Leksell 头架

Leksell 头架的使用还需要限深器、导轨和异径管。Visualase 置入需要 4.0mm 导轨和限深器、3.2mm 异径管和 190mm 3.2mm 钻头。在颅骨上做 3.2mm 钻孔后，2.1mm 导轨和限深器将对齐骨锚并将套管引导到位。导轨和限深器的翻盖式设计使套管经框架置入，框架将在手术结束时与套管分离。因此无须计算路径长度的偏移量。

Leksell 弧弓的深度刻度可计算导管到靶点

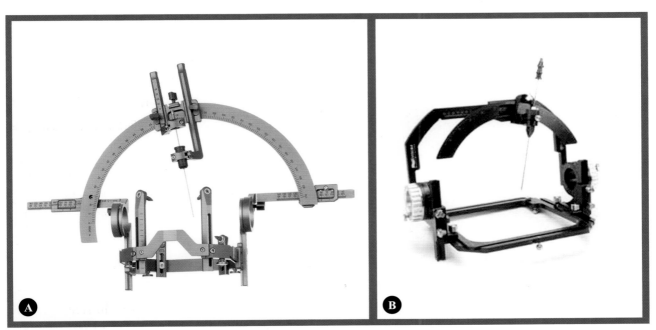

▲ 图 2-3　立体定向框架

A. Leksell 立体定向框架；B. Cosman-Roberts-Wells 框架。两者在激光消融中作用相似，并常规用于功能性神经外科定位

的长度。弧弓的深度刻度调整为 0 时，深度为 190mm。如果进深从 0 前进或后退，则可计算深度时应包含的深浅差值。

（四）微型立体定向仪头架

定位系统与导向器的分离使得路径引导的微型头架占用的空间更小（图 2-4）。此类设备有多种版本，通常是安装在颅骨上的 MRI 兼容系统，可全程在 MRI 套件中进行 LITT[6, 8]。LITT 的 MRI 兼容版本以 STarFix™ micro Targeting Platform（FHS, Bowdoin, Maine）用于脑深部电刺激为基础（J. Neimat，未发表的通讯），并稍作修改，以使其适合于适当的钻导螺栓减速器。NexFrame™（Medtronic, Louisville, Colorado）使用实时跟踪反馈进行调整，同时是最常用的路径引导系统，即 ClearPoint 系统（MRI Interventions, Inc., Irvine, California）的基础[6, 12]。

ClearPoint 软件可进行术前计划，同时 ClearPoint 工作站也可以读取其他市售立体定向系统导出的计划，包括 BrainLab 和 StealthStation 系统。ClearPoint 系统对 MRI 全程兼容。在患者麻醉和插管后，患者可以被固定在 MRI 仪器中。对患者进行消毒铺巾，并将基准网格固定在术区头皮上。患者可处于俯卧位、半侧卧位或仰卧位，但

原则上应将靶点尽可能置于靠近 MRI 中心的位置，从而最大限度地减少形变。在 ClearPoint 工作站上选择初始目标，并使用基准网格规划安全路径。基准网格可直接在患者头皮上标记入颅点。用 3～6 个拉力螺钉和 4 个周向偏置骨钉经皮安装 ClearPoint ScalpMount™（MRI Interventions, Inc.），从而固定基座。

将可调节的 Twist PointXG™ 框架塔（MRI Interventions, Inc.）固定到 ScalpMount 并进行 MRI 定位扫描。随后用 ClearPoint 软件对塔架计算并微调以优化路径，通常精度水平应调整到径向误差＜0.5mm。路径确认后，用翼形螺钉锁定 ScalpMount 和塔架，头皮术区局部麻醉后做小切口，以 MRI 兼容的 3.2mm 或 4.5mm 钻头钻孔。充分显露硬膜后可使用陶瓷棒替代激光光纤验证路径精度，然后置入激光光纤组件，并在激光消融之前再次扫描确认。

STarFix 系统的操作分为术前在局部或全身麻醉下安装定位系统和 LITT 流程本身。通常在术前安装定位系统，将至少 4 个定位骨钉钉入颅骨，固定的骨钉可适用于各类路径。将影像定位标志物与骨钉连接后行头部 CT 检查，以识别定位标志物及其位置，并参考术前 MRI 规划治疗路径。根据设计好的计划，在治疗前以 3D 打印的方法定制微

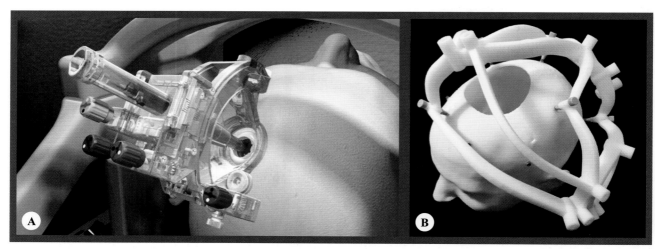

▲ 图 2-4　微型立体定向仪头架

A. ClearPoint® 塔架固定在患者头部；B. 自定义的多路径 STarFix™ 框架示例。这些框架是根据患者的解剖结构和预期靶点设计的

型立体定位架。在 LITT 治疗当天，无菌条件下将定位架连接到骨钉上即可实现预先计划的立体定向路径。术者可借助 STarFix 导向器通过框架轻松钻孔和驱动螺栓，并且由于之前已完成所有立体定向配准和规划，因此手术当天的程序往往轻松快速。STarFix 系统高度的立体定位精度已得到充分证明，甚至可作为精度要求很高的海马入路的选择[13]。

四、无框架 LITT

无框架系统的特征是定位系统与导向器完全的分离[6]。从理论上讲，无框架系统灵活性大，体积小，并且消除了框架移位的风险，但精度有赖于与患者头部相关的参考标记点的完整性。参考标记技术包括图像追踪、解剖标志、增强对比度的粘贴标记和可植入颅骨标记（骨锚）。还有一系列常见的立体定向软件系统已适配上述所有标记技术。Medtronic StealthStation（Medtronic, Inc.）和 BrainLab（BrainLab AG, Feldkirchen, Germany）均已广泛用于 LITT。此两者均可适配当前所有的 LITT 系统。导航机器人也是一种发展迅速的神经外科设备，因其已用于脑深部电刺激，这类设备也已应用于 LITT。

无论使用哪种无框架方法，所有患者需在术前行高分辨率立体定向增强 MRI 检查。若病灶强化不明显，也可行高分辨率 T_2 或液体衰减反转恢复（fluid attenuated inversion recovery, FLAIR）序列扫描。全麻下操作可以减少运动误差并提高成像质量，但并非必须。术中患者插管后以三钉头架固定，如 Mayfield 头架。

（一）BrainLab

BrainLab 方法与 VarioGuide™ 系统和 VectorVision Cranial™（BrainLab AG）软件包配合使用（图 2-5）。Z-touch 和基于 Softouch 的配准最好使用高分辨率头部 CT，后者可与高分辨率 MRI 融合。iPlan 软件可创建多个备选路径，并使用"针道"功能审阅。使用非无菌参考标记物和机械臂进行患者注册。给予抗生素和类固醇（通常为地塞米松

10mg，IV），移除非无菌参考标记物，患者常规消毒铺巾。将无菌参考标记物与机械臂连接，并根据患者的解剖结构核实准确性。需要注意的是，与基于框架的 LITT 方法非常相似，需额外容留 40～50mm 容纳激光螺栓。VarioGuide 机械臂连接到手术床，BrainLab 的导航软件引导 3 个机械臂关节的定位，以便与规划路径保持一致。对准靶点后，黑色环形组件可充当直径为 1.8～8.0mm 的异径套管。可以将异径管安装在黑环中，以配合手术所需的钻头，钻头直径必须等于 LITT 骨锚的直径。与传统立体定向框架相比，无框架导航并无刚性连接，因此严格顺计划路径方向钻孔至关重要。钻孔后切开硬膜，使用黑环将骨锚对准并固定到头骨上。在 BrainLab 导航读取从黑环到靶点的距离，计算出的到靶点的距离即为光纤导管置入的深度。随后可行光纤导管置入，必要时可通过术中影像或转移到影像机房确认插入位置。

（二）Medtronic

Medtronic StealthStation 系统也可实现无框架 LITT 导管置入（图 2-6）。StealthStation 无框架注册有两种方法。第一个为使用 StealthStation Tracer® 或 O-arm™ 成像系统基于解剖结构注册。该注册方法操作流程类似于活检，当靶点简单易达时是一种简便的方法。LITT 更常见的无框架方法是使用骨锚接触式注册。无框架系统中骨锚可提供更高的精准度，在沿计划消融范围的多个靶点和小或深病灶置入光纤导管时有助于实现亚毫米级精度。此法通过围绕颅骨安装小螺钉来标记患者的解剖结构[14]。患者镇静后在颅骨的 6 个部位（通常额部、顶部、枕部各两个）局部麻醉（1%～2% 利多卡因和肾上腺素）。随后，在相应部位做小切口并拧入螺钉。螺钉通常为 1.5mm 和 7～20mm 的骨锚（Medtronic, Inc., Minneapolis, MN 和 Depuy-Synthes Inc., West Chester, Pennsylvania）。术者也可使用任何头端可显像的螺钉。固定骨锚后行高分辨率 CT

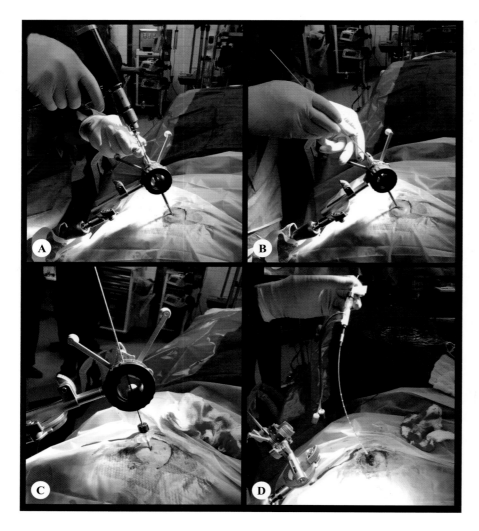

◀ 图 2–5 **BrainLab™ VarioGuide 系统**

A. 立体定位后 VarioGuide 机械臂锁定，入颅点做小切口，并通过引导套管插入电钻；B. 通过刚性管心针以检查颅孔的完整性；C. 将骨锚钉拧入颅孔中；D. 切开硬脑膜后，使用引导臂将光纤导管插入套管，并将激光固定到锚固件中（引自 Patel et al.[6]；经许可转载，引自 Oxford University Press）

检查，与术前 MRI 融合。患者全麻后以三钉头架固定。以固定的骨锚作为标记进行注册，并将 Stealthstation 连接到 Vertek™ Arm（Medtronic, Inc.），通过三星适配器与 Mayfield 头架固定。注册完成后，导航探针驱动到头皮入点，确保配准误差一般不超过 0.5mm。将第二个无菌 Vertek Arm 安装在双星适配器上，并将精密瞄准件（precision aiming device，PAD）连接到 Vertek Arm 上。术中必要时可将 Medtronic 颅骨缩小管（cranial reducing tubes，CRT）插入 PAD 以适配器械。将钝头探针插入第一个 CRT。将无菌规划探针插入 PAD 中，调整 Vertek Arm 的关节以符合规划的路径。应注意确保靶点注册误差保持在 0.5mm 以下。Vertek 与计划路径对齐后，固定机械臂对于引导锚和导管的路径至关重要。移

除探针，入颅点局麻下做小切口。Visualase 系统插入 3.2mm CRT 导管，或者 NeuroBlate 插入 4.5mm CRT 导管。可用导航估算颅骨厚度并设置钻孔终点。钻孔完成后，从 PAD 上取下钻头和导向装置。Visualase 系统下，将 1.7mm CRT 插入 PAD，将配准杆穿过 CRT 导管并对准骨锚。经配准杆引导将骨锚安置在颅骨附近的 PAD 下方，转动骨锚将其固定在颅骨上。移除配准杆时保持骨锚位置不变至关重要。NeuroBlate 系统下，使用 T 形手柄经 PAD 引导，转动仪器固定 NeuroBlate 锚。固定骨锚后使用导航系统计算骨锚与靶点距离，从而计算光纤导管置入的进深。随后可置入光纤导管，必要时可通过术中影像或转移到影像机房确认置入位置。表 2–2 总结了这些步骤和 BrainLab 系统的步骤。

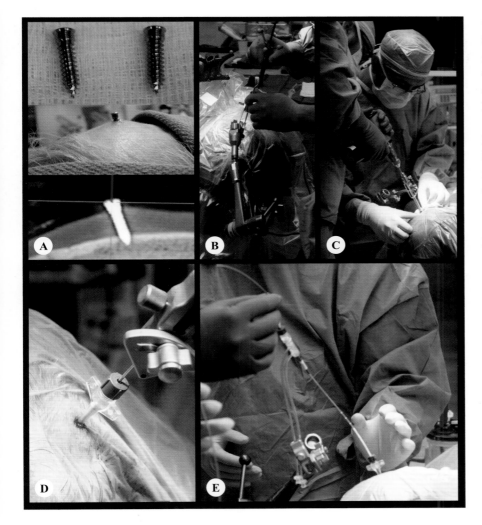

◀ 图 2-6　带骨基准的 Medtronic StealthStation®

置入光纤导管的一般步骤：A. 骨锚环形分布钉入颅骨，通常总共约 6 个骨锚，骨锚末端作注册点使用；B. 使用立体定向手持探头将精密瞄准件与规划路径对齐，然后锁定 PAD；C. 使用自动钻头钻出一个颅孔，插入变径套管，再插入刚性管芯，以修整颅孔；D. 随后安置骨锚并切开硬脑膜；E. 将光纤导管置入到规划位置（经许可转载，引自 Patel et al.[6]，Oxford University Press）

表 2-2　BrainLab 和 Medtronic 技术的步骤总结	
BrainLab	**Medtronic[a]**
• 在 BrainLab 软件系统上用 Z-touch 或其他 BrainLab 注册工具行无框架导航 • 校准 VarioGuide Arm 并"归零" • 使用此臂将系统驱动到规划的路径 • 在工作站上对误差进行优化 • 标记规划的入颅点	• 使用骨锚进行无框立体定向注册并确保亚毫米级注册误差，理想情况下<0.5mm • 连接铰接式辅助 Vertek® Arm 和 PAD • 将工作站上的视图更改为"指导视图" • 操纵 PAD 使其与规划路径对齐，实现配准误差<1.0，理想情况下<0.5 • 根据穿刺路径在头皮上标记入颅点

a. 这是使用 Medtronic StealthStation® 骨锚基准方法所特有的

（三）机器人导航系统

术前基于高分辨 MRI 在 ROSA 软件系统规划 LITT 路径（图 2-7）。可以在 ROSA 移动工作站上完成规划并导入机器人设备，也可以在机器人设备本身上规划。ROSA 系统在多路径规划中更有优势。审阅"针道视图"以确保路径避开血管结构。

将患者的头部固定到任意头架中，并将头架与机器人设备相连。头颅位置固定后可采用多种

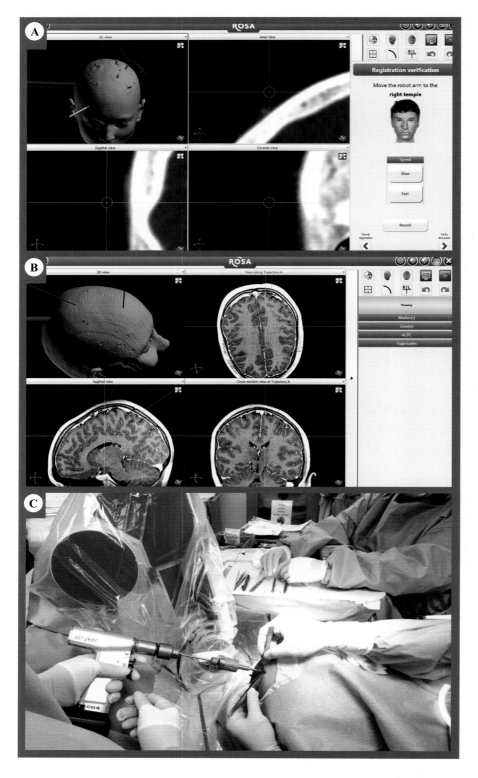

◀ 图 2-7 用于 LITT 的 ROSA 机器人系统

A 和 B. ROSA 系统的注册和规划部分；C. 在 ROSA 机械臂引导下于入颅点钻孔

方法作立体定向注册。一种方法是对患者的面部表面解剖结构进行激光扫描。术者需在规划软件上对患者的面部解剖标志进行 3D 建模重建定义，然后将距离传感器连接到机械臂上，并操纵传感器指向每个先前识别的标志。随后机械臂通过对患者面部解剖结构的一系列自动扫描，使用距离传感器捕获其余标志。

对于因体积较小或路径较长而精度需求更高

的病变，最好使用标志骨钉进行配准。局麻后在头皮局部做小切口，以微型动力驱动器将骨标钉旋入颅骨的外板障层。总共钉入 5 或 6 个骨标钉，然后行头部高分辨 CT。导入 CT 结果并与术前成像计划融合。使用 ROSA 软件在患者解剖结构的 3D 建模重建上标记和定义每个骨标。将接触探针连接到机械臂。术者手动操纵机械臂以接触每个骨标以进行注册。待置入光纤激光导管后才移除骨标。

第三种选择是使用 Leksell 头架来稳定颅骨，其精确度与使用骨标相当。患者安装头架后行 CT 检查与术前计划融合。将头架连接到机器人设备上，并使用接触式探针识别 Leksell 头架的标记。

注册完成后常规消毒铺巾。术者在 ROSA 用户界面屏幕上选择他们合适的路径，然后机械臂将自行驱动到正确的位置。需注意在机械臂移动过程中避免它与头架发生碰撞。驱动到位后，将适宜钻孔导向的钢制适配器连接到机械臂的适配器支架内。将机械臂切换到被动轴向运动模式，将仪器支架在相同路径上移动到离头部更近或更远的位置。局麻下切开头皮，钻头沿所需路径穿过由 ROSA 臂引导的钢制适配器钻孔。将钢制适配器更换为 1.8mm PEEK 适配器，在克氏针引导下切开硬脑膜。ROSA 软件根据机械臂的位置计算到靶点的距离。将配准杆通过 1.8mm PEEK 适配器置入靶点，并将 LITT 螺栓锚在配准杆周围与颅骨固定。移除配准杆，移走机械臂，以便将光纤导管插入到靶点距离的螺栓锚中。

如需多路径置入，在 ROSA 用户界面上选择下一个路径，并且机械臂驱动到位重复上述步骤即可。

五、激光导管置入

Visualase 激光导管标记有路径长度和螺栓锚的长度。将激光导管穿过螺栓固定器，直达标记进深。导管置入到靶点后插入 LDF，在导管上用螺栓压缩帽拧紧 LDF 的引导锁，以固定 LDF 和导管。随后行术中 MRI，或者在专人看管光纤导管

的情况下将患者转移至 MRI 机房。导管具有柔韧性，可贴在胸壁上以减小张力。

使用 NeuroBlate 光纤时，可以使用钛钉将光纤固定在颅骨上，也可以使用微型立体定位 Clearpoint 塔架或 STarFix 系统将其固定在适当的位置。若使用 Clearpoint，则在 MRI 机房中置入光纤，反之则在手术室置入。NeuroBlate 光纤可借助螺栓与机器人驱动器相连，从而实现毫米级精确地远程驱动光纤的深浅。而 Visualase 系统下，术者必须进入 MRI 机房并在消融之间手动调整光纤的位置。因此，沿光纤路径放置螺栓是关键。对于垂直进入颅骨的路径，可以直接使用型号适宜的钻头钻穿颅骨。对于切向进入颅骨的路径，确保钻头在通过颅孔时不会因触碰颅骨移位非常关键。因此，如需 3.3mm 直径光纤，则在使用 4.5mm 钻头之前，首先使用 2.2mm 非刮削钻头钻导向孔，然后将螺栓牢固地拧到位。提前测量光纤进深，然后通过机器人驱动器将光纤置入并用螺栓固定到其靶点上。光纤固定后即可行 MRI 检查。

六、激光消融

（一）患者体位

当配合使用术中 MRI 时，光纤置入和消融在同一场所进行，重点是确保患者和所有激光设备都能顺利地放进 MRI 仪器中。激光靶点应尽可能靠近等中心点，以便在该点成像最佳。如果有可能，光纤置入的路径最好垂直于钻孔平面。如果确实无法实现，为了最大限度地增加光纤空间，患者可能会被固定在相对于床稍降低的头架中，并且头架的长轴理想情况下应与床本身对齐。这意味着患者需要适应头架的位置，而不是头架适应患者。因此，MRI 对幕下靶点最难以实现。治疗幕下病灶时，患者可能需取侧卧或俯卧位，这些体位都会额外占用 MRI 仪器空间，并且可能需要弯曲头部以尝试使激光光纤从 MRI 仪器露出。可使用与 MRI 大小相同的环形模具，在患者完成消毒铺巾前测试是否可以放入 MRI。

（二）测温成像质量

除深度之外的许多因素都会影响测温成像的质量，可能包括以下方面。

- 与磁体相关的技术因素，如靶点相对于磁体等中心的位置，以及让磁体"匀场"以进行测温。
- 图像采集的相位编码方向等图像采集因素。
- MR 室内存在射频伪影（如在成像同时使用小腿充气压力泵）。
- 靶区内有血液、钙、黑色素或空气。
- 解剖学问题，如颅骨和颅底等难以成像的邻近骨骼部位。

图 2-8 展示了 1 例测温成像。如果因大量伪影信号欠佳，则应当在消融前与物理师或 MR 技师等合作以改善信号。

（三）消融

患者进入 MRI 后，消融探头和冷却管线即可连接到工作站（Medtronic Visualase 系统或Monteris NeuroBlate 系统）并取得初始图像。MRI 技师行定位或测量像扫描，对患者头部行三维扫描。同时，外科医生需要确定光纤处于预期位置，并且没有发生穿刺出血。在三维图像上依据靶点和关键周围结构识别出监测平面。行高质量的 T_1 和（或）T_2 成像扫描并将其传输到 LITT 工作站作为参考图像。为热成像所需的梯度回波扫描确定监测平面。

使用 Visualase 系统时，在系统上对扫描获得的图像阅片。导管可以在线成像、作为针道和（或）作为解剖视图。需要注意的是，每增加一个图像，图像刷新率就会减慢几秒钟，因此单维热监控可在激光激发期间更频繁地成像，同时牺牲多维细节。高质量的 T_1 加权图像在近实时的热和组织死亡计算中叠加。在大脑基线温度下采集参考热图像，然后在这些图像上设置温度目标（图2-9）。高温目标通常设置在导管尖端附近（90℃），而低温限制设置在病变边界附近（43～50℃）。然后，消融过程可以根据操作者的偏好进行，并通过 LITT 工作站和连续 MRI 进行实时监测。当热量通过组织传播时，工作站上的热变化将以红色、黄色、绿色、浅蓝色和深蓝色的颜色变化体现。实时热损伤由系统根据靶区组织收到热损伤

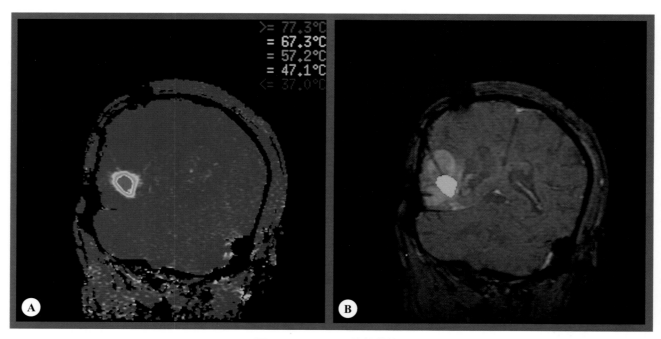

▲ 图 2-8 Visualase 的热监控功能

A. Visualase 系统在消融期间看到的温度图；B. 基于 Arrhenius 模型计算的热损伤估计，该模型在消融期间结合了基于像素的磁共振变化。Monteris 系统也具有与第 1 章中描述的相似功能

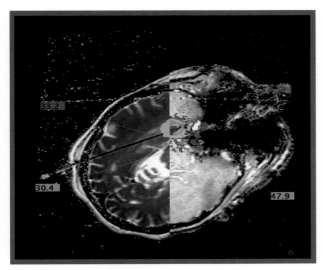

▲ 图 2-9　温度安全点

绿色和红色显示的是安全检查点，术者可以在靶点附近自定义并设置检查点。这些检查点可以提供温度信息，也可以作为自动关闭点，一旦超过某个温度阈值就可以停止消融

的 MRI 像素位移来计算。随着组织变性 / 损伤的产生，每个像素都将转化为橙色。随着细胞死亡量的增加，监测出的橙色损伤大小也将增加。高质量图像和温度限制、实时热成像和损伤成像都可以在过渡窗口上查看。激光功率水平可以控制到 15W。开始消融成像后，需在每次增加激光功率之前设置相位参考以定义基线温度。外科医生先以最大功率的 20%~30% 给予初始试探剂量，然后以最大功率的 60%~100% 给予治疗剂量。功率的选择高度依赖于病变特征和操作者的经验和偏好[15]。在关键功能区，可以降低功率以控制温度，而在较大的病变中，应增加功率以最大限度地提高治疗效率。

对于 NeuroBlate 系统，如需绘制靶区轮廓，则需先行基线 T_1 和 T_2 成像扫描，使图像可作可视化三维重建。此外，此时可以从立体定向规划工作站导入所有要避开的结构，并将其融合在 MRI 上，作为消融规划的一部分。

在开始加热之前，分别测试冷却系统和激光器以确保正常运行。在激光开启之前，扫描 MR 温度测量图像，获得基线脑内温度。启动系统冷却，MR 测温仪能够监测组织中温度变化的区域，

以确保激光放置准确。激光器周围的温度复温后，即可开始加热。组织加热既可以通过激光周围的渐变颜色变化判断，也可以以点测温。热损伤图会随着时间的推移出现颜色变化。对于 NeuroBlate 系统，计算出的蛋白质变性（黄色）和细胞损伤（蓝色和白色）线将叠加在热图上，实时显示损伤估计。NeuroBlate 系统可在垂直于激光路径的 3 个层面和沿激光纤维的 2 个重建层面实现可视化。有时并非所有加热区域都可见，因为加热的可视化层厚仅限于 15mm，但使用 3.3mm 漫射激光可以达到 3~4cm 的直径。因此，在这个阶段有时需要外科医生在治疗较大病变时判断希望观察哪些层面。在病变深部加热时，特别是如果此处存在关键结构，则可以观察病变以外的受热情况，从而在有危险的结构即将过热时停止加热。此操作中的重点在于，如果加热持续时间较长，沿激光近端加热范围可能会超出可见层面。在 NeuroBlate 系统上，可以视为图 2-10 最近端成像层面中黄线和蓝线的平面。

（四）消融后

消融完成后可行钆增强 MRI 检查。部分中心可能会为了减少围术期钆总量仅给予半剂量的钆剂。此次扫描主要针对病变周围或预期消融区域的薄壳增强边缘。如果消融区域满意，则可移除光纤导管和螺栓锚，逐层关闭切口结束手术。部分中心在有条件的情况下，患者可能在手术当天下床活动，并转移至普通病房，随后在术后 24h 内出院。类固醇和抗癫痫药的使用因中心和疾病而异，通常和开颅手术后相似。在 LITT 后 24h 至 2 周内行影像学检查复查，具体取决于所治疗的具体疾病和外科医生的计划。出院药物可能包括类固醇药物，通常在 30~90 天内进行 MRI 随访。

声明

Dr. Danish 曾受 Medtronic 资助。Dr. Chiang 曾受 Monteris Medical Inc. 资助。

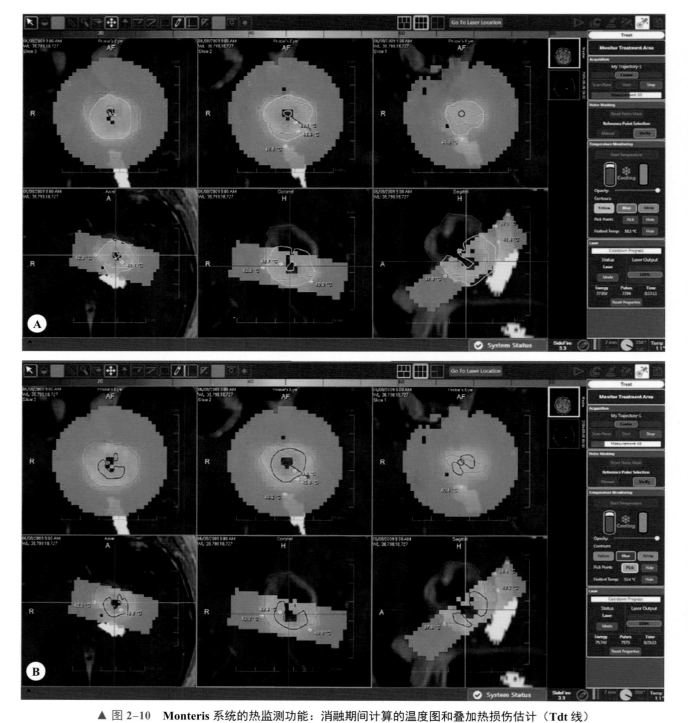

▲ 图 2-10 **Monteris 系统的热监测功能：消融期间计算的温度图和叠加热损伤估计（Tdt 线）**
A. 与蛋白质变性区域在组织学上相关的黄色 Tdt 线；B. 与相关的蓝色 Tdt 线组织学上有细胞死亡区。粉红色的线条为病变轮廓。A 和 B 中的实心白色结构是从导航系统映射到热图中的皮质脊髓束，以确保安全避开重要结构

参考文献

[1] Ashraf O, Patel NV, Hanft S, Danish SF. Laser-induced thermal therapy in neuro-oncology: a review. World Neurosurg. 2018;112:166–77.

[2] Hale AT, Sen S, Haider AS, et al. Open resection vs laser interstitial thermal therapy for the treatment of pediatric insular epilepsy. Neurosurgery. 2019;85(4):E730–6.

[3] Jethwa PR, Barrese JC, Gowda A, Shetty A, Danish SF. Magnetic resonance thermometry-guided laser-induced thermal therapy for intracranial neoplasms: initial experience. Neurosurgery. 2012;71(1 Suppl Operative):133–44; 144–135.

[4] Mohammadi AM, Sharma M, Beaumont TL, et al. Upfront magnetic resonance imaging-guided stereotactic laser-ablation in newly diagnosed glioblastoma: a multicenter review of survival outcomes compared to a matched cohort of biopsy-only patients. Neurosurgery. 2019;85(6): 762–72.

[5] Stafford RJ, Fuentes D, Elliott AA, Weinberg JS, Ahrar K. Laser-induced thermal therapy for tumor ablation. Crit Rev Biomed Eng. 2010;38(1):79–100.

[6] Patel NV, Mian M, Stafford RJ, et al. Laser interstitial thermal therapy technology, physics of magnetic resonance imaging thermometry, and technical considerations for proper catheter placement during magnetic resonance imaging-guided laser interstitial thermal therapy. Neurosurgery. 2016;79(Suppl 1):S8–s16.

[7] Brandmeir NJ, McInerney J, Zacharia BE. The use of custom 3D printed stereotactic frames for laser interstitial thermal ablation: technical note. Neurosurg Focus. 2016;41(4):E3.

[8] Ho AL, Sussman ES, Pendharkar AV, et al. Improved operative efficiency using a real-time MRI-guided stereotactic platform for laser amygdalohippocampotomy. J Neurosurg. 2018;128(4):1165–72.

[9] Awad AJ, Nguyen HS, Arocho-Quinones E, Doan N, Mueller W, Lew SM. Stereotactic laser ablation of amygdala and hippocampus using a Leksell stereotactic frame. Neurosurg Focus. 2018;44(VideoSuppl2):V1.

[10] Fayed I, Sacino MF, Gaillard WD, Keating RF, Oluigbo CO. MR-guided laser interstitial thermal therapy for medically refractory lesional epilepsy in pediatric patients: experience and outcomes. Pediatr Neurosurg. 2018;53(5):322–9.

[11] Laurent D, Oliveria SF, Shang M, Bova F, Freedman R, Rahman M. Techniques to ensure accurate targeting for delivery of awake laser interstitial thermotherapy. Oper Neurosurg (Hagerstown, MD). 2018;15(4):454–60.

[12] Franck JI, Haer FC, Franklin RJ, et al. Instrument guidance for stereotactic surgery. Google Patents; 2001.

[13] D'Haese PF, Pallavaram S, Konrad PE, Neimat J, Fitzpatrick JM, Dawant BM. Clinical accuracy of a customized stereotactic platform for deep brain stimulation after accounting for brain shift. Stereotact Funct Neurosurg. 2010;88(2):81–7.

[14] Attaar SJ, Patel NV, Hargreaves E, Keller IA, Danish SF. Accuracy of laser placement with frameless stereotaxy in magnetic resonance-guided laser-induced thermal therapy. Oper Neurosurg (Hagerstown, MD). 2015;11(4):554–63.

[15] Munier SM, Hargreaves EL, Patel NV, Danish SF. Ablation dynamics of subsequent thermal doses delivered to previously heat-damaged tissue during magnetic resonance–guided laser-induced thermal therapy. J Neurosurg. 2018;131:1958–65. https://doi.org/10.31 71/2018.7.JNS18886.

第3章　特殊技术考虑：激光间质热疗在局麻患者和置入起搏器患者中的应用

Special Technical Considerations: LITT in the Awake Patient and the Pacemaker Patient

Brian D. Toyota　Jamie Joseph Van Gompel　Sanjeet S. Grewal　著

吴　洋　徐阳阳　译

一、LITT 在局麻患者中的应用

激光间质热疗的优势已有诸多报道[1-3]。笔者的经验认为其优势包括手术风险低（如微创）、患者痛苦少、性价比高，以及能通过实时影像手段量化肿瘤消融情况并有效保护正常组织。绝大多数中心采用全身麻醉联合气管插管进行 LITT[4-6]。佛罗里达大学报道了他们对 10 例患者采用局部麻醉进行 LITT 的经验[7]。

在笔者中心，所有接受激光消融的患者（28例）在消融阶段均采用局部麻醉。之所以采用这种麻醉方式，其优势在于可提高患者安全性、简化程序和节约资源。

（一）患者安全

虽然现代全麻策略极大降低了患者死亡率及相关并发症，但随之而来的生理改变和药物相互作用对患者构成潜在威胁。对于那些使用诊断性 MRI 进行激光消融的机构，在全麻下转运患者需要众多医护人员协力完成。在全麻下，将插管患者从手术室转移到 MR 机房存在一定风险。设备脱落、麻醉并发症、药物获取不便、时间延误、调度困难、人手紧张等因素可能会增加患者的风险[8]。

笔者采用局麻进行 LITT 的经验证明，尽管全麻风险较低，但其并不是 LITT 安全实施的必要条件。

此外，对局麻患者进行激光消融，类似于局麻下行开颅术，可以实现对神经功能的实时临床监测。激光消融过程中持续交流和术中监测允许在激光靠近重要功能区时实时评估神经功能。笔者的经验表明，在消融早期表现出的神经功能缺损是可逆的。据推测，神经功能废损通常是低热量所致，一旦热量在达到肿瘤致死强度之前消散，这种神经功能废损被证明是可逆的[9]。

（二）简化程序和减少患者周转时间

局麻便于对同一个患者进行分阶段手术，以及在同一天内对多个患者进行消融治疗。对于大的肿瘤（>4cm），笔者选择分期消融以最大限度地减少脑水肿的风险。第一次消融后，患者在无菌保护下带激光螺栓返回病房。大约 48h 后，当水肿得到满意的控制，患者可以很方便地返回磁共振室进行进一步消融治疗。局麻技术极大优化了周转时间，笔者所在中心也能够在不到 4h 的时间内进行了 3 次 LITT 治疗。患者可以舒适地坐着等待治疗，并且避免了全麻诱导、复苏和恢复的时间。

（三）资源配置

从经济学和管理学的角度来看，使用局麻具有诸多优势。笔者中心经验表明，采用局麻可以最大限度节约手术室资源（包括麻醉、用于麻醉后恢复和看护的重症监护室、整个操作及病人恢复的时间成本、药物、转运相关的人力和设备），从而降低成本。

相较于全麻，局麻更加有利于 LITT 手术的实施。LITT 是一项独特的外科手术，因为它的操作空间从手术室延展到了放射科。要实施磁共振引导激光消融术（magnetic resonance-guided laser ablation，MRgLA）需要各个部门沟通合作，包括手术室、麻醉医师、护理团队、呼吸技术人员、影像科医师、放射治疗医师和放射科技术员。局麻下进行 LITT 使以上沟通更为便捷。从这个角度看，局麻下进行 LITT 治疗最突出的优势是避免麻醉期间的转运、MR 机房内组装通气设备等麻烦。清醒而能够配合的患者往往使上述流程变得简单。

然而，局麻下进行 LITT 的最大不利之处是术中患者的移动。如果路径规划及颅骨钻孔不够精确，整个治疗也将大受影响。如果患者出现移动，这种准确性就会下降，并且系统将默认中止手术。而全麻可确保患者严格固定，不发生移动。笔者使用局麻技术的经验认为，患者移动并不常见，在报道的 30 例患者中，只有 2 例因术中移动而重启治疗。本章将介绍该技术及其使用要点。

（四）患者筛选

虽然我们从未拒绝过患者在局麻下接受 LITT 治疗，但有些情况需要慎重。对于长时间待在密闭空间可能出现躯体不适的患者，需要做更多准备工作及预防措施，包括患幽闭恐惧症、体重指数过高、体位相关的呼吸障碍、退行性脊柱疼痛的患者。局麻下接受 LITT 治疗需要患者充分合作。患者稍有神志不清就可能导致手术无法进行。同样，患有药物性认知障碍的老年患者需慎重考虑。有癫痫病史的肿瘤患者在病情未控制时很易受到高热导致癫痫发作，此类患者接受局麻手术风险会增加。最后，与其他外科手术一样，需确保在手术前将药物及操作物品准备齐全。在患者清醒的情况下，高效是尤为重要的。准备工作包括训练有素的临床医师和放射治疗医师，以及所需的一次性用品、激光探头和硬件。若有任何准备不足，需推迟手术。

二、局麻下 MRgLA 的技术要点

激光消融可分为两个技术阶段：①路径规划及颅骨钻孔；②激光探头的置入和激活。

在笔者早期实践中，这两个阶段都是在局麻下进行的。随后发展为对于某些病例，在路径规划、颅骨钻孔、放置激光支撑装置（即螺栓）的第一阶段，我们采取全身麻醉。这样做的理由是，MRgLA 的治疗结果在很大程度上取决于最初的路径规划，而这又只有在以精准完成颅骨钻孔和安装激光支撑装置后才能实现。简而言之，MR-激光软件接口在描绘临床医生所依赖的热 MR 成像图时需要达到极高的几何精度。这种精确性在使用镇静药或全麻下才能更好完成。同大多数机构一样，我们在麻醉设施及人员齐备的手术室进行第一阶段的工作。因此，加深麻醉深度不会显著增加患者负担或资源浪费，同时又能确保操作精准。

第二阶段都是在局麻下完成。因为当患者到达 MR 机房时，激光探头已经置入，所以在这个阶段很难对激光探头的位置进行调整。在激光消融阶段，要求患者在激光照射过程中固定不动。为了在局麻下实现这一目标，关键要点如下。

- 准备阶段。
  - 术前与患者沟通。
  - 药物的准备。
  - 技术的准备。
  - 患者的定位。
  - 导管插入和静脉通路的准备。
- 医护团队的保障和支持。
  - 药品供应到位。
  - 保持良好的医患沟通。
- 患者的配合。
  - 确保患者在整个治疗过程中能充分配合。

术前准备对于所有局麻下的手术都至关重要。在 LITT 治疗过程中，关键是要确保患者理解在启动激光时要保持不动。患者需在 MR 机房内停留较长的时间，所以术前应与患者详细沟通。此外，

有必要向患者再次强调：①颅内高热是摸不到的；②在激光过程中的移动不会严重影响手术过程及引发危险；③在手术过程中会有持续的交流。

患者需在手术前至少 24h 内开始服用大剂量地塞米松（4mg，每日 4 次），并在消融前额外服用 10mg。在术后数日内，可根据患者的状况和影像学检查的结果继续使用。当患者进入 MR 机房时，要给患者静脉注射 4mg 咪达唑仑。笔者偏爱咪达唑仑，因为它具有镇静、抗焦虑、安眠、抑制癫痫发作的作用[10]。要注意避免药物相关并发症，如呼吸抑制、血流动力学不稳、精神错乱、嗜睡等。抗癫痫药物需按时使用，并且在进入 MR 机房时再用一剂。需准备好静脉注射药物，以便在 MR 机房内快速给药。这就要准备好注射器和静脉通路，并将通路露出，而不是埋在衣服 / 毯子里。咪达唑仑、镇痛药和抗癫痫药都要保证能随时取用。根据需要指定专人负责这项工作，如护士或住院医师。

技术准备也至关重要。患者可以长时间保持不动，但是过长的停机时间必然会导致患者躁动。因此，要确保 MR 和激光装置都能稳定有效运转。MR 技术人员需要熟悉操作流程，并与激光临床支持人员进行及时沟通。同样，临床支持人员必须非常熟悉正在使用的 MR 机器，与放射治疗医师共同协作，一旦患者被安置在治疗床上，就尽快实施治疗。

在局麻下进行 LITT 时，患者的体位至关重要。患者在舒适的体位下更易在消融过程中保持不动。因此，所有患者都采取仰卧位或侧卧位。医师需要根据体位仔细进行路径规划。某些手术路径规划时很便捷，但在 MR 机器内进行体位摆放却异常困难。局麻患者通常难以容忍脊柱的不适，尤其是颈椎，而在全麻可避免这一问题。在进入 MR 机房之前，有必要花时间确保患者的舒适度，这会降低移动的风险，并允许长时间激光消融。

体位摆放还需兼顾头部线圈的使用。需要考虑如何避免头部线圈与激光探头的碰撞，以及如何将线圈固定在患者的头部而不引起激惹或幽闭恐惧症。无线头部线圈在 MRgLA 中特别有用，对于全麻患者，可以简单地直接放置在头部。然而，这却不适用于局麻患者。由于没有可以恰到好处地将线圈安置在患者头部的商用产品，笔者所在中心制作了各种泡沫和塑料部件用作防护隔板，使线圈接近头部，但避免与患者面部接触。

在第一阶段，患者需要留置导尿，并且建立静脉通道，但是无须中心静脉置管。此外，需配备 MR 兼容的远程心电监护仪。可以准备鼻导管吸氧，但实际上很少使用，如果不需要，对患者的刺激也会更小。

一旦患者进入 MR 机器，便可以进行光纤置入。随后，进行 MR 预运行，并验证激光探头的位置。在这个阶段，对制动的要求并不高。而下一个阶段中，为保证热成像和实际的激光的准确性，要求患者绝对制动。有必要再次当面跟患者沟通，并确保患者是舒适的。例如，患者是否需要身体调整，是否有疼痛或不安。患者的任何不适都应该在激光启动前立即处理。

最后，对麦克风装置进行测试，并告知患者可以随时沟通。实时沟通一方面可以让患者表达自己的不适和需求，另一方面可以让医生告知治疗进展。对于太过焦虑的患者，可再注射一剂咪达唑仑。当然，最好是指定团队成员在整个过程中与患者进行沟通，以建立信任和融洽的关系。虽然负责治疗的外科医生可以扮演这个角色，但却可能因此分散注意力，而影响治疗。

一旦患者被告知保持不动之后，治疗团队清晰迅捷的运作就尤为重要。团队要有质量地完成热成像和激光部署，不必要的拖延和闲聊会浪费时间，从而增加患者移动的风险。

在这个过程中，有一些自然的中断，这些间歇可以用来重新进出 MR 机器、允许患者适当调整身体，以及如果需要的话，追加药物。

通常，我们不希望患者在治疗过程中睡着。清醒的患者可以有意识保持不动，但是从睡梦中醒来的患者却很难完全保持不动。

消融完成后，迅速拔出激光探头，将患者带出 MR 机器。医师在 MR 接收区移除激光锚钉 / 螺栓。返回病房后，立即对患者的局部切口进行清创缝合。

治疗完毕后，患者被送入普通病房，而非重症监护病房。笔者所在中心的 LITT 治疗是在晚上进行的（在 MR 诊断时间之后），因此要对患者进行通宵观察，第二天再出院。如前所述，我们术后几天对患者使用大剂量的地塞米松。我们在 24h 内不常规对患者进行影像学复查，除非考虑有严重脑水肿的存在。

（一）LITT 治疗的注意事项

笔者所在中心从来没有因为局麻而导致 LITT 治疗失败的情况。然而，在治疗过程中也有一些重要的注意事项。

目前，LITT 的迭代在很大程度上依赖于临床支持人员。因此，在手术室和 MR 机房，这些人员都需要作为治疗团队的重要成员参加治疗。临床支持人员与两个团队无缝协作的能力非常重要。在每天接触消融病例的基础上，他们提供了广泛的经验可供外科医生借鉴。想要治疗过程顺利、无故障地进行，就需要设置和顺利运行激光设备和软件的技术。尤其是局麻患者，整个过程的操作应该做到分秒必争。

引申开来，运行 MR 控制的 MR 技术人员也必须是治疗团队的重要成员。他们对所需算法和序列的熟悉将很大程度上避免治疗过程的延误。虽然对全麻的患者来说，我们可以在治疗过程中边摸索边治疗，但对于局麻患者，这样并不现实。

（二）临床要点

每个患者对 LITT 治疗的反应都不同，因此对治疗团队所形成的挑战也大相径庭。正如前文所讨论的，身体和心理上的舒适对于局麻下实施 LITT 治疗至关重要。

身体的舒适度需要注意多方面的问题。头部和身体的位置必须仔细检查，因为患者必须在几个小时内保持相对不动。如果在头皮切开和磁共振消融之间有长时间的间隔，切口本身会使患者感到不适。在离开手术室之前，笔者通常会用布比卡因浸润切口，以提供尽可能持久的局部麻醉。在 MR 机房，如果患者切口疼痛明显，会追加局部麻药。对于靠近硬膜表面的病变，特别是对疼痛敏感的区域（如小脑幕），患者可能会感觉到明显的烧灼感，因此需要尤为注意。一旦出现这种情况，可考虑进行静脉镇痛，必要时调整 LITT 治疗计划。

心理安慰同样关键。有必要告诉患者可能会经历什么，确保其在每一步都会得到预警，告知其任何疼痛或不适都将很快得到解决，并且随时可以进行双向沟通，以及随时都可以安全地终止治疗。尽管患者都熟悉 MR 程序，但不同患者对幽闭恐惧症的耐受程度是不一样的。有时，在治疗过程中，需团队中的一名成员坐在 MR 机房里与患者进行沟通，提供身体和语言上的关心。曾有一位患枕叶胶质母细胞瘤的老年患者在治疗过程中错误以为治疗已经结束（因为治疗时间长，患者高龄、使用类固醇和镇痛药、肿瘤本身的影响等因素，这类情况可以预见），随后医护团队给予床旁安慰和药物治疗，使该患者得以最终完成治疗。

（三）病例分享

这里提供三个局麻下进行 LITT 治疗的病例，以对某些特殊注意事项加以说明。

病例 1

这是一位左侧颞叶肿瘤伴癫痫发作的患者。患者在局麻下接受消融术后的几秒钟出现了全身性癫痫大发作。对于肿瘤患者来说，癫痫发作并不罕见。因此，在治疗前我们给予了足量的抗癫痫药物，在消融前给予补液，并在手术中准备了抗癫痫药物（如苯二氮䓬）。根据这些经验，对于伴有癫痫发作的颅内病变，局麻下进行 LITT 治疗似乎并不理想。

病例 2

这是一位局麻下接受 LITT 的患者。患者在治疗过程中睡着，醒来后发生明显的头部移动，导致程序系统自动关闭。由于患者处于治疗的后期阶段，我们没有重新校准，而是根据高热效应推断定位并完成最后的放疗。患者的肿瘤位于非功能区域，医师选择在肿瘤组织的边缘区域内再次进行了 LITT。尽管明显的头部运动会破坏定位，终止治疗，然而，如果病变在非功能区域，医师可以合理地推断，而避免再次定位。

病例 3

这是一例右侧中央旁小叶恶性占位患者，表现为轻微的左下肢乏力。在 LITT 过程中，患者感到左腿感觉障碍伴屈肌无力，即使躺下也无缓解。他通过对讲机诉说了症状，于是我们暂停治疗。上述症状在几分钟内基本恢复。我们将探针重新调整到更浅的位置，并在不断监测患者症状的情况下继续治疗。最终成功地进行了有效的 LITT 治疗。然而，患者遗留了近端下肢无力的症状。在随后的几周里，通过长期使用类固醇和康复治疗，上述症状得到改善。尽管该患者出现了症状加重，但如果在全麻下进行治疗，上述情况将难以被察觉，从而可能导致更严重的、不可逆的神经功能废损。

三、置入起搏器患者的 LITT 治疗

美国有 180 多万人置入了心脏起搏器（cardiac implantable electronic device，CIED），如起搏器或置入式心律转复除颤器（implantable cardioverter-defibrillator，ICD）。这些设备长久以来是 MRI 的禁忌，近年来这种观念才有所改变。MR 引导下的 LITT 越来越多地被用于颞叶内侧癫痫的治疗。由于 LITT 必须使用 MRI，其对于安有 ICD 或起搏器的癫痫患者来说是一项挑战。本部分讨论了在 ICD 患者中安全进行 MR 引导下 LITT 治疗的方案[11]。

当考虑将 MR 引导下的 LITT 用于 ICD 或起搏器患者时，团队协作极其重要。在进行手术之前，由专业心脏内科医师或起搏器专科护士进行评估是很重要的，以确定起搏器是否与 MRI 兼容，以及患者是否依赖起搏器。此外，该手术应在 1.5T

的磁共振中完成。手术当天所需的团队应包括外科医生、神经放射学专家、医学物理学家和起搏器专科护士。

在对有心脏起搏器的患者进行 MRI 检查时，大多数已发表的研究建议对患者进行仔细监测，在 MRI 前对心脏起搏器进行重新程控，有中心在扫描时将特异性吸收率（specific absorption rate，SAR）限制在 1.5～2W/kg 以下。然而，也有一些研究在没有具体限制 SAR 的情况下对患者进行了安全扫描，但仍建议对设备参数进行适当的调整，并进行持续的生命体征监测，同时调整成像参数以到达临床可用的标准[12-14]。SAR 是每单位质量的组织所吸收的功率，这是在 MRI 中继发射频脉冲加热的关键决定因素。通过限制 SAR，并在整个过程中对其进行监测，可以潜在地减少因过度加热而对电极尖端的心肌组织造成损害的风险，并将 CIED 出现故障的风险降至最低。体外证据显示，通过限制 SAR 和使用 1.5T MRI，起搏器电极的温度变化≤0.5℃[15]。

在进行 MRI 检查前，嘱咐患者将起搏器的模式从 DDDR 调整为 DDD。检查的过程中，需在一名心脏内科专科护士和医学物理师的陪同下进行。当患者全麻时，专科护士和麻醉医师共同通过心电监护持续监测患者的心脏功能。物理师协助 MRI 技术员监测和调整序列参数，以避免心脏起搏器电极过热或 MRI 干扰心脏起搏器功能的可能性。笔者中心的 MRI 为 70cm 口径的 1.5T Espree 扫描仪（Siemens; Erlangen, Germany），其 SAR 和梯度切换率均为正常工作模式。此外，需对全身 SAR 进行监测并控制在 1.5W/kg 以下。这是笔者中心对"不适用 MRI"的起搏器患者进行安全扫描的共识参数[16, 17]。在钆剂强化后的磁化准备梯度回波（magnetization-prepared gradient echo，MP-RAGE）序列（SAR=0.1W/kg）制订治疗计划。成像序列和 SAR 已有报道（表 3-1）[11]。有必要在 MRI 前后对 CIED 的运转情况进行判断，以确保是否因电极 – 组织接触部分过热造成 CIED 的功能和起搏阈值出现变化。

表 3-1 成像序列和 SAR		
序　列	用　途	全身 SAR（W/kg）
MP-RAGE（3D-T_1 GRE）	纤维定位 / 术后评估	0.01
T_1 FLASH	治疗区的解剖图像	0.03
3-Plane GRE	治疗区的热图	0.01
SPACE（3D T_1 FLAIR）	手术后的评估	0.03
T_1 GRE	手术后的评估	0.004
T_2 FLAIR	手术后的评估	0.2
DWI	手术后的评估	0.07

SAR. 特异性吸收率；MP-RAGE. 磁化准备梯度回波；GRE. 梯度回波；FLASH. 快速小角度激发；SPACE. 三维快速自旋回波；FLAIR. 流体衰减反转恢复；DWI. 扩散加权成像
引自 Grewal et al.[11]（经许可转载，引自 Oxford University Press）

结论

　　肿瘤患者在局麻下接受 MRgLA 不仅是一个可行的选择，而且有许多优点。笔者的经验证明它性价比高、资源友好。这种方法可避免气管插管相关的风险，并可在有限的时间内帮助更多的患者。

　　治疗成功的关键因素是患者的准备和技术资源的配置。对迄今为止，笔者对治疗的结果感到满意，并计划继续采用局麻下激光消融的模式。LITT 的整个过程在治疗脑肿瘤方面具有重要地位，而技术的进步将确保其得到更广泛的应用。

　　在配备 1.5T MRI 的机构中，心脏起搏器患者也可以进行 LITT 治疗。与局麻下 LITT 治疗类似，一个熟悉起搏器和手术的专业团队是成功治疗的关键。

参考文献

[1] Ashraf O, Patel NV, Hanft S, Danish SF. Laser-induced thermal therapy in neuro-oncology: a review. World Neurosurg. 2018;112:166–77. https://doi. org/10.1016/j.wneu.2018.01.123.

[2] Keen JR, Vigneswaran K, McCracken DJ, Olson JJ. Advancements in the use of stereotactic laser ablation for high-grade gliomas. Contemp Neurosurg. 2017;39(9):6. https://doi.org/10.1097/01. CNE.0000520801.40184.79.

[3] Mohammadi AM, Sharma M, Beaumont TL, Juarez KO, Kemeny H, Dechant C, et al. Upfront magnetic resonance imaging-guided stereotactic laser-ablation in newly diagnosed glioblastoma: a multicenter review of survival outcomes compared to a matched cohort of biopsy-only patients. Neurosurgery. 2018;85(6):762–72. https://doi. org/10.1093/neuros/nyy449.

[4] Jimenez-Ruiz F, Arnold B, Tatsui CE, Cata J. Perioperative and anesthetic considerations for neurosurgical laser interstitial thermal therapy ablations. J Neurosurg Anesthesiol. 2018;30(1):10–7. https:// doi.org/10.1097/ANA.0000000000000376.

[5] Eseonu CI, ReFaey K, Garcia O, John A, Quiñones-Hinojosa A, Tripathi P. Awake craniotomy anesthesia: a comparison of the monitored anesthesia care and asleep-awake-asleep techniques. World Neurosurg. 2017;104:679–86. https://doi.org/10.1016/j. wneu.2017.05.053.

[6] Prabhakar H, Mahajan C, Kapoor I. Anesthesia for minimally invasive neurosurgery. Curr Opin Anaesthesiol. 2017;30(5):546–50. https://doi. org/10.1097/ACO.0000000000000499.

[7] Laurent D, Oliveria SF, Shang M, Bova F, Freedman R, Rahman M. Techniques to ensure accurate targeting for delivery of awake laser interstitial thermotherapy. Oper Neurosurg (Hagerstown). 2018;15(4):454–60. https://doi.org/10.1093/ons/opx290.

[8] Knight P, Maheshwari N, Hussai J, Scholl M, Hughes M, Papadimos TJ, et al. Complications during intrahospital transport of critically ill

patients: focus on risk identification and prevention. Int J Crit Illn Inj Sci. 2015;5(4):256–64. https://doi. org/10.4103/2229–5151.170840.

[9] Munier SM, Hargreaves EL, Patel NV. Danish SF0. Effects of variable power on tissue ablation dynamics during magnetic resonance-guided laser-induced thermal therapy with the Visualase system. Int J Hyperth. 2018;34(6):764–72. https://doi.org/10.1080/0265673 6.2017.1376355.

[10] Conway A, Rolley J, Sutherland JR. Midazolam for sedation before procedures. Cochrane Database Syst Rev. 2016;20(5):CD009491. https://doi. org/10.1002/14651858.CD009491.pub2.

[11] Grewal SS, Gorny KR, Favazza CP, Watson RE, Kaufmann TJ, Van Gompel JJ. Safety of laser interstitial thermal therapy in patients with pacemakers. Oper Neurosurg (Hagerstown). 2018;15(5):E69–72. https:// doi.org/10.1093/ons/opx292.

[12] Roguin A, Schwitter J, Vahlhaus C, Lombardi M, Brugada J, Vardas P, et al. Magnetic resonance imaging in individuals with cardiovascular implantable electronic devices. Europace. 2008;10(3):336–46. https:// doi.org/10.1093/europace/eun021.

[13] Russo RJ, Costa HS, Silva PD, Anderson JL, Arshad A, Biederman RW, et al. Assessing the risks associated with MRI in patients with a pacemaker or defibrillator. N Engl J Med. 2017;376(8):755–64. https:// doi.org/10.1056/NEJMoa1603265.

[14] Sommer T, Naehle CP, Yang A, Zeijlemaker V, Hackenbroch M, Schmiedel A, et al. Strategy for safe performance of extrathoracic magnetic resonance imaging at 1.5 tesla in the presence of cardiac pacemakers in non-pacemaker-dependent patients: a prospective study with 115 examinations. Circulation. 2006;114(12):1285–92. https:// doi.org/10.1161/ CIRCULATIONAHA.105.597013.

[15] Shellock FG, Fischer L, Fieno DS. Cardiac pacemakers and implantable cardioverter defibrillators: in vitro magnetic resonance imaging evaluation at 1.5–tesla. J Cardiovasc Magn Reson.

2007;9(1):21–31. https:// doi.org/10.1080/10976640600897237.

[16] Boilson BA, Wokhlu A, Acker NG, Felmlee JP, Watson RE Jr, Julsrud PR, et al. Safety of magnetic resonance imaging in patients with permanent pacemakers: a collaborative clinical approach. J Interv Card Electrophysiol. 2012;33(1):59–67. https://doi. org/10.1007/s10840–011–9615–8.

[17] Korutz AW, Obajuluwa A, Lester MS, McComb EN, Hijaz TA, Collins JD, et al. Pacemakers in MRI for the Neuroradiologist. AJNR Am J Neuroradiol. 2017;38(12):2222–30. https://doi.org/10.3174/ajnr. A5314.

第 4 章　激光间质热疗的并发症
Complications of LITT

Michael Schulder　Nick Kleiner　著

吴　洋　徐阳阳　译

2008 年，Carpentier 发表文章介绍了 LITT 在治疗转移性脑肿瘤方面的应用，从而开启了 LITT 现代应用的新纪元[1]。LITT 的优势是它的微创性和相关手术风险低。然而，因为 LITT 归根到底是一种借助能量聚集达到组织消融的外科手段，因此也并非绝无风险。事实上，研究表明，LITT 的潜在并发症并不罕见，这在医患沟通和治疗决策中必须考虑[2]。本章将讨论进行 LITT 时预期的并发症类型、发生频率和严重程度。

一、激光光纤移位

激光光纤移位会影响对目标靶点的热消融，更有甚者会造成颅内出血。笔者发现，使用立体定向框架定位指导钻孔和光纤置入将大大减少上述风险[2]。此外，从"第一代"塑料螺栓过渡到钛制颅骨锚，也降低了激光光纤移位的概率。显而易见但也值得注意的是，对于能在高场强 MRI 中完成全流程 LITT 治疗的机构，上述风险通常能够避免。这可以通过专用的术中影像来实现，该影像系统需具备立体定向定位、纤维成像和根据需要重新定位，或者将诊断 MR 临时"转换"为介入设备的功能。对于小而深的目标，需要特别注意穿刺路径应尽可能垂直于颅骨表面。如果无法做到这一点，那么在颅骨钻孔时，必须确保钻头不会沿着颅骨表面滑动。最后，在病变可能随着时间迅速发展的情况下，将新的图像与规划扫描图像融合对于确保路径无误至关重要。

激光光纤移位的病例报道

一位 56 岁的女性患者，因非小细胞肺癌脑转移而接受了开颅手术和多次立体定向放射外科治疗（stereotactic radiosurgery，SRS）。随后，SRS 治疗过的右侧顶叶大脑镰旁病灶又出现复发。使用精确瞄准装置（precision aiming device，PAD）进行光纤置入（Medtronic Surgical Technologies, Louisville, CO）。治疗中，MRI 显示激光纤维没有放置于目标靶区（图 4-1）。随后该手术被中止，患者同意 2 周后再次在立体定位框架辅助下接受 LITT 治疗，并最终取得成功。

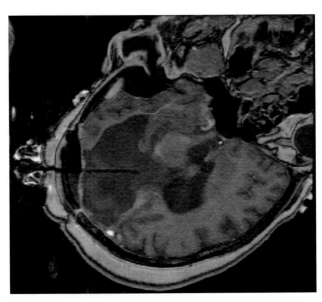

▲ 图 4-1　使用 PAD 进行光纤置入时出现光纤移位
经许可转载，引自 Pruitt et al.[2]，Journal of Neurosurgery

二、颅内出血

LITT 引起的颅内出血可能是由于硬膜外出血（颅骨钻孔时损伤硬脑膜），也可能是由于激光纤维置入时硬膜下和脑实质内的出血。这是所有立体定向手术的共同风险，包括活检和脑深部电刺激术。避免这类手术风险可以通过密切关注立体定向手术的技术细节来实现。术前确保凝血功能、血小板计数正常，并停用非甾体药物和抗凝药。

光纤置入后导致颅内出血的病例报道

这里报道一位 24 岁的女性，患下丘脑错构瘤伴难治性痴笑样癫痫发作。按治疗计划经左侧冠状位置入一根激光光纤。治疗过程中，MRI 提示出现了硬膜外血肿，这很显然是由于硬膜切开不够充分及二次剥离所致（图 4-2）。LITT 顺利完成后，患者被送回手术室进行开颅手术和血肿清除。术后没有出现神经功能障碍，末次随访时，也没有癫痫发作。

考虑到颅骨钻孔时可能损伤硬脑膜，甚至大脑皮质。手术导航系统已经成为规划这类手术的

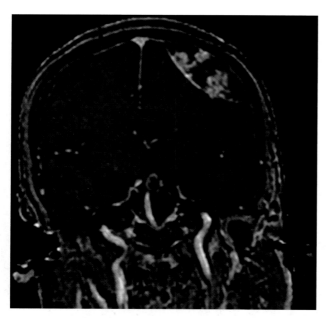

▲ 图 4-2 开颅过程中硬膜切开不充分，导致硬膜外血肿。激光尖端位于下丘脑错构瘤处，并最终完成治疗
经许可转载，引自 Pruitt et al.[2]，Journal of Neurosurgery

标准方法。即便使用了立体定向框架也建议使用手术导航系统。在制订手术计划时，必须确保套管或激光纤维不会穿刺经过脑沟或动静脉。增强 MRI 或 CT 血管造影可用于直接定位，也可注册后用于手术计划。在确定了入颅点和靶点后，可以对激光光纤的计划路径进行审查，并根据需要调整，以尽量减少出血的风险。一个类似的考虑是避免穿刺到脑室。虽然这个问题还存在争议，但在穿过两层室管膜的时候很可能会增加出血的风险。

最后，如果激光器没有得到适当的冷却，将导致瞬间的过热和尖端的焦化，也会引起出血。移除激光器时，又会引起焦化的组织出血[2]。如果在激光消融过程中，MR 梯度回波序列信号发生任何变化，特别是该区域的加热迅速发生时，出血的风险可能增加。检测超急性出血的最佳序列是敏感度加权和 T_2 加权图像[3]。虽然理论上在血供丰富的病变（如黑色素瘤脑转移）中出血风险更高，但仍有待进一步研究证实。

三、过热相关并发症

热通过能量传输引起消融，就像电离辐射在放射治疗或立体定向放射手术中的作用一样。然而，就目前所知，高热不会留下辐射产生的生物"足迹"。这意味着热消融治疗可反复进行，而不存在像放疗一样继发肿瘤的风险（当然，对恶性肿瘤患者来说，这是一个有争议的问题，但对癫痫患者来说就不是这样了）。因此，很容易认为 LITT 在某种程度上"免疫"于由治疗本身引起的直接神经损伤。但事实并非如此。在笔者对 46 例患者进行的 49 次 LITT 治疗中，有 3 例患者因热损伤而出现了新的神经功能障碍[2]。对特定的靶区重复进行 LITT 并非决然不可行，但必须仔细考虑靶区的体积、治疗时间和脑功能区域。此外，在 Sharma 等的研究中，有 80 例患者在 LITT 治疗前接受了弥散张量成像，然后测量了热疗区域与临床上有意义的纤维束的重叠，并与术后短期和永久的神经功能障碍相比较。这项研究显示，即

使是小到 0.1cm^3 的重叠也会导致永久性的功能障碍[4]。

确保在开始消融前明确认识存在损伤风险的结构，并设置限制条件，当温度超过指定水平时关闭激光，可以降低热损伤的风险。然而，限制过于严格可能致使治疗无效。LITT 不仅要安全，而且要有效。

LITT 相关热损伤的病例报道

一位 29 岁的男子曾在其他中心诊断为幕上高级别星形细胞瘤，并接受过两次开颅手术（最初考虑是 3 级，最终诊断为 4 级），同时进行了放疗和化疗。目前他的小脑出现新的肿瘤生长，与第四脑室相邻，导致轻度步态共济失调（图 4-3A）。与立体定向放射外科手术相比，LITT（据推测）引起水肿和梗阻性脑积水的可能性较小，因此推荐患者接受 LITT 治疗。

在全身麻醉下，将一根 LITT 光纤穿过肿瘤（图 4-3B），并将整个强化病灶加热到 43℃（图 4-3C）。术后出现了新发的双侧外展神经和面神经麻痹，共济失调加重。这些神经功能损伤随后有轻微改善，而患者在 6 个月后死于肿瘤进展。

四、LITT 后不可预知的技术相关并发症

进行 LITT 的最大挑战之一是该手术对新技术的严重依赖。正如在第 2 章中所看到的，成功实施 LITT 所需的最起码的技术是一个高度精确的导航系统，它需要与 MRI 兼容，激光系统要求功能齐全。MRI 必须提供高质量的多模态成像，并能支持与激光系统的连续通讯。这个多步骤程序的成功取决于每个步骤的完成情况。

在传统的神经外科手术中，神经外科医生需熟练掌握所有运行的设备使用方法和技术。然而，对于 LITT 来说，情况却并非如此。事实上，很少有神经外科医生会精通并判断使用哪些磁共振线圈或如何运行磁共振成像。激光系统和一些较新的导航系统也同样复杂，这就是为什么相关公司的技术人员经常需要协助使用这些设备。必须记住，虽然神经外科界对 LITT 的认识正在迅速增长，但开展这些手术的中心的数量仍然有限。从导航到 MRI 及激光器本身的任何关键设备的故障都会对完成 LITT 手术的能力产生破坏性影响。同样，如果机构工作人员或技术人员不熟悉 LITT 程序和设备的设置，也会导致错误和并发症。最后，虽然神经外科医生通常在解释基本的 MRI 方面训练有素，但术中可能出现的急性变化并不是在住院医师培训中或作为常规实践的一部分来学习。这时需影像科医师协助，但即使是神经影像专家也可能不完全了解 LITT 期间获得的成像变化的意义。此外，由于 MR 数据变化无常，由于手术动态变化质量可能不高，对 MR 测温的实时变化的解释可能是主观的。神经外科医生和（或）技术人员缺乏经验，可能导致解释错误，从而产生并

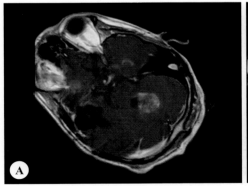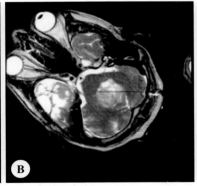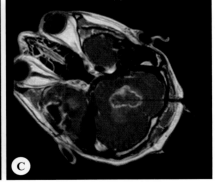

▲ 图 4-3　A. 增强 T$_1$WI 显示新发的肿瘤；B. 插入激光纤维后的 T$_2$WI；C. LITT 完成后立即获得的增强 T$_1$WI，显示预期的中心增强消失，有一圈薄的残留增强剂。病灶得到了充分的治疗
经许可转载，引自 Pruitt et al.[2]，Journal of Neurosurgery

发症或管理上的错误。

现实中，由于 LITT 所需技术的整体复杂性及其存在多个"活动部件"，可能出现的潜在并发症是非常难预测的。虽然不一定会直接将患者置于危险之中，但超出神经外科医生能力范围的问题可能会推迟手术，甚至可能将导管暂时留在大脑中直到相关技术问题得以解决，或者导致手术失败。因此，神经外科医生始终认识到 LITT 目前仍是一项新技术，这一点仍至关重要。

五、讨论

LITT 在 20 世纪 80 年代首次被描述，但它的实际应用是 10 多年前随着 MRI 测温技术的普及。与射频毁损术相比，LITT 允许确认探针的位置，也允许实时了解组织温度。同样，与 SRS 形成鲜明对比的是，在 SRS 中，电离辐射的影响是延迟的，其治疗效果依赖于射线传递的空间准确性。随着时间的推移，LITT 已经成为一种成熟的治疗方法，并发症的报道证实了一个明显的事实：虽然经验和医师的专注可以将并发症降到最低，但不能完全消除。笔者中心总结了 49 例 LITT 手术，报道了 11 例不良事件，包括 4 例患者的套管移位，1 例患者术中因盐水冷却剂耗尽出现过热终止治疗，3 例患者出现颅内出血，3 例患者出现新发的神经功能缺损[2]。

近年来，使用 LITT 治疗的患者主要是药物难治性癫痫患者（Medtronic Visualase, Houston, TX, 未发表数据）。最近的一篇研究综述表明，在难治性癫痫患者中，LITT 引起的神经功能障碍往往是短暂性的。虽然观察表明，使用 LITT 可以避免颞叶切除术的记忆相关不良反应，代价是癫痫控制率有所下降，但这一点尚未得到明确证实[5]。此外，LITT 也有一些特殊的高热相关的并发症。例如，LITT 经枕部入路治疗颞叶内侧癫痫，可导致位于海马尾部内侧的外侧膝状体受到高热损伤，进而导致视野缺损。在一项纳入 17 例儿童患者的报道中（其中大多数有局灶性皮质发育不良），1 例患者出现脑室内出血和继发性无菌性脑膜炎。没有发现热损伤相关的神经功能缺损[6]。一项病例报告中，1 例 18 岁男子出现迟发性脑室内和脑实质内出血。患者在术后第 9 天出现症状，并进行了开颅血肿清除。作者推测，出血的原因是机械性损伤或高热造成的假性动脉瘤，但未提供相关证据[7]。

其他研究也认为 LITT 总体上是一个安全的手术。在一项纳入 133 例患者的系列中，有 3 例并发症，而在另一组有 54 例胶质母细胞瘤的患者中，有 9 例出现并发症[8, 9]。在以上病例系列报道中，高热损伤相关的并发症是少见的。

结论

LITT 是一种安全的微创神经外科手术，但需对技术和临床细节有足够的耐心和细心。神经外科医生有责任避免手术相关并发症，这些并发症可能比疾病本身更糟糕，甚至比开放手术的并发症更严重。尤其重要的是要认识到，除手术本身决定的因素之外，技术驱动的因素会影响手术并发症的风险。

参考文献

[1] Carpentier A, McNichols RJ, Stafford RJ, Itzcovitz J, et al. Real-time magnetic resonance-guided laser thermal therapy for focal metastatic brain tumors. Neurosurgery. 2008;63(Suppl 1):ONS21-8; discussion ONS28-9.

[2] Pruitt R, Gamble A, Black K, Schulder M, Mehta AD. Complication avoidance in laser interstitial thermal therapy: lessons learned. J Neurosurg. 2017;126(4):1238-45.

[3] Linfante I, Llinas RH, Caplan LR, Warach S. MRI features of intracerebral hemorrhage within 2 hours from symptom onset. Stroke. 1999;30:2263-7.

[4] Sharma M, Habboub G, Behbahani M, Silva D, Barnett GH, Mohammadi AM. Thermal injury to corticospinal tracts and postoperative motor deficits after laser interstitial thermal therapy. Neurosurg Focus. 2016;41(4):E6.

[5] Alattar AA, Bartek J Jr, Chiang VL, Mohammadi AM, Barnett GH, Sloan A, Chen CC, et al. Stereotactic laser ablation as treatment for brain metastases recurring after stereotactic radiosurgery: a systematic literature review. World Neurosurg. 2019;128:134-42.

[6] Lewis EC, Weil AG, Duchowny M, Bhatia S, Ragheb J, Miller I. MR-guided laser interstitial thermal therapy for pediatric drug-resistant lesional epilepsy. Epilepsia. 2015;56(10):1590–8.

[7] Barber SM, Tomycz L, George T, Clarke DF, Lee M. Delayed intraparenchymal and intraventricular hemorrhage requiring surgical evacuation after MRI-guided laser interstitial thermal therapy for lesional epilepsy. Stereotact Funct Neurosurg. 2017;95(2):73–8.

[8] Kamath AA, Friedman DD, Hacker CD, Smyth MD, et al. MRI-guided interstitial laser ablation for intracranial lesions: a large single-institution experience of 133 cases. Stereotact Funct Neurosurg. 2017;95(6): 417–28.

[9] Kamath AA, Friedman DD, Akbari SHA, Kim AH, Tao Y, Luo J, Leuthardt EC. Glioblastoma treated with magnetic resonance imaging-guided laser interstitial thermal therapy: safety, efficacy, and outcomes. Neurosurgery. 2018;84(4):836–43.

第 5 章　激光间质热疗治疗转移性肿瘤原位复发
LITT for Metastatic In-Field Recurrence

Nanthiya Sujijantarat　Shabbar F. Danish　Veronica L. Chiang　著

王梦琦　吴　洋　译

缩略语

BBB	blood-brain barrier	血脑屏障
BSE	brain-specific enolase	脑特异性烯醇化酶
HVLT-R	Hopkins Verbal Learning Test-Revised	霍普金斯口语学习测验修订版
ICH	intracerebral hemorrhage	颅内出血
KPS	Karnofsky Performance Score	卡诺夫斯基表演评分
LAASR	Laser Ablation After Stereotactic Radiosurgery study [5]	立体定向放射外科术后激光消融的研究 [5]
LITT	laser interstitial thermal therapy	激光间质热疗
MMSE	Mini-Mental State Examination	简易智力状态检查量表
MRI	magnetic resonance imaging	磁共振成像
N/A	not available	不详
PFS	progression-free survival	无进展生存期
POD	progression of disease	疾病进展
QOL	quality of life	生活质量
RN	radiation necrosis	放射性坏死
SF-36	Short-Form Health Survey	健康调查简表
SRS	stereotactic radiosurgery	立体定向放射放疗
TR	tumor regrowth	肿瘤再生长
WBRT	whole brain radiation therapy	全脑放射治疗

随着系统疗法的进步，癌症患者的生存期得以延长，与此同时也使得对这类患者的管理变得越来越复杂。脑转移瘤通常是癌症患者的晚期并发症，也是最常见的脑肿瘤，其存在会显著影响患者的总体生存期和生活质量（quality of life，QOL）。近几十年来，脑转移瘤的治疗经历了多次转变。最重要的是，立体定向放射外科（stereotactic radiosurgery，SRS）已经发展成为许多患者的一线治疗方法。

据报道，在 SRS 后生存率超过 1 年的患者中，肿瘤复发或放射性坏死的累计发生率高达 9.2%～14%[1]。虽然这些病种有不同的病理生理机制，但当出现症状时，患者表现出与肿瘤占位效应及水肿相关的类似症状，在 MRI 中显示为进行性增强，有时会导致局灶性神经功能障碍和癫痫等症状。

放射性坏死通常是 SRS 后肿瘤周围脑组织晚期不可逆脑损伤的结果。其发生的危险因素包括较大的病灶体积、较高的放射剂量和 SRS 前后所进行的辅助化疗[1, 2]。放射性坏死的病理生理学存在多种假说，包括内皮细胞损伤导致毛细血管功能障碍，神经胶质细胞损伤导致脱髓鞘和坏死[2, 3]。放射性坏死可在 SRS 治疗后数月至数年内发生，随着免疫疗法使用的增加，其发病率一直在上升。鉴于并不是所有的放射性坏死都会出现症状，所以放射性坏死的最初治疗通常是保守治疗。如果患者出现神经症状，则使用皮质类固醇激素进行治疗。如果病灶再生长或症状进展，尤其是在激素治疗无效的情况下，可选择手术切除以缓解放射性坏死引起的占位效应。

相比之下，复发性肿瘤具有更明确的病理生理学机制，其发生通常是由不完全切除或放疗、耐药肿瘤细胞的再生或转移细胞侵袭先前治疗的部位所致。肿瘤复发的发生率与原发肿瘤的类型、初始靶点的大小和照射剂量有关。复发转移瘤可以通过手术切除，以及 SRS、全脑放射治疗（whole brain radiation therapy，WBRT）或两者结合的形式进行额外放射治疗。

事实上，仅凭影像或临床表现往往很难区分放射性坏死和肿瘤复发[4]。当疾病进展的同时产生明显症状时，放射性坏死和肿瘤复发的患者管理往往相同。出于这些原因，一些作者建议使用术语"转移性肿瘤原位复发"来统指，而避免区分放射性坏死与肿瘤复发。开颅手术切除转移性肿瘤原位复发可获得良好的局部控制，但可能导致恢复时间延长、神经功能障碍恶化、感染，以及包括抑郁在内的重大精神症状[5]。激光间质热疗（laser interstitial thermal therapy，LITT）已成为治疗转移性肿瘤原位复发的一种微创治疗方法，尤其是在难以进行手术切除的肿瘤中。本章将讨论 LITT 作为转移性肿瘤原位复发治疗的现有证据，包括患者选择、治疗结局、影像改变及其在破坏血脑屏障（blood-brain barrier，BBB）中的作用。

一、患者选择

立体定向激光治疗脑肿瘤早在 1966 年就有所报道[6]。如前几章所讨论的，MRI 在立体定向引导和温度监测方面的应用促进了 LITT 的发展。在早期研究中，使用 LITT 治疗转移性肿瘤原位复发的适应证尚不清楚。所描述的病例主要是使用热疗来治疗其他方式治疗无效、直径 2～3cm 或更小的肿瘤，而 LITT 通常运用于预期生存良好的患者[7, 8]。随后，筛选标准不断发展，突出了 LITT 的一些优势，这将在以下章节中讨论。在最新的立体定向放射外科后激光消融（laser ablation after stereotactic radiosurgery，LAASR）多中心研究中，符合 LITT 治疗的患者筛选条件包括已知的原发肿瘤转移、在计划做 LITT 之前接受过 SRS 治疗的患者、KPS≥60 分、年龄≥18 岁、符合外科手术条件[5]。在 Rao 等的另一项研究中，使用了更严格的 KPS＞70 分作为分界点[9]。研究结果表明，LITT 适用于肿瘤体积为 0.4～38.9cm³ 的病灶[5, 9-12]。

除了患者的年龄和功能状态外，LITT 的其他适应证还包括放射治疗后肿瘤复发的脑转移瘤患者（有病理活检诊断），或者是存在无法用类固醇激素控制的与肿瘤复发相关症状的患者[1]。Patel 等提出，在符合以下任何标准的进展性病变中应考虑 LITT：①需要长期服用低剂量类固醇激素的患者；②病变已增长至少 1cm，在三个线性维度中，有两个维度增长 50%，并在连续两次扫描中均增长[13]。作者的结论是，术前需要较高类固醇激素剂量的患者不太可能从 LITT 中受益，这种情况下，应考虑开颅手术，尽快缓解占位效应。这里考虑到 LITT 治疗可能会增加急性期的水肿和占位效应，LITT 后的自然水肿过程有时需要数周甚至数月才能消退[14]。

　　一般来说，SRS 后放射性复发的治疗决策遵循这样的原则，即肿瘤复发通常需要立即治疗，而放射性坏死只有在逐渐出现症状时才需要进行随访和治疗。然而，随着免疫疗法的普及，以及需要迅速停用类固醇药物以重启癌症治疗，上述的最后一个治疗原则正在调整。试图解决潜在的病理生理学机制是具有挑战性的一项研究，肿瘤增长可能会呈指数级，患者可能会错过治疗的窗口期[4, 15]。然而，当 LITT 被提议作为一种治疗方式时，是否应在 LITT 之前进行活检诊断尚未达成共识。LITT 已被证明对两种情况都有效，因此无须对两者进行严格区分。活检的问题在于有可能引起术区出血，从而导致 LITT 成像，特别是与 Visualase 系统（Medtronic）相关的成像更难解释，继而影响治疗[13]。此外，在 SRS 治疗的靶区内，可能同时存在放射性坏死和肿瘤，可能导致取样偏差，从而使活检的价值受到争议。然而，从癌症管理的角度来看，了解 SRS 是否确实控制肿瘤生长至关重要。许多患者存在经 SRS 治疗的多发脑转移灶，活检标本中肿瘤的存在与否很可能反映了下一个再生病灶的病理。根据一些作者的经验，任何肿瘤的存在，无论是否存在放射性坏死，都应该被视为肿瘤复发[16]。在靶向治疗和免疫治疗的时代，活检不仅可以明确诊断，还可以确定肿瘤在大脑中的基因图谱是否与再生肿瘤的外周基因图谱相同，从而帮助确定正在使用的系统疗法是否对患者有效。

　　LAASR 的研究表明，放射性坏死患者单独进行 LITT 后的生存率和肿瘤控制结果均明显优于肿瘤再生的患者[5]。根据对 21 例完成 LITT 消融患者的进一步分析表明，对于放射性坏死的患者，LITT 完全消融和次全消融后病灶消退率均为 100%。相比之下，肿瘤患者中，75% 的病灶在完全消融后缩小，25% 的病灶在部分消融后缩小，63% 的病灶在次全消融后进展。这不仅意味着放射性坏死患者总体预后较好，从而能继续进行积极的治疗，而且意味着对于肿瘤进展的患者，其治疗目的及是否需要在 LITT 后进行辅助放射治疗的选择可能有所不同。此外，从技术角度来看，完全消融对于复发肿瘤是必要的，而对于放射性坏死，次全消融也能取得很好的局部病变控制，因此针对不同情况需要采取不同治疗决策。该研究建议，在条件许可的情况下可以在 LITT 时进行组织活检，因为它可以指导后续的治疗决策。在 SRS 后病灶再生的情况下进行活检需要结合 LITT 的技术能力，全面考虑患者的整体情况。

二、技术要点

　　与胶质瘤一样，转移性肿瘤原位复发的部位各异，患者先前的治疗方式也不尽相同。因此，需要术前计划以确保成功定位到靶点，同时实现病变的完全覆盖。鉴于目前的软件包缺乏术前预计划功能，手术前需考虑手术目的和手术方法的局限性。一般来说，需要确定的最重要的因素之一是穿刺路径。术前应评估增强或平扫头部 MRI。对于复杂的路径和靶点位置，首选全身麻醉。患者在手术前进行 MRI 检查，然后将其导入到立体定向导航系统。考虑到传热区的最大直径通常尺寸为 2～3cm，沿病灶的长轴放置光纤通常可以获得最佳的 LITT 覆盖范围。许多路径规划系统允许在计划路径周围创建直径圆，这使术者能够直观地看到计划路径的哪些病灶可被消融覆盖，哪些正常脑组织可能面临热损伤的风险。图 5-1 展示了乳腺癌脑转移患者枕叶复发肿瘤的典型路径（NeuroBlate System; Monteris Medical）。

　　然而，图 5-2 显示根据手术目的的不同，手术计划可能会有所不同。本病例显示 1 例转移性黑色素瘤患者，该患者首先接受 SRS 对右侧基底节病变进行放射治疗，随后接受伊匹单抗和纳武单抗免疫治疗。不幸的是，在 SRS 后 3 个月内，转移灶（强化区域的内侧部分）非但没有缩小，反

而向外侧扩大。相反，免疫治疗的全身反应很好。

由于位置深在，LITT 被认为是合理的选择，但也需要活检来了解颅内病变和全身疾病对免疫治疗的反应差异。该病例也使用的是 NeuroBlate 系统。考虑到内侧病变和外侧病变之间的影像学差异，拟定的穿刺路径满足同时对两个区域分别进行活检的要求（图 5-2A），而非常规以为的沿着病灶长轴进行活检（图 5-2B）。这种情况是可以实现的，因为目标在 AP 方向上的最长长度仍然 <3cm。此外，考虑到该靶点与内囊相邻，将内囊置于光纤末端（图 5-2A）而非光纤侧旁（图 5-2B）更为安全。热量主要从 NeuroBlate 光纤尖端的侧面发出，向前扩散极为有限，因此不太可能前向扩散失控。一共取了 3 个标本进行病理检查，结果显示外侧部分为放射性坏死，而内侧部分为残余肿瘤。LITT 治疗后约 1 个月的随访显示，病灶周围的水肿和占位效应有所改善。

规划路径的另一个主要考虑因素为是否有开颅手术的病史。开颅术后硬脑膜通常会出现瘢痕

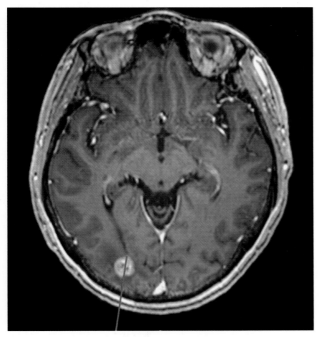

▲ 图 5-1　枕叶复发肿瘤的典型规划路径

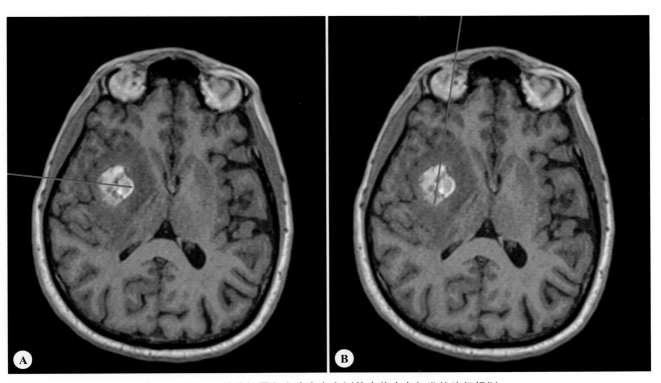

▲ 图 5-2　转移性黑色素瘤患者右侧基底节病变复发的路径规划
A. 拟定穿刺路径允许同时对内侧和外侧病变分别进行活检；B. 而非常规以为的沿着病灶长轴进行穿刺

增生和（或）人工硬脑膜，这会增加套管置入的出血风险或导致套管偏移。因此，路径选择应尽量避开原来的手术区域。图 5-3 显示可用于有开颅手术病史的患者的路径。

最后，特殊的病变形态和位置，以及需要治疗多个病灶，在很大程度上是转移性肿瘤患者独有的挑战。图 5-4 举例展示采用 LITT 治疗双侧枕叶复发性肿瘤的路径规划（图 5-4A）或横跨中线的单一穿刺路径（图 5-4B）。

多数患者术中使用地塞米松 10mg 和 Levaciteram 1g。通过该系统确定手术切口，然后使用螺旋钻进行钻孔，随后将光纤导管螺栓固定在颅骨上。如果有需要，可在此时进行活检。活检后，置入光纤，并在 LITT 开始前复查 MRI 以确定其位置。

从技术角度来看，病例综合癌症中心使用 NeuroBlate 系统对胶质瘤进行治疗的早期报道表明，可能存在沿光纤近端肿瘤种植的风险，并建议从最浅层开始加热，向深部推进[17]。然而，自首次报道以来，并没有相关病例的更多报道，这种做法在我们的临床实践中也没有实施过。

术后立即在神经重症监护室对 LITT 患者进行监测。术后进行头颅 CT 平扫，以排除围术期并发症。大多数患者术后类固醇药物需减量，根据术前对类固醇药物的依赖程度，持续使用 5 天到 2 周不等。术后 2 周对患者进行 MRI 检查和伤口检查。通常在 1.5 个月、3 个月和 6 个月复查 MRI。

三、并发症与术后管理

由于定义的差异，LITT 对于转移性肿瘤原位复发的不良反应不尽相同。在 LAASR 的研究中，不良反应被定义为任何不希望发生的医疗事件，无论它与设备本身的使用是否相关[5]。最常见的不良反应是头痛、恶心、呕吐、肺炎、尿路感染和系统性癌症进展的并发症。当只考虑与 LITT 相关的神经系统并发症时，12% 的患者出现包括虚弱、瘫痪和忽视在内的不良反应。80% 的患者在运动、感觉或语言区域附近进行了 LITT。无症状性脑出血（intracerebral hemorrhage，ICH）发生率为 2%，癫痫发生率为 17%。在此项研究中，肿瘤复发组和放射性坏死组的总体并发症发生率没有差异。

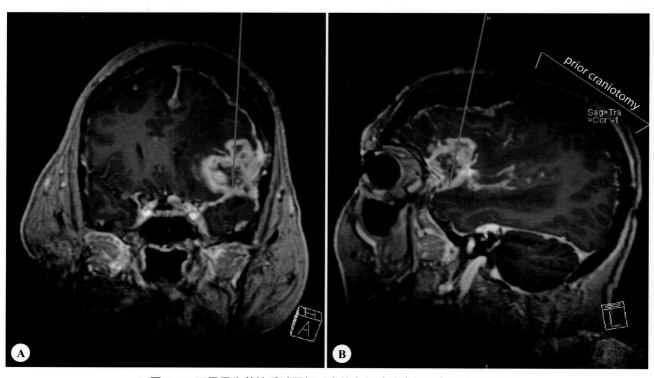

▲ 图 5-3　可用于先前接受过开颅手术的左额叶肿瘤复发患者的路径示例

总体而言，在已发表的研究中，ICH 发生率为 2%～13%[5, 9, 11]。Chaunzwa 等研究了 30 例患者，报道的 ICH 发生率为 13%，均发生在 LITT 治疗的部位而非脑组织活检部位，但很少会导致症状恶化。Rao 等报道的 15 例患者中有 1 例（7%）出现无症状 ICH。Ali 等的报道中，23 例左侧丘脑转移瘤患者中有 1 例在 LITT 后发生脑积水，需要临时脑室引流治疗，1 例出现恶性脑水肿，需要紧急进行开颅减压术[10]。并发症见表 5-1。

由此可以得出结论，尽管与开颅手术相比，头皮和骨骼接触靶点的侵入性较小，但与 LITT 相关的风险同样取决于包括病变位置、消融前水肿和消融前靶点的大小在内的多个因素。因此，术后 LITT 患者需要在神经重症监护室中进行观察。

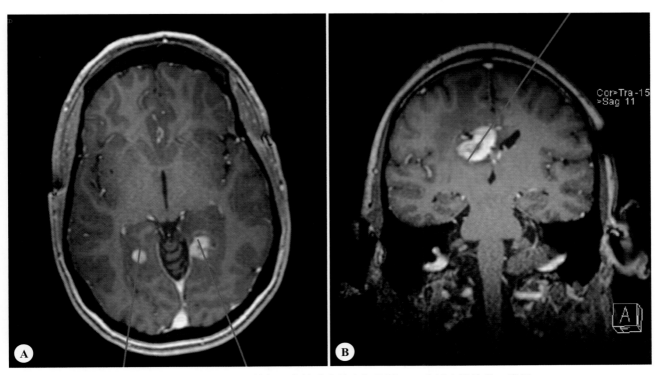

▲ 图 5-4　A. 用于双侧枕部再生性肿瘤的路径示例；B. 穿过中线的单一路径

表 5-1　已发表的与 LITT 相关的转移性原位复发并发症发生率						
研　究	病例数量	ICH	头　痛	虚弱和轻瘫	需要干预的脑积水	需要开颅手术的恶性水肿
Rao, 2014[9]	15	6.7%	N/A	6.7%	0%	0%
Ali, 2016[10]	23（26 毁损）	0%	N/A	13%	4%	4%
Smith, 2016[12]	7	0%	N/A	14%	0%	0%
Patel, 2016[17]	37	3%	N/A	19%	0%	0%
Hernandez, 2018[4]	59	0%	N/A	15%	0%	0%
Chaunzwa, 2018[11]	30	13%	N/A	8%（2/25）	0%	0%
Ahluwalia, 2018[5]	42	2.4%	2.4%	9.6%	0%	0%

ICH. 脑出血；N/A. 不详

然而，与标准开颅手术相比，LITT 的手术过程较为简单，麻醉后恢复的时间相对较短。LITT 的中位住院时间为 1～2 天 [4, 5, 9, 11]。有关术后类固醇药物治疗的讨论，请参阅本章后面部分。

四、LITT 术后影像学改变

LITT 后的影像学改变不尽相同，但通常遵循体积先增大后稳定并逐渐减小的趋势。在 Carpentier 等发表的最初系列文章中，热消融区显示术后坏死区域扩大，随后体积缩小 [7]。有趣的是，作者注意到术后 FLAIR 体积并没有增加。这些结果与后续的大宗病例研究结果类似。Rao 等报道称，在大多数靶点治疗中（14 个靶点中有 12 个），术后即刻体积平均增加到术前体积的 2.78 倍 [9]。此后，一些治疗区域继续扩大直到术后 2～4 周，然后逐渐缩小。大多数治疗区域在 16 周后恢复到手术前的大小。Chaunzwa 等研究发现，在 6 周时，增强扫描的平均体积增加了 34%，但这与 FLAIR 体积减小的中位数 36% 相关 [11]。在 3 个月时，增强后的体积基本恢复到术前基线，但 FLAIR 体积继续减少到基线体积的 74%。在 6 个月时，与术前相比，增强后的病灶体积大小有所下降，总体中位数减少了 34%，FLAIR 减少的中位数是 77%。Beechar 等报道了类似的情况，对比后 3 个月的中位数上升，在 LITT 后 6～9 个月下降 [18]。同样，与治疗前相比，6 个月时的 FLAIR 体积显著减少。图 5-5 举例展示了 LITT 后影像变化。

与这些研究相比，Smith 等报道的病灶体积也有类似的变化，但所需时间更长 [12]。最值得注意的是，大多数患者在 6 个月的随访中一直观察到病灶体积的增加，而大多数患者在 12 个月时才开始观察到病灶体积的减少。这里的一种解释可能是，这项研究包括了放射外科治疗失败的原发和继发性脑肿瘤患者，而非仅有转移性局灶复发的患者。FLAIR 信号分辨率的程度和时间也没有进行很好的研究，并且没有根据病灶大小进行很好的分级。然而，在 LAASR 研究 [5] 中没有发现与这些因素显著的相关性，Beechar 等发现较小的术

前体积比较大的体积对放射治疗反应更好 [18]。作者推测，这可能是因为在肿瘤体积较大的患者中，手术切除后存在肿瘤残留。

总体而言，这些结果提示我们不要将 LITT 失败仅归咎于病灶坏死体积的增加。正如这些研究表明的那样，在早期随访影像学变化可能会误以为治疗失败。病灶体积和 FLAIR 体积随时间的变化趋势可以更准确地反映治疗效果。

五、LITT 治疗转移性肿瘤原位复发的预后

（一）肿瘤控制与整体生存

2008 年，Carpentier 等阐述了他们使用实时 MRI 引导的 LITT 治疗转移性肿瘤原位复发的初步经验 [7]。他们纳入了 4 例先前接受过化疗或放射治疗（SRS 或 WBRT）而不适合进行开颅手术的患者。在使用初代 Visualase 系统治疗后，消融区域未出现肿瘤复发。在局部治疗的患者中，消融灶周围存在肿瘤复发，总体肿瘤控制率在 LITT 后 90 天约为 50%。2013 年，Torres-Reveron 等报道了 6 例伽马刀治疗后出现转移性肿瘤原位复发并接受 LITT 的患者 [8]。这也是首次报道转移性肿瘤原位复发在 LITT 同时进行病理活检，病理结果为放射性坏死。1 例患者死于肿瘤全身性进展，其余 80% 的患者在 3 个月后肿瘤生长得到控制。Rao 等的研究中在中位随访时间 6 个月时，肿瘤控制率为 75.8% [9]；然而，并没有提供相关病理资料。

2016 年，Ali 等报道了 LITT 治疗 26 例脑转移瘤患者的结果，经过 4.7 个月（2.1～26.5 个月）的中位随访时间后，肿瘤控制率为 65% [10]。有趣的是，在后来发现有疾病进展的患者中，消融率<80%。对于消融率<80% 的患者在 LITT 术后接受 SRS 辅助治疗，控制率为 100%，提示 SRS 低分割可能会增强 LITT 的疗效。本病例报道也没有提供病理学方面的资料。同年，Smith 等报道了 25 例经活检证实的放射性坏死患者的单中心长期研究结果 [12]。7 例以转移瘤为主要靶点。在这些患

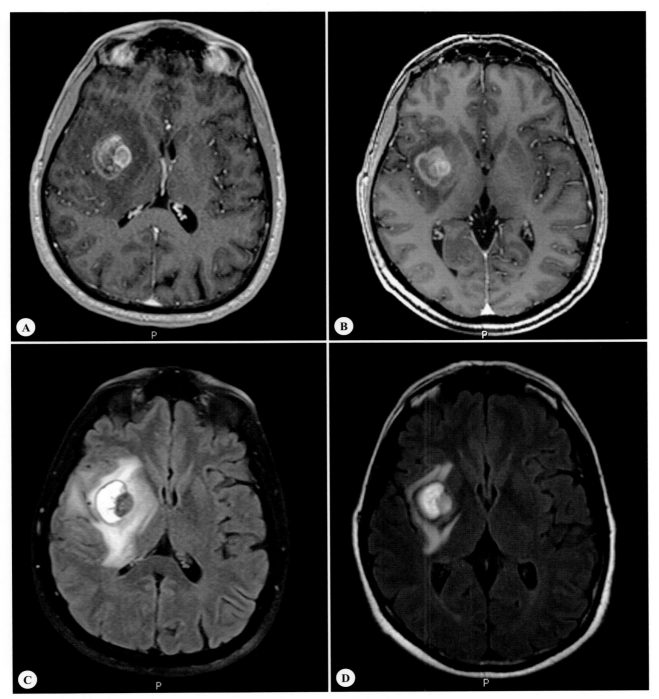

▲ 图 5-5 转移性黑色素瘤患者的增强 T_1WI

A 和 B. 在手术前和术后 2 周的增强的病灶信号大小没有显著变化；C 和 D. 术前和术后的 FLAIR 体积显著减少

者中，LITT 术后的平均生存期为 19.2 个月，无进展生存期为 11.4 个月。

在接下来的几年里，更大的多中心病例研究接踵而至。Chaunzwa 等报道 6 个月的总体存活率为 52.3%[11]，80% 的病例有病理报告，其中放射性坏死占 79%，而肿瘤复发的比例为 21%。最近发表的是多中心 LAASR 研究中[5]，所有患者在手术时都接受了活检，结果为放射性坏死和复发肿瘤概率大致相等（分别为 45.2% 和 47.6%）。术后 6.5 个月，无进展生存率为 74%，总体生存率为

72%。放疗坏死组和肿瘤复发组 3 个月无进展生存率分别为 100% 和 54%，6 个月无进展生存率分别为 90.9% 和 62%。值得注意的是，LITT 后疾病进展的患者术前基线 KPS 评分低于无进展的患者（70 分 vs. 90 分）。相关研究结果见表 5-2。

由于多种原因，这些病例之间的肿瘤控制率和存活率可能存在差异。正如 Carpentier 等所报道的，在早期的病例中，某些情况下出于安全原因而选择次全消融[19]。Smith 等报道的 14.3% 的肿瘤控制率与其他研究的肿瘤控制率有显著差异，其他病例的肿瘤控制率为 65%~92.9%[5, 8-11]。值得一提的是，Smith 的病例中位随访时间比大多数其他病例长（12.1 个月 vs. 3~6 个月），他们报道的无进展生存期为 11.4 个月。正如前文所讨论的，LITT 治疗后病灶体积往往在减小之前出现增加。因此，人们可能会争辩说，在较早的时间点随访肿瘤体积可能会高估 LITT 失败率，而在多个时间节点观察肿瘤体积变化趋势能够更好反映肿瘤控制情况。不幸的是，LIIT 的治疗失败并没有得到统一的定义。例如，一项研究将肿瘤控制定义为 MRI 和 FLAIR 没有增大，以及症状无复发[11]，而

另一项研究将肿瘤控制定义为消融靶点尺寸减小，或者在手术后 24h 体积与体积相比扩大<25%，并且两次 MRI 没有新的增强变化[9]。然而，在许多研究中，没有提供这方面的定义[8, 12]。

虽然报道的肿瘤控制率可能不同，但 Smith 等报道的 11.4 个月的无进展生存期与 LAASR 在放射性坏死患者组中的数据并不矛盾。这就提出了一个问题，即生存结局是否会受到病理结果的影响。然而，并不是所有研究都有病理报告，而且由于每个机构用的 LITT 程序设置的不同，并不是所有病例都可以进行活检。如前所述，LAASR 数据显示，术后 3 个月和 6 个月放射坏死组的无进展存活率均高于肿瘤复发组。因此，从癌症控制的角度来看，只要不影响进行 LITT 治疗的效果，建议在 LITT 时进行活检，因为 LITT 控制率较低的肿瘤复发组可以通过考虑术后放疗或系统治疗来弥补[5]。

（二）生活质量与神经功能转归

放射性坏死和肿瘤复发都可以表现为类似于占位效应所致的神经功能障碍。在有局灶转移性复

研　究	病例数量	中位随访时间（个月）	局部控制率	无进展生存期	总体存活率	病理学
表 5-2　报道的 LITT 患者局部控制率和转移性野内复发的存活率
Carpentier, 2008[7]	4	3	50%	33.3%	100%	N/A
Torres-Reveron, 2013[8]	6	3	80%	66.7%	83%	100% RN
Rao, 2014[9]	15	6	75.8%	42.9%	57%	N/A
Ali, 2016[10]	23（26 毁损）	4.7	65%	65%	100%	N/A
Smith, 2016[12]	7	12.1	14.3%	14.3%	57.1%	100% RN
Chaunzwa, 2018[11]	30	6	92.9%	N/A	52.3%	16.7% TR / 63.6% RN / 20% 未知
Hernandez, 2018[4]	59	11.2	83.1%	N/A	N/A	N/A
Ahluwalia, 2018[5]	42	6.5	74%	74%	72%	47.6% TR / 45.2% RN / 7.1% 未知

N/A. 不详；RN. 放射性坏死；TR. 肿瘤再生长

发的患者中，据报道，LITT 改善了 27.3%～71.4% 的患者的神经功能症状[5, 8, 9, 11]。这些症状包括运动障碍、言语困难和行动不便等。Chaunzwa 等的研究中，症状缓解的中位时间为 2 周[11]。

总体而言，转移性肿瘤原位复发 LITT 术后的功能结局主要集中体现在稳定的 KPS 上。未经治疗，放射性坏死和肿瘤复发都可以因神经功能障碍导致 KPS 进行性下降。这种下降通常会导致系统治疗停止，使患者向临终关怀过渡，而不考虑病灶的病理结果。目前，可用于比较 LITT 与其他治疗方式的功能结局的数据有限。然而，早期结果表明，多数情况下，成功的 LITT 手术可以维持 KPS，改善生活质量，并不影响患者认知。在几项研究中，中位随访时间为 3～6.5 个月，43.3%～75% 的患者 KPS 维持稳定或得到改善（表 5-3）。与其他治疗方式类似，这些数字可能会受到患者基线 KPS 的影响。例如，在 Chaunzwa 等的研究中，术前 KPS≥70 分的患者（59%）KPS 更有可能维持稳定，而术前 KPS 为 60 分的患者中，所有患者在 LIIT 后全部恶化并死亡[11]。同样，LAASR 研究的基线 KPS 中位数为 85 分，并报道在 LITT 后 6 个月，60% 的患者 KPS 稳定或改善[5]。

根据术前和术后霍普金斯口语学习测验修订版（Hopkins Verbal Learning Test-Revised，HVLT-R）分数和简易智力状态检查量表（Mini-Mental State Examination，MMSE）分数[5]，早期结果显示

LITT 并未对认知造成影响。此外，尽管社会幸福感得分和情绪幸福感得分总体上有所下降[5]，但 Smith 等的研究发现，根据健康调查简表（Short-Form Health Survey，SF-36）[12] 的评估，LITT 在 12 个月后患者总体心理健康和活力显著改善。

实际上，转移性肿瘤原位复发的患者的神经功能结局和心理健康效应可能受到多种因素的影响，而不仅仅与 LITT 相关。这些因素可能包括基线神经功能状态和精神健康，系统性癌症治疗的持续时间、类型和效果，以及肿瘤在其他部位的进展。仍需要更多的研究和更长的随访时间来充分了解 LITT 对患者心理健康、功能状态和生活质量的长期影响。

（三）激素依赖

激素是治疗症状性病灶周围水肿的有效药物，但长期使用往往会产生严重的不良反应，包括体重增加、高血压、难以控制的糖尿病、伤口愈合障碍、胃肠道溃疡、骨质疏松症和感染。此外，激素导致的免疫抑制有可能促进癌症进展[20]。因此，激素依赖是如今使用 LITT 的最有力的适应证之一[11]。大多数研究报道，在 LITT 后，大多数患者能够在 1～2 个月内停用激素[8-11, 21]，其中，66.7% 的患者在 1 个月内可停用激素[21]，100% 在 2 个月内可停用激素[8]。Chaunzwa 等研究了手术前和术后激素使用的详细信息，结果显示 73.3% 的患者能够在 4.5 周（中位时间）内停止使用激素[11]。这项研究记录了 LITT 后的病灶体积和相应

表 5-3　报道的 LITT 患者的神经功能转归结果				
研　究	病例数量	中位随访时间（个月）	神经功能改善率	KPS 稳定或改善率
Carpentier, 2008[7]	4	3	N/A	75%
Torres-Reveron, 2013[8]	6	3	67%	N/A
Rao, 2014[9]	15	6	71.4%	N/A
Chaunzwa, 2018[11]	30	6	48%	43.3%
Ahluwalia, 2018[5]	42	6.5	27.3%	60%

KPS. 卡诺夫斯基表演评分；N/A. 不详

的 FLAIR 体积。结果表明，虽然增强扫描的病灶体积在最初 6 周内可能会增加，但 FLAIR 减小了 36%，并且这种减小趋势一直持续到术后 6 个月。研究发现，随着 FLAIR 体积的减小，停用激素的可能性就越大。在 Hernandez 等的一项研究中，25% 术前使用激素的患者无限期地继续使用激素，而只有大约 13.5% 的患者在 LITT 后必须继续使用激素[4]。作者总结说，LITT 应该在转移性局部复发出现症状之前进行治疗，因为术前使用激素的患者术后容易出现激素依赖，并且术后并发症的风险更高。

有趣的是，在 LAASR 研究中，只有 31% 的患者能够在 3 个月的随访中停止或减少激素治疗[5]。尽管作者没有对这一发现提供解释，但值得一提的是，该研究中 42.9% 的患者在基线时依赖激素，而 Rao 等报道这一比例为 26.7%[9]，Chaunzwa 等报道为 33%[11]。此外，在 LAASR 研究中，LITT 术前的平均体积较大，为 6.4cm³，高于 Rao 等报道的 3.7cm³，这可能解释了能够停止使用激素的患者比例较小的原因。放射坏死组和肿瘤再生组之间停用激素的能力在统计学上没有显著差异[5]。Patel 等提出，术前需要大剂量激素治疗的患者可能不会从 LITT 中获益[13]。术前激素剂量对神经功能预后的影响未被研究。

笔者的经验与 Hernandez 等发表的经验一致。在笔者的经验中，在患者开始依赖激素之前、病灶和周围水肿仍然局限时及早进行 LITT 治疗，有利于在 LITT 后摆脱激素依赖。此外，在 LITT 后 2 周内进行 MRI 检查也有助于判断激素调整时机。在一些患者中，在 LITT 后 2 周，病灶周围水肿显著减轻。据报道，在这些患者中，即使重启免疫治疗，患者似乎能够继续停用激素，而症状不反复，并且影像显示 LITT 病变的最终消退。

六、LITT 作为开颅手术的替代选择

早些年，LITT 最初被建议用于开颅手术会导致严重并发症的深部病变。然而，由于 LITT 是微创手术，现在越来越多地被用于治疗容易接近的目标病灶进行 LITT。在笔者的经验中，当开颅手术和 LITT 都可行时，患者往往更愿意接受 LIIT，即使知道 LITT 失败后可能需要开颅手术进行补救。目前只有一篇单中心的回顾性研究，比较了 LITT 和开颅手术治疗转移性肿瘤原位复发的疗效。研究共纳入 75 例患者：41 例（55%）接受开颅手术，34 例（45%）接受 LITT 治疗。两种手术方式在停用类固醇、开始或恢复术后免疫治疗、无进展生存期（progression-free survival，PFS）或总生存期（overall survival，OS）方面没有显著差异[22]。考虑到这是一项回顾性研究，开颅手术治疗的总体平均体积大于 LITT 治疗（8.1cm³ vs. 4.1cm³）。因此，开颅手术可很大程度缓解术前症状。为了控制两组之间的体积差异，14 例肿瘤直径＞3cm 的患者被排除在外。总体存活率和局部控制率与病变的病理关系更为显著，而非手术类型的比较。与复发肿瘤组相比，放射坏死组报道的 PFS 和 OS 更高。为了验证这些结果，需要对更直接可比的病变进行更大规模的随机前瞻性研究。

七、LITT 治疗后的血脑屏障破坏

除了激光热效应对病变本身的直接影响外，Leuthardt 等的早期结果已经证明了 LITT 在破坏胶质瘤患者的血脑屏障方面具有意外效果[23]。在这项研究中，研究者测量了 LITT 后的药代动力学参数和脑特异性烯醇化酶（brain-specific enolase，BSE）。结果显示，反映毛细血管通透性和肿瘤周围血脑屏障破坏的正向容量转移常数在 LITT 后立即达到峰值，并持续升高 4 周。此外，血清 BSE 在 LITT 后稳步上升，在 2～3 周达到峰值，并持续升高长达 6 周。作者的结论是，LITT 后有一段较长窗口期，在此期间 BBB 破坏是可逆的。对于许多有转移性局灶复发的患者来说，可逆性的血脑屏障破坏可能在提高 LITT 后治疗药物的有效性方面发挥作用。目前有相关研究正在开展以探究在 LITT 有相关研究正在开展以探究在 LITT 治疗转移瘤原位复发时是否有类似现象。

八、结论与未来发展

综上所述,多个回顾和前瞻性研究表明,LITT 为转移性肿瘤原位复发的患者提供了一种安全有效的治疗方式。LITT 的适应证逐渐增多,并突出了 LITT 的一些优势,包括可抵达深部病变、微创、KPS 稳定、摆脱激素依赖,以及良好的认知、神经功能和生存结局。如果在病变较小的情况下对其进行治疗,则在 LITT 后可取得更好的结果,从而实现更彻底的病灶消融。仍需更多随访期限更长的前瞻性研究,将 LITT 与其他治疗方式进行比较,以阐明 LITT 在治疗转移性肿瘤原位复发患者的可选方案中所起的作用。未来的研究需进一步探究激素的使用及其与影像变化的相关性,LITT 后肿瘤和脑微环境的局部变化,以及这些变化与 LITT 后治疗的关系。此外,确保较大体积的病灶完全消融的技术也有待完善。

参 考 文 献

[1] Sneed PK, Mendez J, Vemer-van den Hoek JG, Seymour ZA, Ma L, Molinaro AM, et al. Adverse radiation effect after stereotactic radiosurgery for brain metastases: incidence, time course, and risk factors. J Neurosurg. 2015;123(2):373–86. https://doi. org/10.3171/2014.10.JNS141610.

[2] Miyatake S, Nonoguchi N, Furuse M, Yoritsune E, Miyata T, Kawabata S, et al. Pathophysiology, diagnosis, and treatment of radiation necrosis in the brain. Neurol Med Chir (Tokyo). 2015;55(Suppl 1):50–9.

[3] Furuse M, Nonoguchi N, Kawabata S, Miyatake S, Kuroiwa T. Delayed brain radiation necrosis: pathological review and new molecular targets for treatment. Med Mol Morphol. 2015;48(4):183–90.

[4] Hernandez RN, Carminucci A, Patel P, Hargreaves EL, Danish SF. Magnetic resonance-guided laser-induced thermal therapy for the treatment of progressive enhancing inflammatory reactions following Stereotactic radiosurgery, or PEIRs, for metastatic brain disease. Neurosurgery. 2019;85(1):84–90. https://doi.org/10.1093/neuros/nyy220.

[5] Ahluwalia M, Barnett GH, Deng D, Tatter SB, Laxton AW, Mohammadi AM, et al. Laser ablation after stereotactic radiosurgery: a multicenter prospective study in patients with metastatic brain tumors and radiation necrosis. J Neurosurg. 2018;130(3):804–11. https://doi.org/10.3171/2017.11.JNS171273.

[6] Rosomoff HL, Carroll F. Reaction of neoplasm and brain to laser. Arch Neurol. 1966;14(2):143–8.

[7] Carpentier A, McNichols RJ, Stafford RJ, Itzcovitz J, Guichard JP, Reizine D, et al. Real-time magnetic resonance-guided laser thermal therapy for focal metastatic brain tumors. Neurosurgery. 2008;63(1 Suppl 1):ONS21–9. https://doi.org/10.1227/01. neu.0000335007.07381.df.

[8] Torres-Reveron J, Tomasiewicz HC, Shetty A, Amankulor NM, Chiang VL. Stereotactic laser induced thermotherapy (LITT): a novel treatment for brain lesions regrowing after radiosurgery. J Neuro-Oncol. 2013;113(3):495–503. https://doi. org/10.1007/s11060–013–1142–2.

[9] Rao MS, Hargreaves EL, Khan AJ, Haffty BG, Danish SF. Magnetic resonance-guided laser ablation improves local control for postradiosurgery recurrence and/or radiation necrosis. Neurosurgery. 2014;74(6):658–67. https://doi.org/10.1227/ NEU.0000000000000332.

[10] Ali MA, Carroll KT, Rennert RC, Hamelin T, Chang L, Lemkuil BP, et al. Stereotactic laser ablation as treatment for brain metastases that recur after stereotactic radiosurgery: a multiinstitutional experience. Neurosurg Focus. 2016;41(4):E11.

[11] Chaunzwa TL, Deng D, Leuthardt EC, Tatter SB, Mohammadi AM, Barnett GH, et al. Laser thermal ablation for metastases failing radiosurgery: a multicentered retrospective study. Neurosurgery. 2018;82(1):56–63. https://doi.org/10.1093/neuros/ nyx142.

[12] Smith CJ, Myers CS, Chapple KM, Smith KA. Long-term follow-up of 25 cases of biopsy-proven radiation necrosis or post-radiation treatment effect treated with magnetic resonance-guided laser interstitial thermal therapy. Neurosurgery. 2016;79(Suppl 1):S59–72.

[13] Patel PD, Patel NV, Davidson C, Danish SF. The role of MRIgLITT in overcoming the challenges in managing infield recurrence after radiation for brain metastasis. Neurosurgery. 2016;79(Suppl 1):S40–58.

[14] Patel NV, Jethwa PR, Barrese JC, Hargreaves EL, Danish SF. Volumetric trends associated with MRI-guided laser-induced thermal therapy (LITT) for intracranial tumors. Lasers Surg Med. 2013;45(6):362–9. https://doi. org/10.1002/lsm.22151.

[15] Patel PD, Hargreaves EL, Danish AF, Weiner J, Danish SF. Volumetric trends of progressive in-field recurrences after stereotactic radiosurgery of metastatic intracranial tumors. J Radiosurg SBRT. 2018;5(4):293–304.

[16] Nath SK, Sheridan AD, Rauch PJ, Yu JB, Minja FJ, Vortmeyer AO, et al. Significance of histology in determining management of lesions regrowing after radiosurgery. J Neuro-Oncol. 2014;117(2):303–10. https://doi.org/10.1007/s11060–014–1389–2.

[17] Patel P, Patel NV, Danish SF. Intracranial MR-guided laser-induced thermal therapy: single-center experience with the Visualase thermal therapy system. J Neurosurg. 2016;125(4):853–60.

[18] Beechar VB, Prabhu SS, Bastos D, Weinberg JS, Stafford RJ, Fuentes D, et al. Volumetric response of progressing post-SRS lesions treated with laser interstitial thermal therapy. J Neuro-Oncol. 2018;137(1):57–65. https://doi.org/10.1007/ s11060–017–2694–3.

[19] Carpentier A, McNichols RJ, Stafford RJ, Guichard JP, Reizine D, Delaloge S, et al. Laser thermal therapy: real-time MRI-guided and computer-controlled procedures for metastatic brain tumors. Lasers Surg Med. 2011;43(10):943–50. https://doi.org/10.1002/ lsm.21138.

[20] Stewart T, Tsai SC, Grayson H, Henderson R, Opelz G. Incidence of de-novo breast cancer in women chronically immunosuppressed after organ transplantation. Lancet. 1995;346(8978):796–8.

[21] Rammo R, Asmaro K, Schultz L, Scarpace L, Siddiqui S, Walbert T. The safety of magnetic resonance imaging-guided laser interstitial thermal therapy for cerebral radiation necrosis. J Neuro-Oncol. 2018;138(3):609–17. https://doi.org/10.1007/ s11060–018–2828–2.

[22] Hong CS, Deng D, Vera A, Chiang VL. Laser-interstitial thermal therapy compared to craniotomy for treatment of radiation necrosis or recurrent tumor in brain metastases failing radiosurgery. J Neuro-Oncol. 2019;142(2):309–17. https://doi.org/10.1007/ s11060–019–03097–z.

[23] Leuthardt EC, Duan C, Kim MJ, Campian JL, Kim AH, Miller-Thomas MM, et al. Hyperthermic laser ablation of recurrent glioblastoma leads to temporary disruption of the peritumoral blood brain barrier. PLoS One. 2016;11(2):e0148613. https://doi. org/10.1371/journal. pone.0148613.

第6章 激光间质热疗治疗高级别胶质瘤
LITT Treatment of High-Grade Gliomas

Daria Krivosheya　Gene H. Barnett　Alireza M. Mohammadi　著

史毅丰　肖玲珑　译

胶质母细胞瘤（glioblastoma，GBM）是最常见的原发恶性脑肿瘤，占所有新诊断的原发脑肿瘤的14%，与所有恶性胶质瘤一起约占脑肿瘤的25%[1]。尽管已经有许多研究人员在GBM治疗方面做了大量努力，但即使接受放射治疗联合替莫唑胺的标准治疗方案，患者的中位存活期仍然很低，仅为16个月[2, 3]。尽管在肿瘤治疗[4]和疫苗研发[5]等领域出现了新的干预措施，但对生存期的改善微乎其微。

治疗GBM的挑战源于肿瘤的固有性质。肿瘤细胞起源于神经胶质细胞，有时沿着白质纤维走行方向迁移，导致卫星灶的形成[6]。与此相关的是手术切除GBM的局限性，因为无论所有可见的肿瘤部分是否被完全切除，剩余的浸润性肿瘤细胞都会导致复发。虽然目前存在这一局限性，但是许多研究已经证明，在事后均接受放疗和化疗作为辅助治疗的情况下，接受积极手术切除的患者比仅为了诊断而进行活检的患者具有生存优势[2, 7, 8]。此外，两个大型回顾系列研究对肿瘤残留量与患者存活率进行关联分析表明，肿瘤切除范围越大患者生存率越高，在肿瘤切除78%和89%时变得显著，在肿瘤切除大于98%和95%时获益最大[9, 10]。一系列探究术中辅助用药［如5-氨基酮戊酸（5-ALA）］和术中MRI（intraoperative MRI，iMRI）的研究也提示，最大限度地切除GBM可以提高生存率[11, 12]。最近的一项研究进一步强调了肿瘤的浸润性特征，研究表明，切除了肿瘤在MRI上被对比剂增强的瘤体部分以外，再进一步切除其周围T_2高信号50%以上的范围，患者的生存期得到了进一步的延长[13]。因此，目前的研究重点是最大限度地扩大GBM患者的肿瘤切除范围。

然而，与GBM切除相关的挑战很多，其中之一就与肿瘤的位置有关。许多胶质瘤毗邻或累及具有重要功能的皮质或皮质下区域，因此在不导致新的神经功能缺损的情况下无法进行肿瘤全切。这一点限制了此类患者可以达到的最大切除程度，因为术后新的神经缺陷会显著缩短患者的生存时间，而这是应该避免发生的[14]。此外，有些肿瘤位于手术难以抵达的皮质下深层结构，传统上只适合进行活检，要想在不导致神经功能缺损的情况下切除这类肿瘤是不可能的。另外，由于许多胶质瘤患者年老体弱，可能无法耐受开颅手术，或者可能出现切口愈合方面的问题，如切口感染和裂开等，尤其是对于后续需要进行化疗和放射治疗的患者。

为了帮助这类患者寻找最大限度实现肿瘤细胞减灭的新方法，人们不断尝试探索其他新的治疗方法。其中，LITT作为一种微创技术备受关注。它的优点是能够在最小的皮质损伤下到达位置深且难以触及的靶点，并通过一个小的头皮切口，从而最大限度地减少手术创伤，避免伤口愈合相关的并发症。此外，与电离辐射不同，LITT尚未被报道存在毒性累积效应，因此可以在复发肿瘤患者中重复使用。LITT技术的这些优势激发了人们对于探索将其应用于治疗高级别胶质瘤的极大热情，以实现患者生存期的最大化。本章回顾了迄今为止关于 LITT 在治疗高级别胶质瘤中使用情况的相关文献。临床病例插图见图 6-1。

一、LITT 的细胞减灭效应

Jethwa 等在 2012 年报道了使用 LITT 的一些早期经验，其中 20 个肿瘤患者（6 个胶质母细胞瘤和 1 个间变性星形细胞瘤）接受了 Visualase 系统（Medtronic）的治疗[15]。他们报道了肿瘤的良好消融情况，并且在胶质瘤患者队列中只有 1 例出现了并发症，患者术后出现顽固性水肿，需要进行去骨瓣减压术。LITT 的适应证包括术后及辅助治疗后肿瘤复发，开颅手术条件较差，或者深部肿瘤无法接受开放手术的患者，其研究中的术后平均住院天数仅为 1 天。总而言之，对于恶性胶质瘤患者，LITT 是一种可行的挽救性技术，它以微创的方式对肿瘤组织进行破坏，并且并发症的发生率较低。

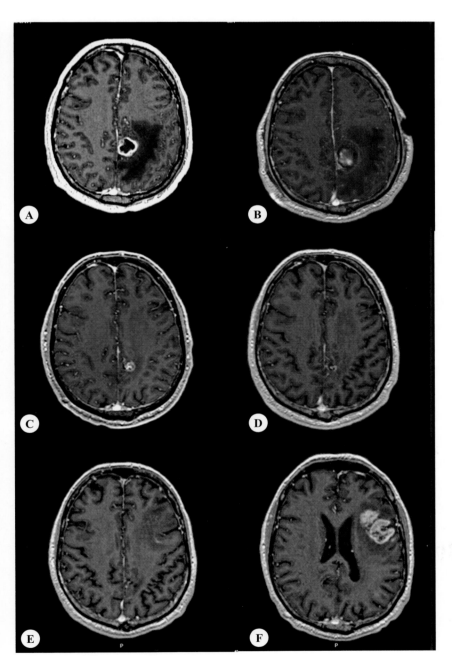

◀ 图 6-1　临床病例插图

1 例 41 岁的男性患者被诊断为左额叶胶质母细胞瘤（A）；在接受活检和激光间质热疗后病变被完全消融，进行序贯放疗和替莫唑胺治疗（B）；患者在术后 1 年（C）和 2 年（D）的随访提示病灶缩小；E. 患者在发现原发病灶后的 7 年里情况保持稳定；F. 然而，在远离左侧额叶外侧的原发灶以外发现了一个新的 GBM 病灶（经活检证实）

为了更好地定义最高有效治疗剂量，Sloan 等对 10 例复发的高级别胶质瘤患者进行了前瞻性多中心 I 期研究[16]。使用 NeuroBlate 系统（Monteris Medical），可以使用热损伤阈值（thermal damage threshold，TDT）线来监测热损伤的程度，其研究了三种热阈值：使用相当于 43℃的温度对组织分别处理 2min、10min 和 60min，分别定义为黄色、蓝色和白色的 TDT 线。这是一项剂量递增研究，前三名患者的肿瘤被治疗到黄色 TDT 线，并观察其毒性迹象。鉴于在接下来的 14 天内没有观察到毒性，下一组患者随后接受更高剂量的治疗。患者被随访至 6 个月或直至死亡。在这项研究中，治疗的肿瘤平均大小为 6.8cm^3，平均 78% 的肿瘤体积被治疗的 TDT 线所包围。2 例患者术后出现了一过性神经功能障碍，2 例患者术后出现神经功能恶化，他们均为最大剂量治疗组（43℃，60min）。与通常报道 90～150 天生存期的历史研究相比较，此研究中的中位总生存期显著提高（316 天）[17]。此外，6 个月的无进展生存期超过了 30%，是历史报道平均值（15%）的 2 倍。综上所述，此研究确定了蓝色 TDT 线是在避免并发症同时实现肿瘤消融的最佳治疗水平。此外，研究还表明 LITT 的耐受性良好，可以成为一种有效的治疗方式，有效延长患者的 PFS 和 OS。

Mohammadi 等进行了一项多中心的回顾性研究，研究了 LITT 对肿瘤控制的影响[18]。他们纳入了在 4 个机构接受治疗的 34 例高级别胶质瘤患者。19 例患者接受 LITT 作为首选治疗，并且其中 16 例患者为肿瘤复发。所有患者都是因为存在位于手术困难部位的肿瘤而无法通过开放手术切除治疗。这项研究的平均随访时间为 7.2 个月，在最近一次随访中，71% 的肿瘤进展，35% 的患者死亡。研究中的中位 PFS 为 5.1 个月，虽然研究中未达到中位 OS，但在 1 年时的预测 OS 为 68%。为了检验细胞减灭的作用，对患者的预后与肿瘤的 TDT 线覆盖范围的关系进行了研究。在黄线未覆盖＜0.05cm^3 的肿瘤体积、黄线和蓝线之间的体积＜1.5cm^3 的患者中，可以看到 9.7 个月的良好 PFS（其余病例为 4.6 个月）。较小的肿瘤大小也与良好的结果呈正相关，因为更容易确保较小的靶点完全覆盖。此外，这项研究观察了治疗后肿瘤复发的模式，显示在大多数病例（12 例）中，肿瘤在治疗区域的边缘复发，其中 5 例在治疗区域内复发，5 例在治疗区域 2cm 以内复发，只有 1 例患者有远处复发灶。因此，这项研究表明了最大限度地扩大肿瘤覆盖范围以延长患者生存的重要性，类似于在开颅手术中最大限度地扩大肿瘤切除范围。

Thomas 等回顾了接受 LITT 的 GBM 患者的单中心研究结果[19]。他们确定了 8 例新诊断的患者和 13 例复发肿瘤患者，这些患者使用 Visualase 系统进行激光消融。在新诊断的患者中，无一例对治疗有反应，治疗后均出现影像学及临床表现上的疾病进展，他们的中位 PFS 为 1.5 个月，中位 OS 为 8 个月。这些结果类似于那些仅为诊断而接受活检，然后接受标准放疗和化疗的患者。复发组从确诊到治疗的平均时间间隔为 16 个月。术后无新的神经功能障碍，但有 1 例患者术后出现癫痫持续状态。临床或放射学进展的中位时间为 5 个月，中位 OS＞7 个月。该组有 5 例患者出现了肿瘤体积缩小，其肿瘤体积较新诊断的患者更小（8.5cm^3 vs. 17.4cm^3），并且 60% 的人存在 IDH1 突变。治疗后出现影像学上肿瘤进展的中位时间为 9 个月。总体而言，由于两种患者人群有很大的不同，他们得出结论，LITT 是治疗复发 GBM 的一种良好方式，而在新诊断的肿瘤患者中的使用则需要进一步研究。

Ivan 等最近对 LITT 在新诊断的高级别胶质瘤中的应用进行了 Meta 分析[20]。该分析纳入了 4 篇报道，共 25 例新诊断的 WHO Ⅲ 级和 Ⅳ 级胶质瘤患者。肿瘤平均体积为 16.5cm^3。其中 9 例患者报告了 LITT 的覆盖范围，平均为 82.9%。13 例患者报告了术后结果，均无新发的永久性术后神经功能缺损，仅有 2 例出现了严重并发症，包括 1 例暴发性中枢神经系统感染，以及 1 例需要在术后即刻进行去骨瓣减压术的脑水肿。研究中的平均随访时间为 7.6 个月，其中 12 例患者仍在随访或失访。平均 PFS 为 5.1 个月，中位 OS 为 14.2 个月，这与其他研究报道的新发现的高级别胶质瘤的生存期为 8.5～14.5 个月相似。因此，先采用 LITT 对高级别胶质瘤进行治疗，然后进行标准的护理、化疗和放射治疗，其结果可能与开放手术切除的效果相当。

Lee 等对 LITT 在复发性高级别胶质瘤中的应用进行了 Meta 分析[21]。他们纳入了 6 篇文章，包括 63 例患者的 64 个治疗灶。肿瘤大小为 0.37～68.9cm³。肿瘤覆盖率为 78%～100%。7 例患者术后出现新的神经功能障碍（12%）。此外，3 例患者发生血管损伤（3%），1 例发生伤口感染（2%）。由于在所纳入研究的报道结果不尽相同，该 Meta 分析没有得出有指导意义的结论，而研究者认为，LITT 是一种相对安全的治疗方式，可以准确地消融肿瘤组织，其并发症发生率与开颅手术类似。

累及胼胝体的蝶形胶质瘤治疗起来特别困难，通常被认为不适合手术治疗。因此，侵袭性较小的活检 /LITT 治疗不仅能提供组织标本，还能进行有效的细胞减灭，被认为是一种有潜力的治疗方式。最近，有学者进行了一项多中心的回顾研究，研究对象是胼胝体胶质母细胞瘤患者[22]。该研究对 15 例新诊断或复发的 GBM 患者进行了分析。其中有 9 例为新诊断的 GBM，IDH1 基因突变阳性率为 42%。肿瘤平均体积为 18.7cm³（0.3～62.8cm³），蓝色 TDT 线的肿瘤覆盖率＞90%。中位 PFS 为 3.4 个月，中位 OS 为 18.2 个月，其中 2 例术后存活超过 40 个月。剔除复发的 GBM 患者的 OS 为 8.5 个月。与新诊断的肿瘤相比，复发肿瘤的中位生存期显著延长（20 个月 vs. 7 个月）。6 例患者出现并发症，其中 2 例术后出现永久性偏瘫，1 例发生脑出血，1 例出现脑积水，1 例因脑室炎再次入院，1 例出现明显脑水肿，需行半脑切除术。肿瘤体积越大（＞15cm³），术后并发症发生率越高。研究表明，对于累及胼胝体的 GBM 患者，LITT 是一种有效且安全的手术方式，

与开放手术生存结局类似，较单纯活检生存优势更为明显（7.0 个月 vs. 3.5 个月）[23]。

最后，包括克利夫兰诊所、圣路易斯华盛顿大学和耶鲁大学在内的多家医疗中心对经活检新诊断的 GBM 患者采用 LITT 治疗的结果进行了回顾性分析[24]。该研究将纳入的 24 例患者的结果与来自耶鲁大学和杜克大学（当时还没有对新诊断的 GBM 患者进行常规 LITT）的仅接受活检的队列患者进行了比较。根据患者年龄（＜70 岁 vs. ≥70 岁），以及肿瘤特征，如部位（深部 vs. 表浅）和体积（＜11cm³ vs. ≥11cm³），将两组患者进行配对。多灶性病变、脑干和幕下病变被排除在研究之外。所有患者均接受 NeuroBlate 系统治疗。两组均接受术后标准护理、化疗和放射治疗。主要结局指标是 OS 和 PFS，其他主要结局指标包括疾病特异性（disease-specific，DS）OS 和 PFS，其中因医疗原因死亡的患者在死亡时被作为肿瘤进展的竞争因素进行审查。在整个研究中，LITT 组和活检组之间的中位 PFS 和 OS 都没有显著差异（PSF4.3 个月 vs. 5.9 个月，OS14.4 个月 vs. 15.8 个月）。LITT 组按肿瘤覆盖范围分为全面、中等、不全三个治疗组，全面覆盖组的 PFS、DS-PFS 和 DS-OS 明显优于其他组，但 OS 无差异。年龄增加和肿瘤体积是 OS 降低的危险因素。总体而言，多变量分析表明应用 LITT 治疗新发现的 GBM 的覆盖范围与 PFS、DS-OS 和 DS-PFS 相关，证明这种方式在治疗适当选择的新发现的 GBM 方面具有一定的有效性。

二、LITT 联合手术治疗

LITT 可以作为一种独立的治疗方法，然而在治疗较大的病变时，术后肿瘤肿胀和脑疝发生率较高，需要进行去骨瓣减压术以缓解。在 LITT 后立即进行微创的部分肿瘤切除手术可以减轻占位效应，将脑疝和术后危急重症的发生率降至最低。Wright 等回顾了 9 例巨大（＞10cm³）GBM 和 1 例恶性黑色素瘤转移患者的结果，其中 LITT 后再经脑沟切除了部分病变[25]。黄线包围的肿瘤体积中

位数为 83%，蓝线包围的肿瘤体积中位数为 73%。他们中有 1 例术后感染，2 例神经功能恶化（其中 1 例为一过性），1 例术后脑积水。他们发现，这些患者的中位无进展生存期为 9.3 个月，这与接受 LITT 的类似队列患者的 4.6 个月相比而言是有利的[18]。此外，中位 OS 为 16.1 个月，比最近一项研究报道的 316 天要长，尽管后者的肿瘤较小（6.8cm³）[16]。总而言之，他们得出结论，对于肿瘤＞10cm³ 的 GBM 患者，LITT 后再进行部分切除可能会为患者提供生存优势。然而，仍然需要样本量更大的研究进一步探究这种治疗方式的疗效。

三、血脑屏障的破坏

由于血脑屏障（BBB）的存在，有效地将化疗药物输送到高级别胶质瘤十分困难，可用于治疗脑肿瘤的分子大小和组成因此受到了限制。通过破坏 BBB，可以改善化疗药物对肿瘤的输送效果。已有多种破坏或穿过 BBB 的技术策略，包括通过植入肿瘤内的导管进行对流增强药物输送、动脉内甘露醇注射、聚焦超声等方式。最近的证据表明，LITT 也可能影响治疗区周围的组织，导致一过性内皮细胞功能障碍。

激光消融会产生几个损伤区，其中核心区为永久且不可逆的凝固性坏死组织构成。凝固性坏死周围的组织接受的温度则相对较低，一般为 40℃，该温度不足以导致细胞死亡，而是暂时扰乱细胞的生理功能，结果可能导致短暂的 BBB 被打开，这一发现是在观察到 LITT 的病变术后 MRI 中出现外围对比增强环后所提出的。这一发现也在啮齿类动物的实验中得到了证实，伊文斯蓝染料经静脉注射后在正常生理条件下不会穿过 BBB，但在接受激光间质热疗的病变周围却可以观察到染料的沉积[26]。

最近，Leuthardt 等使用先进的 MRI 方法显示了 BBB 的破坏[27]。他们在 14 例接受 LITT 的患者中使用了动态增强 MRI 的系列成像来测量产生的病变周围的转移系数（K_{trans}）。使用 K_{trans} 值

作为通透性的衡量标准，他们发现 K_{trans} 系数在治疗后立即达到峰值，然后在接下来的 4 周内逐渐下降。此外，他们还测量了血清脑特异性烯醇化酶（brain-specific enolase，BSE），作为 BBB 破坏的标志。他们发现，术后 BSE 水平逐渐升高，在 3 周时达到峰值，随后逐渐下降，并在 6 周时恢复正常。这些发现综合起来表明，在 LITT 后，存在持续数周的 BBB 受损区域。因此，术后即刻给予化疗药物可能会对残留的浸润性肿瘤有更大的穿透力，有可能发挥更大的临床效果。

四、辐射增敏

放射治疗是胶质瘤治疗的基石之一，已被证明可以延长患者的生存时间。有几项研究表明，LITT 可能会使肿瘤细胞对放射治疗更加敏感，并增加这两种治疗的临床效果[28-30]。我们在体外和小鼠胶质瘤移植模型中研究了高温和辐射的协同效应[31]。神经胶质瘤干细胞在 42℃ 照射 1h 后，细胞存活率、增殖能力和 DNA 修复能力下降，细胞死亡增加。这些影响在同时暴露在辐射和高温下的肿瘤细胞中最大。在分子水平上，他们观察到在两种疗法下暴露的细胞中 AKT 磷酸化水平的降低，AKT 磷酸化水平是主要生长和生存途径中的关键蛋白激酶，而磷酸化水平的挽救导致了面对辐射和高温时细胞存活率的提高。在胶质瘤异种移植的小鼠体内胶质瘤模型中，将动物暴露于高温和辐射下，可持续缩小肿瘤大小并提高动物存活率。需要进一步的研究来探索高温与放射治疗相结合在人类中的临床应用潜力。

五、展望

许多学者正在进行或计划进行更大规模的多中心前瞻性研究，以进一步评估 LITT 在不同亚型新诊断和复发胶质瘤中的安全性和有效性。除了 LITT 的肿瘤细胞减灭效果与传统手术相当以外，还需要更多的研究来进一步证实在实际临床环境中破坏 BBB 或对辐射增敏的潜在临床益处。此外，随着最近对胶质瘤免疫治疗的关注日益增加，

LITT 引发的大量抗原释放到血液中的效果，与细胞周期检验点抑制药相结合以增强免疫反应的其他免疫疗法亦是一个有趣的课题。目前正在进行的几项研究正在调查激光疗法的这种效果，初步结果将在未来几年内公布。

结论

综上所述，LITT 用于治疗新发现和复发的高级别胶质瘤，特别是对于深部和难以进行手术切除的肿瘤，已经得到了越来越多的证据支持。LITT 似乎可以延长 PFS，而且在某些情况下还能延长总生存期。此外，LITT 联合经脑沟肿瘤切除的策略可能进一步提高较大肿瘤患者的存活率。LITT 的其他益处可能还包括了暂时性破坏 BBB，改善化疗药物的输送效率，以及对辐射的增敏效应等。随着我们对这项技术的经验日益增长，以及该应用的日益普及，未来更大样本的研究将有助于进一步确定这种治疗方式的影响。

参考文献

[1] Ostrom QT, Gittleman H, Truitt G, Boscia A, Kruchko C, Barnholtz-Sloan JS. CBTRUS statistical report: primary brain and other central nervous system tumors diagnosed in the United States in 2011–2015. Neuro Oncol. 2018;20(Suppl 4):iv1–iv86. https://doi. org/10.1093/neuonc/noy131.

[2] Stupp R, Hegi ME, Mason WP, van den Bent MJ, Taphoorn MJB, Janzer RC, et al. Effects of radiotherapy with concomitant and adjuvant temozolomide versus radiotherapy alone on survival in glioblastoma in a randomised phase III study: 5–year analysis of the EORTC-NCIC trial. Lancet Oncol. 2009;10(5):459–66. https://doi.org/10.1016/S1470–2045(09)70025–7.

[3] Stupp R, Mason WP, van den Bent MJ, Weller M, Fisher B, Taphoorn MJB, et al. Radiotherapy plus concomitant and adjuvant temozolomide for glioblastoma. N Engl J Med. 2005;352(10):987–96.

[4] Stupp R, Taillibert S, Kanner A, Read W, Steinberg D, Lhermitte B, et al. Effect of tumor-treating fields plus maintenance temozolomide vs maintenance temozolomide alone on survival in patients with glioblastoma: a randomized clinical trial. JAMA. 2017;318(23):2306–16. https://doi.org/10.1001/jama.2017.18718.

[5] Sampson JH, Heimberger AB, Archer GE, Aldape KD, Friedman AH, Friedman HS, et al. Immunologic escape after prolonged progression-free survival with epidermal growth factor receptor variant III peptide vaccination in patients with newly diagnosed glioblastoma. J Clin Oncol. 2010;28(31):4722–9. https:// doi.org/10.1200/JCO.2010.28.6963.

[6] Wilson CB. Glioblastoma: the past, the present, and the future. Clin Neurosurg. 1992;38:32–48.

[7] Omuro A, DeAngelis LM. Glioblastoma and other malignant gliomas: a clinical review. JAMA. 2013;310(17):1842–50. https://doi.org/10.1001/jama.2013.280319.

[8] Simpson JR, Horton J, Scott C, Curran WJ, Rubin P, Fischbach J, et al. Influence of location and extent of surgical resection on survival of patients with glioblastoma multiforme: results of three consecutive Radiation Therapy Oncology Group (RTOG) clinical trials. Int J Radiat Oncol Biol Phys. 1993;26(2):239–44.

[9] Lacroix M, Abi-Said D, Fourney DR, Gokaslan ZL, Shi W, DeMonte F, et al. A multivariate analysis of 416 patients with glioblastoma multiforme: prognosis, extent of resection, and survival. J Neurosurg. 2001;95(2):190–8.

[10] Sanai N, Polley M-Y, McDermott MW, Parsa AT, Berger MS. An extent of resection threshold for newly diagnosed glioblastomas. J Neurosurg. 2011;115(1):3–8. https://doi.org/10.3171/2011.2. JNS10998.

[11] Senft C, Bink A, Franz K, Vatter H, Gasser T, Seifert V. Intraoperative MRI guidance and extent of resection in glioma surgery: a randomised, controlled trial. Lancet Oncol. 2011;12(11):997–1003. https://doi.

org/10.1016/S1470–2045(11)70196–6.

[12] Stummer W, Pichlmeier U, Meinel T, Wiestler OD, Zanella F, Reulen HJ, et al. Fluorescence guided surgery with 5–aminolevulinic acid for resection of malignant glioma: a randomised controlled multicentre phase III trial. Lancet Oncol. 2006;7(5):392–401.

[13] Li YM, Suki D, Hess K, Sawaya R. The influence of maximum safe resection of glioblastoma on survival in 1229 patients: can we do better than gross-total resection? J Neurosurg. 2016;124(4):977–88. https://doi.org/10.3171/2015.5.JNS142087.

[14] McGirt MJ, Mukherjee D, Chaichana KL, Than KD, Weingart JD, Quinones-Hinojosa A. Association of surgically acquired motor and language deficits on overall survival after resection of glioblastoma multiforme. Neurosurgery. 2009;65(3):463–70. https://doi.org/10.1227/01.NEU.0000349763.42238.E9.

[15] Jethwa PR, Barrese JC, Gowda A, Shetty A, Danish SF. Magnetic resonance thermometry-guided laser-induced thermal therapy for intracranial neoplasms: initial experience. Neurosurgery. 2012;71(1 Suppl Operative):133–45. https://doi.org/10.1227/NEU.0b013e31826101d4.

[16] Sloan AE, Ahluwalia MS, Valerio-Pascua J, Manjila S, Torchia MG, Jones SE, et al. Results of the NeuroBlate System first-in-humans phase I clinical trial for recurrent glioblastoma: clinical article. J Neurosurg. 2013;118(6):1202–19. https://doi.org/10. 3171/2013.1.JNS1291.

[17] Barker FG, Chang SM, Gutin PH, Malec MK, McDermott MW, Prados MD, et al. Survival and functional status after resection of recurrent glioblastoma multiforme. Neurosurgery. 1998;42(4):709–23.

[18] Mohammadi AM, Hawasli AH, Rodriguez A, Schroeder JL, Laxton AW, Elson P, et al. The role of laser interstitial thermal therapy in enhancing progression-free survival of difficult-to-access high-grade gliomas: a multicenter study. Cancer Med. 2014;3(4):971–9. https://doi.org/10.1002/cam4.266.

[19] Thomas JG, Rao G, Kew Y, Prabhu SS. Laser interstitial thermal therapy for newly diagnosed and recurrent glioblastoma. Neurosurg Focus. 2016;41(4):E12.

[20] Ivan ME, Mohammadi AM, De Deugd N, Reyes J, Rodriguez G, Shah A, et al. Laser ablation of newly diagnosed malignant gliomas: a meta-analysis. Neurosurgery. 2016;79(Suppl 1):S17–23.

[21] Lee I, Kalkanis S, Hadjipanayis CG. Stereotactic laser interstitial thermal therapy for recurrent high-grade gliomas. Neurosurgery. 2016;79(Suppl 1):S24–34.

[22] Beaumont TL, Mohammadi AM, Kim AH, Barnett GH, Leuthardt EC. Magnetic resonance imaging- guided laser interstitial thermal therapy for glioblastoma of the corpus callosum. Neurosurgery.

2018;83(3):556–65. https://doi.org/10.1093/neuros/ nyx518.

[23] Chaichana KL, Jusue-Torres I, Lemos AM, Gokaslan A, Cabrera-Aldana EE, Ashary A, et al. The butterfly effect on glioblastoma: is volumetric extent of resection more effective than biopsy for these tumors? J Neuro-Oncol. 2014;120(3):625–34. https://doi. org/10.1007/s11060–014–1597–9.

[24] Mohammadi AM, Sharma M, Beaumont TL, Juarez KO, Kemeny H, Dechant C, et al. Upfront magnetic resonance imaging-guided stereotactic laser-ablation in newly diagnosed glioblastoma: a multicenter review of survival outcomes compared to a matched cohort of biopsy-only patients. Neurosurgery. 2018;85(6):762–72.https://doi. org/10.1093/neuros/nyy449.

[25] Wright J, Chugh J, Wright CH, Alonso F, Hdeib A, Gittleman H, et al. Laser interstitial thermal therapy followed by minimal-access transsulcal resection for the treatment of large and difficult to access brain tumors. Neurosurg Focus. 2016;41(4):E14.

[26] Sabel M, Rommel F, Kondakci M, Gorol M, Willers R, Bilzer T. Locoregional opening of the rodent blood-brain barrier for paclitaxel using Nd:YAG laser-induced thermo therapy: a new concept of adjuvant glioma therapy? Lasers Surg Med. 2003;33(2):75–80.

[27] Leuthardt EC, Duan C, Kim MJ, Campian JL, Kim AH, Miller-Thomas MM, et al. Hyperthermic laser ablation of recurrent glioblastoma leads to temporary disruption of the peritumoral blood brain barrier. PLoS One. 2016;11(2):e0148613. https://doi. org/10.1371/journal. pone.0148613.

[28] Jones EL, Oleson JR, Prosnitz LR, Samulski TV, Vujaskovic Z, Yu D, et al. Randomized trial of hyperthermia and radiation for superficial tumors. J Clin Oncol. 2005;23(13):3079–85.

[29] Man J, Shoemake J, Zhou W, Fang X, Wu Q, Rizzo A, et al. Sema3C promotes the survival and tumorigenicity of glioma stem cells through Rac1 activation. Cell Rep. 2014;9(5):1812–26. https://doi.org/10.1016/j. celrep.2014.10.055.

[30] Overgaard J, Gonzalez Gonzalez D, Hulshof MC, Arcangeli G, Dahl O, Mella O, et al. Randomised trial of hyperthermia as adjuvant to radiotherapy for recurrent or metastatic malignant melanoma. Lancet. 1995;345(8949):540–3.

[31] Man J, Shoemake JD, Ma T, Rizzo AE, Godley AR, Wu Q, et al. Hyperthermia sensitizes glioma stem-like cells to radiation by inhibiting AKT signaling. Cancer Res. 2015;75(8):1760–9. https://doi. org/10.1158/0008–5472.CAN-14–3621.

第 7 章　激光间质热疗治疗儿童脑肿瘤

LITT for Pediatric Brain Tumors

George W. Koutsouras　Monserrat Almaguer Ascencio　Zulma Tovar-Spinoza　著

李登辉　刘晓薇　译

脑肿瘤是儿童癌症死亡的主要原因。开放性手术切除脑肿瘤可能导致永久性认知缺陷和其他持续性神经功能障碍。化疗有多种已知的不良反应，而放射治疗存在永久性放射相关脑损伤或继发性脑肿瘤等辐射相关风险[1]。因此，开发侵袭性更小且无长期不良反应的外科治疗方式迫在眉睫。LITT 为某些颅内疾病的治疗提供了新的选择，其在脑肿瘤中的应用最早可追溯到 1990 年；然而，第一例 MRI 引导的 LITT（MRIgLITT）治疗病例直到 2011 年才由 Jethwa 团队报道[2]。随后，MRIgLITT 被报道在难以到达的病变、手术风险高的患者，或者肿瘤复发需要反复治疗和（或）分期切除等情况的治疗上大有可为[3]。

通过在瘤体内植入激光光纤，LITT 能非常有效破坏肿瘤细胞。激光通过以下机制在靶组织中造成精确的损伤：高温消融导致 DNA 断裂，诱导急性凝固性坏死[4]，进而导致细胞凋亡[5]。随着技术的发展，将 MRI 集成到 LITT 程序中能够实时监测组织消融情况。当前的 LITT 系统使用颜色编码温度图与 MRI 融合。通过这种技术，可根据治疗区中单个体素的时间和温度历史数据来计算永久损伤区[6]。

一、MRIgLITT 治疗儿童脑肿瘤的作用和疗效

有关 MRIgLITT 在儿童脑肿瘤的应用报道较少，并且早期仅在某些深部病变上有所应用，如丘脑肿瘤或下丘脑错构瘤（hypothalamic hamartomas，

HH）。随着 MRIgLITT 应用的拓展，该治疗的适应证也不断拓宽。Jethwa 等于 2011 年报道了第一例应用 MRIgLITT 治疗的具有良好 6 个月随访结果的小儿病例。该患儿患有丘脑原始神经外胚层肿瘤（primitive neuroectodermal tumor，PNET）[2, 6, 7]。该报道促进了 MRIgLITT 作为理想的治疗颅内深部病变的手术替代方案的推广使用。Tovar-Spinoza 等进一步报道在一组异质性的肿瘤中，包括复发性髓母细胞瘤和其他 PNET、室管膜瘤、HH、毛细胞星形细胞瘤（pilocytic astrocytomas，PCA）、脉络丛黄色肉芽肿、神经节胶质瘤、脑干 / 中脑 / 丘脑胶质瘤和室管膜下巨细胞星形细胞瘤（subependymal giant cell astrocytomas，SEGA）（表 7-1），使用 MRIgLITT 治疗并在随访 3 年过程中肿瘤体积减小[4, 8]。

另有研究者报道了 MRIgLITT 治疗复发的前额或颞部神经节胶质瘤、复发室管膜瘤的结果[4, 6]。

低级别胶质瘤占所有儿童脑肿瘤的 50% 以上。根据笔者的经验，在所有接受 MRIgLITT 治疗的儿童脑肿瘤中，低级别胶质瘤占 50% 以上，并且治疗后肿瘤缩小[6]。

PCA 传统上采用外科手术切除。笔者中心描述了第一例使用 MRIgLITT 进行治疗的 PCA 病例，即 1 例 17 岁的囊性丘脑 PCA 患者[6]。该患者最初通过内镜下囊肿开窗和切除来治疗。肿瘤复发后使用 MRIgLITT 治疗[6]。随访 7 年后，肿瘤未再复发，并且患者无明显症状。笔者另外描述了 5 例经 MRIgLITT 治疗的 PCA 病例，肿瘤分别位于不

表 7-1 在小儿人群中使用 MRIgLITT 治疗脑肿瘤的病例系列和病例报道（不包括与成人或其他非肿瘤病变合并的一系列病例）[6, 8-11, 24]

作者（年）	肿瘤类型（病例数）（若多于1）	年龄（岁）	部位（病例数）（若多于1）	术前治疗（病例数）（若多于1）	病变中位尺寸（肿瘤中位体积）	肿瘤体积缩小（%/cm³）	激光消融系统	随访	并发症	术后治疗	临床结局
Buckley (2016)	HH, 6	5.5 (3.3~24.6)	下丘脑	NS	0.85cm×0.63cm×0.75cm; 0.19cm³	50%, 无残余错构瘤	Visualase	292天 (55~566天)	病灶内出血（16.7%），激光套管放置不佳（16.7%），短暂性同侧无力（33%），语言障碍（16.7%）	依维莫司	67%完全无癫痫发作
	SEGA, 3	13 (7.5~19)	室间孔	67%新辅助依维莫司和开颅切除手术	1.6cm×1.6cm×1.9cm; 4.1cm³ (1.4~4.1cm³)	67% (28%~70%)	Visualase	852天 (370~885天)	无	依维莫司	
	神经节胶质瘤	13.9	下丘脑	开颅次全切除手术	3.1cm×3.7cm×3.0cm; 18cm³	肿瘤进展113%	Visualase	683天	急性消融后梗阻性脑积水	开颅囊肿切除术，德拉芬尼	
	多形性黄色星形细胞瘤	8.8	下丘脑、第三脑室	立体定向活检和VP分流，化疗	6.1cm×6.0cm×4.9cm; 94cm³	肿瘤进展113%	Visualase	272天		来那度胺	
	视神经胶质瘤	18.4	下丘脑、第三脑室	VP分流、化疗；开颅次全切除手术，2	1.8cm×2.6cm×2.7cm; 6.6cm³	NS		179天	消融区的消融后出血和基线视野的短暂恶化	无	80%无须辅助治疗
	SEGA	13	左侧脑室	开颅切除双侧SEGA, 2; 透明隔开窗术	1.7cm×1.4cm×2.1cm	1.2cm×0.9cm×1.2cm	IMRIS Inc.; Monteris 激光漫射尖端光纤 ROSA机器	9个月	无	NS	
Dadey (2016)	SEGA	14	室间孔	AED	1.6cm×1.7cm×1.9cm	NS	人-辅助LITT (Medtech)	4个月	脑积水加重	NS	行为和性格的改善

（续表）

作者（年）	肿瘤类型（病例数）（若多于1）	年龄（岁）	部位（病例数）（若多于1）	术前治疗（病例数）（若多于1）	病变中位尺寸（肿瘤中位体积）	肿瘤体积缩小（%/cm³）	激光消融系统	随访	并发症	术后治疗	临床结局
Karsy (2018)	SEGA	5	室间孔	免疫治疗	NS	NS	Visualase	18个月	钆剂外渗至脑室	NS	NS
Tovar-Spinoza (2016)[6]	胶质瘤，9	9.72（1.5~17）	脑室；额叶；中脑-丘脑，下丘脑；内侧颞叶；颅后窝，3	ETV；开颅+放疗+化疗，2；开颅，2	8.4cm³（0.87~11.73cm³）	中位数减少61.6%	Visualase/NeuroBlate	48个月（13~46个月）	短暂性腿无力(n=1)，偏瘫，动性缄默，眼动障碍(n=1)	依维莫司(n=1)	88.8%无复发进展
Tovar-Spinoza (2016)[8]	PAC，6；室管膜瘤；成神经管细胞瘤；复发神经胶质细胞瘤；脉络丛黄色肉芽肿，同一病例2个病变；SEGA；神经节胶质瘤	10.3（4~17）	额叶；下丘脑；丘脑，2；中脑，3；脑桥，脑室，颅后窝（小脑蚓部、大脑脚脑和小脑幕），3	开颅，5；肿瘤内科治疗，3	6.79cm³	平均缩小2.61cm³	Visualase	24.5个月（12~35个月）	短暂性右眼无力(n=1)，短暂性偏瘫，动性缄默，眼动障碍(n=1)	依维莫司(n=1)	NS
Wright (2018)	HH	1.8	下丘脑和灰结节		10cm×11cm×15mm	HH的切断和消融	NeuroBlate SideFire激光探针	24个月	无	无	无癫痫发作

AED. 抗癫痫药物；ETV. 内镜第三脑室造瘘术；HH. 下丘脑错构瘤；NS. 未标明；PCA. 毛细胞星形细胞瘤；SEGA. 室管膜下巨细胞星形细胞瘤；VP. 脑室腹腔分流

同的深部位置，包括 2 例位于丘脑 - 中脑交界处，1 例位于下丘脑，1 例位于小脑脚，1 例位于小脑蚓部。由于消融可视化软件的限制，1 例中脑丘脑交界 PCA 患者出现短暂的围术期并发症，伴有偏瘫和无动性缄默，但随访过程中逐渐改善，并且连同其他治疗病例一起，所有患者在 16～28 个月的随访中均未出现复发 [6]。Miller 及其同事的另一项研究报道了使用机器人辅助立体定向引导的新型 MRIgLITT 治疗青少年 PCA 的结果，随访 196 天肿瘤未见复发 [7]。

SEGA 的治疗通常包括开放手术或内镜下切除。这些肿瘤通常发生在 Monro 孔，未完全切除的肿瘤通常需要再次手术以减少占位效应和 CSF 循环流出口梗阻，术后并发症发生率高达 49%。2016 年，Buckley 等报道了 3 例成功使用 MRIgLITT 治疗的 SEGA 病例，所有患者都存在结节性硬化，并且都曾接受过依维莫司或开颅术治疗，均无围术期并发症 [9]。在 3～6 个月的随访中，MRI 显示肿瘤体积的中位减少为 67%（28%～70%）。笔者也有 2 例脑室内 SEGA 的治疗经验，术后需要依维莫司辅助治疗。一例显示病变体积减少 [8]，而另一例没有 [6]。Dadey 及其同事描述了 2 个在青少年中使用 MRIgLITT 治疗的 SEGA 病例：一例是之前两次切除后复发的患者；而另一例患者，MRIgLITT 被认为是优于开放手术的选择。据报道，在不到 9 个月的短期随访中，2 例患者的肿瘤总体缩小，并且未见复发 [10]。

关于并发症，Karsy 等描述了位于 Monro 孔内的 SEGA 第二次激光消融后 9 个月发生梗阻性脑积水的情况；他们认为梗阻是由于 MRIgLITT 治疗后脑室内粘连造成的，因为肿瘤体积影像上是稳定的 [11, 12]。Buckley 等还利用热消融治疗了下丘脑神经节胶质瘤和下丘脑多形性黄色星形细胞瘤。不幸的是，这 2 例都并发急性梗阻性脑积水，需要更换或调整脑室 - 腹腔分流装置 [9]。尽管接受了 LITT 治疗，2 例患者的肿瘤仍存在进展。

HH 是一种罕见的良性肿瘤，其可作为致痫灶导致痴笑发作，也可能导致性早熟和严重的行为问题。开放性手术存在危及生命的严重并发症，

这使得立体定向放射外科和 MRIgLITT 成为可行的选择。MRIgLITT 在错构瘤癫痫治疗中的目标是将错构瘤与脑组织断开，使大脑免受异常放电细胞的影响 [9, 13, 14]。然而，笔者也分阶段治疗了巨大 HH，并对 1 例有症状的性早熟患者进行了治疗，消融后患者内分泌恢复正常。Buckley 等报道了 6 例接受 MRIgLITT 治疗患者的结果。一半患者出现并发症，包括 1 例患者出现病灶内出血，2 例患者出现短暂同侧肢体无力，1 例患者出现口吃伴表达性语言障碍，不过这些症状随后都逐渐改善。4 例患者（67%）癫痫发作完全控制（Engel I 级），在 3 例长期影像学随访的患者中，未发现残余肿瘤，消融区的变化与胶质增生和脑软化一致。Du 及其同事报道了 8 例 HH 患者的治疗 [15, 16]。除 1 例患者外，所有患者在 6 个月的随访中均无癫痫发作 [16]。1 例激光植入部位并发硬膜外血肿。

采用 LITT 治疗 HH 的最大宗病例由 Curry 等 [17] 报道，其中纳入了 71 例儿童患者经 LITT 治疗的结果。在该报道中，93% 的患者在 1 年后无癫痫发作，对于其中 25% 的患者，LITT 治疗前的手术或放射外科干预对其癫痫发作控制无效。14 例（20%）患者需要再次消融，2 例患者需要两次额外消融以控制癫痫。大多数患者癫痫发作的改善立竿见影。并发症包括 1 例尿崩症恶化，1 例与乳突体损伤有关的严重短期记忆丧失，4 例伤口愈合不良，3 例短暂性低钠血症。可将这些结果与 Kameyama 等报道的立体定向放射外科结果比较。Kameyama 等描述了 100 例 HH 患者，包括成年人和儿童。使用放射外科技术，在一次治疗后，只有 2 例患者出现并发症，癫痫控制率为 71%，并且通过后续治疗可以获得更理想的癫痫控制，而不会出现任何其他并发症 [18]。放射外科与 MRIgLITT 的优劣目前尚不清楚。

二、在儿童中使用 MRIgLITT 的优势

大多数关于选择 MRIgLITT 而非开颅术的文献都是关于成年人的 [19-21]。在儿童中，MRIgLITT 最初被用于治疗位于脑深部病变、功能区病变，

其他治疗效果不佳，并且患者倾向于微创治疗的情况，对于不能再耐受化疗不良反应或不适合进行姑息性放射治疗的患者，MRIgLITT 可作为一种补救 / 姑息治疗，其适应证与成年患者相似。然而，对于儿童而言，使用 MRIgLITT 治疗脑内深部肿瘤，如脑干胶质瘤和 HH，同样很有吸引力。

无论病理结果怎样[6]，MRIgLITT 在儿童中均具有显著优势；MRIgLITT 可在适当镇静、局部麻醉或全身麻醉下进行；可以单次或分次完成；在单次治疗中，MRIgLITT 还可治疗多个靶点。由于 LITT 可与 MRI 兼容，它还能在治疗时实时精确测量消融区域，这对于开放手术中难以识别的病变尤其重要，因为消融后对照图像是在外科手术时同期获得的。MRIgLITT 手术的微侵袭性使出血量更少，术后疼痛更轻，住院时间更短，以及围术期并发症发生率更低。此外，还有其他美容方面的益处，包括小切口（无须剃毛发）和使用可吸收缝线缝合皮肤，这可以减少术后拆线的麻烦[8]。

缩短住院时间可以减少对家庭生活的影响，使儿童能够更快恢复正常活动和上学。然而，使用 MRIgLITT 最重要的考虑仍然是尽可能避免化疗和放疗，这两种疗法都会产生有害的不良反应，尤其是对正在发育的大脑。这可能需要推动改变当前的治疗理念。尽管对于儿童或成人的治疗手术切除目前仍是治疗的金标准；许多 MRIgLITT 相关研究报道了研究者在选择治疗病例时达到同等细胞减灭的结果，同时围术期并发症最少的考量，直径不超过 3cm 的病变是理想的选择[19]。较大病变也可接受治疗，但需要分期或多次消融，因为 LITT 可以分期多次实施，因此也更适合于复发的病变。

三、在儿童中应用 MRIgLITT 的技术要点

目前有两种可用于实施 MRIgLITT 治疗的系统：NeuroBlate 系统（Monteris Medical）和 Visualase

系统（Medtronic）。NeuroBlate 系统使用掺钕钇铝石榴石（Nd:YAG）激光器，而 Visualase 系统使用 980nm 二极管激光器。这两种系统都在成人和儿童中都有所应用，但其疗效差异缺乏对比研究。然而，这两种系统都是为 2 岁以上患者设计的，因为这类患者螺栓固定于头骨而不会移动。对于 2 岁以下的患者，使用头钉固定框架进行导航和立体定向定位充满挑战。目前，硅胶 DORO 多用途小儿颅骨钳（Pro-med Instruments）适用于 2 岁以下患者。Hooten 等最近报道了使用带微型框架三脚架系统和术中参考点替代的无框架导航技术治疗 6 月龄的儿童[22]。

每个激光系统都与多种类型的患者探针接口兼容。传统的 Leksell 立体定向框架（Elekta）、ClearPoint 智能框架（MRI Interventions）和机器人 ROSA 设备（Medtech）都已用于立体定向治疗儿童病变[7]。定制的 3D 框架，如 STarFix 设备（FHC），在颅后窝病变和需要精确定位以避开附近结构的内颞叶病变中进行消融时可能会派上用场[10]。Miller 等最先将 STarFix 应用于 MRIgLITT。在他们报道的 5 例患者中，2 例是有癫痫发作灶的儿童。最近，一些研究展示了 ROSA 在 5 例儿童患者 MRIgLITT 治疗中的使用，研究借助 ROSA 对各种儿科神经肿瘤进行活检和（或）MRIgLITT 治疗[7]。患者在随访中没有复发，其中 1 例需要进一步病灶切除，无并发症报道。

对于两种 LITT 系统，其螺栓的尺寸对于头颅小且颅骨薄的患者来说并不友好，因为可能会出现螺栓不稳定、骨折和 MRI 伪影等情况。螺栓材料可以是用于 Visualase 系统的塑料，但对于 NeuroBlate 系统来说只能是金属钛。对于某些情况，如 HH，儿童神经外科医生可能更喜欢直径为 1.65mm 的 Visualase 激光，而不是直径更大为 2.2mm 或 3.3mm 的 NeuroBlate 系统激光[23]，尽管这取决于预计与大脑断开的 HH 大小和病变的大小，这两种系统在长期随访中都会产生大约 1.5cm 的损毁灶。这种损毁灶可以用 3.3mm 的 NeuroBlate 侧射激光器扩展实现。到目前为止，还

没有可用的 2.2mm NeuroBlate 侧射激光器。在 HH 的治疗中，Wright 描述了 NeuroBlate 侧射探头（相对于标准漫射探头）的使用。该探头允许区分消融方向，最终有效控制癫痫[24]。NeuroBlate 系统的其他组件允许多轨迹治疗较大的病灶或在消融过程中使用多个光纤[6]。

消融的实时可视化很重要。可以通过 MR 热成像（MR thermography，MRT）进行实时温度监测来观察每个激光系统。MRT 的原理是利用温度依赖性质子共振频率。相关软件允许神经外科医生将温度限制设置在病变边界内[8]。在 Visualase 系统中，自动关闭阈值点由外科医生手动设置，以便在消融过程中保护重要结构，特别是在 HH 等病灶的消融过程中，其周围多个重要结构处于风险当中。但是，该软件仅能使用单维或 2D T_1 加权自旋回波序列，并不能充分可视化病变周围重要结构。NeuroBlate 具有同样的优势，但其关闭是由外科医生手动控制的，在这种情况下，外科医生可以看到消融区域的二维或三维视图。当在某些如脑干病变这样重要的结构中进行消融时，精准至关重要，此时体积视图非常关键，额外的热量可能会在消融期间泄漏到 MRI 视野盲区[8]。

在系列病例报道中[2, 6, 8–11, 24]，儿童人群中，消融后结果显示使用两种系统治疗的病变体积均显著减少，但 Buckley 等的研究病例除外，他们使用 Visualase 系统治疗的 2 个病例（神经节胶质瘤和黄色星形细胞瘤）的病变体积增大为原来的 113%[9]。目前正在进行一项多中心前瞻性纳入成人及儿童队列研究（LAANTERN）的目标是：招募多达 1000 例患者利用 NeuroBlate 系统进行 MRIgLITT 治疗。主要结局指标包括局部控制失败率和总体生活质量。

在儿童人群中，选择治疗系统的时候，我们必须考虑颅骨缝的成熟度和闭合度，病变的位置、性质和病灶大小，以及邻近的重要血管和结构。了解每个系统的技术特性后，儿童神经外科医生可以根据情况选择最佳的治疗系统。

四、并发症

MRIgLITT 相关风险可归纳为与激光置入相关和热损伤相关两大类。在使用无框架立体定向技术治疗的 102 例患者（包括儿童和成人）中，研究者报道了几种并发症。最常见的并发症是新的神经功能缺损，其次是病灶周围水肿或出血、感染、光纤位置偏移、热损伤，以及极罕见的死亡。在最近的另一篇综述中，神经功能缺损[12, 19, 25]发生率高达 11%，导管异位发生率为 1%～2%，需要干预的血管损伤（如脑室出血）达 3%。

血脑屏障破坏与围术期水肿的发生有关。根据笔者中心的经验，消融后水肿在 3～4 天达到峰值[4]。为了减少这种并发症，笔者建议使用较低的热能和较长的消融时间。然而，有关该问题文献并无清楚报道。消融期间也可使用一定剂量的地塞米松缓解水肿，并可能长疗程使用类固醇激素治疗[8]。笔者在提供胃黏膜保护的情况下，从消融当天开始使用 0.5～1mg/（kg·d）的地塞米松，之后每 2 周逐步减量。

在 HH 的治疗中，尽量精确的剂量计算对于避免相邻皮质组织受到偶然的热损伤至关重要。Karsy 等发表了一篇有关并发症的综述，如脑室内钆外渗导致脑室粘连和梗阻[11]。在一项纳入 49 例 MRIgLITT 治疗病例的研究中，Buckley 描述了不同病变位置的并发症发生率的差异。在下丘脑内消融的 3 个儿童肿瘤中，发生了病灶内出血或脑积水[9]。

结论

MRIgLITT 仍然是儿童脑肿瘤很有潜力的治疗选择。该技术仍然在不断完善和发展，并且大多数情况下作为一种补救性治疗方案被应用。然而，将来的研究将很有可能证明 MRIgLITT 可以是某些脑肿瘤的首选治疗，尤其对于位置深在的功能区病变。其应用也将减少围术期并发症，增加患者手术选择意愿，同时也可能提高患者长期预后。

参考文献

[1] Dang M, Phillips PC. Pediatric brain tumors. Continuum (Minneap Minn). 2017;23(6):1727–57. https://doi.org/10.1212/CON.0000000000000545.

[2] Jethwa PR, Lee JH, Assina R, Keller IA, Danish SF. Treatment of a supratentorial primitive neuroectodermal tumor using magnetic resonance-guided laser-induced thermal therapy. J Neurosurg Pediatr. 2011;8(5):468–75. https://doi.org/10.3171/2011.8.P EDS11148.

[3] Ashraf O, Patel NV, Hanft S, Danish SF. Laser-induced thermal therapy in neuro-oncology: a review. World Neurosurg. 2018;112:166–77. https://doi. org/10.1016/j.wneu.2018.01.123.

[4] Riordan M, Tovar-Spinoza Z. Laser induced thermal therapy (LITT) for pediatric brain tumors: case-based review. Transl Pediatr. 2014;3(3):229–35. https://doi. org/10.3978/j.issn.2224–4336.2014.07.07.

[5] Heisterkamp J, van Hillegersberg R, Zondervan PE, Ijzermans JNM. Metabolic activity and DNA integrity in human hepatic metastases after interstitial laser coagulation (ILC). Lasers Surg Med. 2001;28(1):80–6. https://doi.org/10.1002/1096– 9101(2001)28:1<80::Aid-lsm1020>3.0.Co;2–1.

[6] Tovar-Spinoza Z, Choi H. MRI-guided laser interstitial thermal therapy for the treatment of low-grade gliomas in children: a case-series review, description of the current technologies and perspectives. Childs Nerv Syst. 2016;32(10):1947–56. https://doi. org/10.1007/s00381–016–3193–0.

[7] Miller BA, Salehi A, Limbrick DD Jr, Smyth MD. Applications of a robotic stereotactic arm for pediatric epilepsy and neurooncology surgery. J Neurosurg Pediatr. 2017;20(4):364–70. https://doi. org/10.3171/2017.5.PEDS1782.

[8] Tovar-Spinoza Z, Choi H. Magnetic resonance-guided laser interstitial thermal therapy: report of a series of pediatric brain tumors. J Neurosurg Pediatr. 2016;17(6):723–33. https://doi.org/10.3171/2015.11. PEDS15242.

[9] Buckley RT, Wang AC, Miller JW, Novotny EJ, Ojemann JG. Stereotactic laser ablation for hypothalamic and deep intraventricular lesions. Neurosurg Focus. 2016;41(4):E10. https://doi.org/10.3171/2016 .7.FOCUS16236.

[10] Dadey DY, Kamath AA, Leuthardt EC, Smyth MD. Laser interstitial thermal therapy for subependymal giant cell astrocytoma: technical case report. Neurosurg Focus. 2016;41(4):E9. https://doi.org/10.3 171/2016.7.FOCUS16231.

[11] Karsy M, Patel DM, Bollo RJ. Trapped ventricle after laser ablation of a subependymal giant cell astrocytoma complicated by intraventricular gadolinium extravasation: case report. J Neurosurg Pediatr. 2018;21(5):523–7. https://doi.org/10.3171/2017.11. PEDS17518.

[12] Pruitt R, Gamble A, Black K, Schulder M, Mehta AD. Complication avoidance in laser interstitial thermal therapy: lessons learned. J Neurosurg. 2017;126(4):1238–45. https://doi.org/10.3171/2016. 3.JNS152147.

[13] Belykh E, Yagmurlu K, Martirosyan NL, Lei T, Izadyyazdanabadi M, Malik KM, et al. Laser application in neurosurgery. Surg Neurol Int. 2017;8:274. https://doi.org/10.4103/sni.sni_489_16.

[14] Burrows AM, Marsh WR, Worrell G, Woodrum DA, Pollock BE, Gorny KR, et al. Magnetic resonance imaging-guided laser interstitial thermal therapy for previously treated hypothalamic hamartomas. Neurosurg Focus. 2016;41(4):E8. https://doi.org/10.3 171/2016.7.FOCUS16218.

[15] Du VX, Gandhi SV, Rekate HL, Mehta AD. Laser interstitial thermal therapy: a first line treatment for seizures due to hypothalamic hamartoma? Epilepsia. 2017;58(Suppl 2):77–84. https://doi.org/10.1111/ epi.13751.

[16] Shirozu H, Masuda H, Ito Y, Sonoda M, Kameyama S. Stereotactic radiofrequency thermocoagulation for giant hypothalamic hamartoma. J Neurosurg. 2016;125(4):812–21. https://doi.org/10.3171/2015.6. JNS15200.

[17] Curry DJ, Raskin J, Ali I, Wilfong AA. MR-guided laser ablation for the treatment of hypothalamic hamaratomas. Epilepsy Res. 2018;142:131–4.

[18] Kameyama S, Shirozu H, Masuda H, Ito Y, Sonoda M, Akazawa K. MRI-guided stereotactic radiofrequency thermocoagulation for 100 hypothalamic hamarto- mas. J Neurosurg. 2016;124(5):1503–12. https://doi. org/10.3171/2015.4.JNS1582.

[19] Missios S, Bekelis K, Barnett GH. Renaissance of laser interstitial thermal ablation. Neurosurg Focus. 2015;38(3):E13. https://doi. org/10.3171/2014.12. FOCUS14762.

[20] Diaz R, Ivan ME, Hanft S, Vanni S, Manzano G, Jagid J, et al. Laser interstitial thermal therapy: lighting the way to a new treatment option in neurosurgery. Neurosurgery. 2016;79(Suppl 1):S3–7. https://doi. org/10.1227/NEU.0000000000001435.

[21] Sharma M, Krivosheya D, Borghei-Razavi H, Barnett GH, Mohammadi AM. Laser interstitial thermal therapy for an eloquent region supratentorial brain lesion. Neurosurg Focus. 2018;44(VideoSuppl2):V4. https:// doi.org/10.3171/2018.4.FocusVid.17737.

[22] Hooten KG, Werner K, Mikati MA, Muh CR. MRI-guided laser interstitial thermal therapy in an infant with tuberous sclerosis: technical case report. J Neurosurg Pediatr. 2018;23(1):92–7. https:// doi.org/10.3171/2018.6.PEDS1828.

[23] Rahmathulla G, Recinos PF, Kamian K, Mohammadi AM, Ahluwalia MS, Barnett GH. MRI-guided laser interstitial thermal therapy in neuro-oncology: a review of its current clinical applications. Oncology. 2014;87(2):67–82. https://doi. org/10.1159/000362817.

[24] Wright J, Chugh J, Wright CH, Alonso F, Hdeib A, Gittleman H, et al. Laser interstitial thermal therapy followed by minimal-access transsulcal resection for the treatment of large and difficult to access brain tumors. Neurosurg Focus. 2016;41(4):E14. https:// doi. org/10.3171/2016.8.FOCUS16233.

[25] Patel P, Patel NV, Danish SF. Intracranial MR-guided laser-induced thermal therapy: single-center experience with the Visualase thermal therapy system. J Neurosurg. 2016;125(4):853–60. https://doi.org/10.3 171/2015.7.JNS15244.

第8章 激光间质热疗在成人癫痫中的应用
LITT in the Treatment of Adult Epilepsy

Bartosz T. Grobelny　Jon T. Willie　Robert E. Gross　著

肖玲珑　王梦琦　译

LITT 于 1991 年首次被应用于肿瘤神经外科[1]。直到 2008 年，这项结合了现代实时 MRI 测温系统的技术才被报道[2]，此外，直到 2012 年才有文献报道了第一批使用 LITT 治疗难治性癫痫的患者[3]。

目前 FDA 批准的 LITT 用途是在 MRI 引导下通过热疗使软组织坏死或凝固[4, 5]。尽管目前商用的两种系统，即 Medtronic 公司的 Visualase® 和 Monteris Medical 公司的 NeuroBlate® 都同样获准用于神经外科手术，但两者都没有被 FDA 批准用于癫痫或肿瘤等任何特定适应证。在撰写本章时，研究颞叶内侧激光消融治疗颞叶内侧硬化症（mesial temporal sclerosis，MTS）的立体定向激光消融治疗颞叶癫痫（stereotactic laser ablation for temporal lobe epilepsy，SLATE）试验仍在进行[6, 7]。

尽管在一项前瞻性临床试验中只对一个特定的亚组进行了研究，但许多癫痫患者已经接受了 MRI 引导的激光间质热疗（MRI-guided laser interstitial thermal therapy，MRIgLITT）治疗。接受这些治疗的患者中的病变包括占位性病变（如 MTS、恶性肿瘤、海绵状血管瘤、皮质畸形、下丘脑错构瘤）和非占位性病变（新皮质非损伤性和全身性癫痫需要离断手术）。

一、适应证

总的来说，癫痫患者行 LITT 消融的适应证与开放手术相似。与后者一样，它仅限于（尽管并非没有例外）癫痫耐药患者，即在尝试使用了至少两种抗癫痫药物后仍未能改善致残性癫痫发作的症状。对于局部消融，患者需要接受全面的评估，以确定致痫灶（seizure onset zone，SOZ）的位置，对癫痫症状及病史进行全面的分析，并进行具有临床电活动相关的无创长程视频脑电监测。包括 3T MR 脑成像在内的神经影像可最大程度寻找微小的异常结构，但许多医疗中心也常规进行发作间期氟脱氧葡萄糖正电子发射断层扫描（fluorodeoxyglucose-positron emission tomography，FDG-PET）来寻找低代谢区域，以及（或）使用磁源成像（magnetic source imaging，MSI）、脑磁图（magneto-encephalography，MEG）来定位以偶极为特征的与发作间期癫痫样放电相关的刺激区域。此外，发作期 / 发作间期的单光子发射计算机断层扫描（single photon emission computed tomography，SPECT）常可用于定位致痫灶。神经认知评估、功能 MRI 和颈内动脉注射异巴比妥钠（Wada）试验也有助于定位致痫灶和预测消融风险。

在非侵入性检查导致 SOZ 定位不准确的患者中，可使用颅内 EEG 进行额外的检查，从而最好地定位癫痫发作的开始和扩散模式。除了其他优势[8]，我们发现立体定向脑电图（stereo-EEG，SEEG）配合 LITT 使用具有独特的作用，它提供了一种完全微创的检查和治疗计划，通常治疗路径与诊断电极放置的路径相同。

二、技术要点

成功使用 MRIgLITT 的激光消融取决于准确的立体定向光纤套管的置入和仔细而熟练的热消融的实施。设备的立体定向置入可以通过多种方式进行，但必须足够精准，这样才能保证手术有效、安全。由于笔者只使用了 Visualase 系统，因此将介绍目前使用（或过去使用）这一特定系统的不同方法，这能使我们能够最大限度地治疗癫痫病变。

（一）治疗路径的选择

治疗路径的选择是成功实施 LITT 的基础，其目标是最大限度地消融靶区，同时将非受累区域的消融风险降至最低，或者将大脑横断性损伤"附带损伤"的风险降到最低。治疗路径的选择取决于预期病变体积的解剖。若病变呈球形，在手术入路上具有最大的灵活性，而理想的病变形状是接近椭圆形或圆柱形病变，这样可以使治疗路径尽可能与病变的长轴保持一致。为了最大限度地减少出血性并发症的发生概率，需要对治疗路径进行适当调整，从而避免沿激光导管路径在大脑皮质和深处形成新生血管。另一个考虑因素是避开脑室，从而降低路径偏转的概率和散热器效应发生的概率。最后，入颅点的选择是治疗路径规划和准确性的一个重要考虑因素：不垂直于颅骨表面钻孔和置入套管时可能会出现移位，从而导致定位偏差。

由于其固有的复杂性和多方面的解剖学考虑，本章关于颞叶内侧癫痫的部分将详细讨论立体定向激光杏仁海马区切开术（stereotactic laser amygdalohippocampotomy, SLAH）的治疗路径规划。

（二）麻醉与定位

在几乎所有的病例中，成人癫痫的激光消融都是在全麻下进行，原因如下：①在 MRI 检查过程中，癫痫发作对患者来说比较危险；② LITT 技术需要将 GRE 图像与 MRI 空间的高分辨率解剖图像进行配准，患者的任何轻微头动将影响配准效果；③消融过程所需要的时间可能很长，许多患者

难以忍受如此长时间的 MRI 检查，或者至少这会给手术增加不必要的挑战；④大多数病例无须患者清醒以行功能评估，而在需要行功能评估的情况下，我们通常会先在患者清醒状态同时密切监测的情况下进行射频消融。然而，在极少数情况下，我们对有局灶性运动发作但是无意识障碍且高度合作的癫痫患者在清醒状态下进行 MRIgLITT 治疗。对于所有病例，仔细保护必不可少，并且我们通常会使用序贯加压装置以预防深静脉血栓形成。

患者被置于 MRI 扫描仪中，以便医生访问所有规划路径。对于多病灶患者，可以让患者处于仰卧位，头部适当旋转一定角度。然而，像笔者 SLAH 方法那样的某些路径要求患者保持俯卧位，这使得在 MRI 扫描仪中进行侧向定位变得困难。我们使用 ClearPoint®（Clearpoint Neuro；Irvine CA）（一种完全介入性的基于 MRI 的导航系统和颅骨安装框架，允许植入和操作激光导管）时用头钉固定头部。我们使用该系统进行大多数颅内置入，包括仰卧位和俯卧位的患者。如果患者在使用立体定向头架的系统中放置了插入螺栓和（或）激光套管，我们通常会在操作过程中将头架底环留在 MRI 线圈内，因为它有助于维持头部体位。否则，患者的定位方式应避免对激光套管施加压力（如果先前已置入），或者在将螺栓插入 MRI 扫描仪时保持接近螺栓。

（三）MRI 线圈的选择

只要患者在相应部位没有神经刺激装置（如迷走神经刺激器或脑深部刺激器），我们就使用柔性接收器线圈。对于已经存在光纤置入或 SEEG 螺栓的患者，我们通常使用发射 – 接收一体的鸟笼线圈。这使得手术时无菌区保护的难度增加，尽管线圈的杆通常不会在头部体位合适时阻碍接触螺栓。对于我们使用 ClearPoint 系统直接瞄准 MRI 扫描仪的情况，我们使用单个 6 通道体线圈，在头部下面卷曲成 U 形。部分医学中心使用两个平行的 6 通道的体线圈，分别置于头部的两侧。或者允许有足够的空间来连接和操纵 ClearPoint 框

架及将激光光纤插入其中。头部线圈的选择可能会影响成像质量，但通常的线圈就足够了。在信噪比欠佳的情况下，重新定位或选择不同的线圈可能有所帮助。

（四）单一病灶或消融路径

对于只需要消融单个病变或仅需单一路径治疗的病变，可根据外科医生的偏好和立体定向设备的可用性灵活使用光纤套管置入的立体定向技术。一般说来，可以在手术室内或在介入/术中 MRI 中进行激光和（或）其螺栓的立体定向放置。

在手术室中，光纤套管几乎可以使用任何足够精准的立体定向方法置入，包括但不限于传统框架、定制打印框架或无框架立体定向方法（包括机器人）。通常情况下，颅骨螺栓被插入到立体引导的插入杆上，然后光纤套管通过螺栓置入，因为在运送患者时使用支架固定导管是不可行的。理想情况下，置入的准确性是光纤套管或金属置入杆（如果激光的最终放置将在 MRI 套件中）还在的时候通过术中头部的薄层 CT 结合术前计划的 MRI 加以验证，因为在该步骤如果要进行置入位置调整最为容易。安装了立体定向框架后，可以使用术中 C 臂透视验证置入准确性，但只能提供矢状面观察视角，而无法帮助判断侧方的偏移情况。可以在手术外使用 CT 或 MRI 来替代术中成像，但如果在这个阶段检测到轻微的路径偏移，很少有外科医生会选择返回手术室进行调整（但好像也别无他法）。

当只需使用一根光纤时，通常在手术室进行置入，然后将患者送到 MR 机房进行 MRI 引导的消融。在此过程中，需要非常小心地保持光纤的位置不发生偏移及相关器件不被损伤。多根纤维也可以以这种方式置入，如果 MR 机房具备进行无菌操作的资质，则可以在手术室安置螺栓，无菌区域用 Ioban™（3M; St. Paul, MN）之类的无菌薄膜密封，并计划在 MR 中重新揭开密封和植入光纤之前再次准备。虽然不在 Visualase 激光纤维组件的"使用适应证"中，但可以通过这种方

式将一根光纤从一个螺栓转移到另一个螺栓（在每次消融轨迹后检查完整性）。在任何一种情况下，如果使用立体定向头架（单独使用或与机器人助手结合使用），底环都会保持在运输状态，因为它可以帮助在 MRI 中进行头部定位。当 MR 机房中光纤准备妥善时，执行体积 MRI 扫描以验证激光光纤的置入位置，并且可以开始 MRI 测温和消融。

（五）多个消融路径

多数情况下，癫痫患者的治疗需要多个消融路径。消融靶点通常是一片解剖区域，而非单点病灶，通常难以被单一卵圆形或柱形消融灶充分覆盖。这方面的例子有颞极消融、岛叶消融和胼胝体消融。

笔者在前文描述了用立体定向头架或机器人置入多个套管的技术，可以使用 MR 机房中的 ClearPoint 系统，或者在手术室中使用术中 MRI 计划和执行多个路径[9]。这为单根套管提供了高度的准确性，特别是对于长路径，如后入路的颞叶消融，但也非常适合于多个路径，特别是如果后续的穿刺受到先前消融体积的影响[10]。在解剖允许的情况下，可以尝试通过单一颅骨钻孔实现多个消融路径（图 8-1A），或者可能需要移动和重新安装框架（或安装多个框架）以达到目的（图 8-1B）。如果最初的计划路径没有达到所需的消融量，使用 ClearPoint 可提供更大的计划适应性。另一方面，ClearPoint 系统对于多个路径的消融比较费时。当执行具有两个以上路径（图 8-2）的激光消融时，我们现在倾向于使用机器人在手术室中放入螺栓，而不是我们最初使用的 ClearPoint。

（六）MRIgLITT 与 SEEG 的耦联

诊断性术中 EEG（即 SEEG）可以自然过渡到激光消融的使用，从而将两种微创技术结合在一起。如果致痫灶比较局限，SEEG 电极路径可以以如下方式进行规划，即允许将待监测脑组织分割为多个可以对应到潜在消融灶的毗邻的柱形区。如果某个区域高度怀疑为致痫灶，可以在

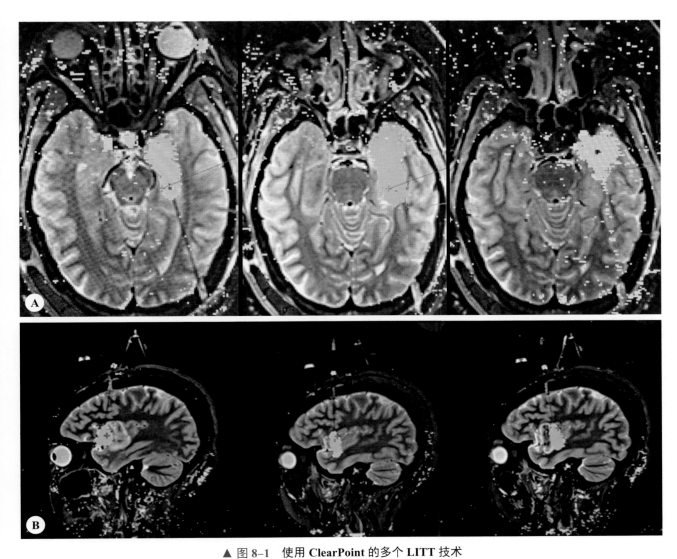

▲ 图 8-1　使用 ClearPoint 的多个 LITT 技术
A. 通过单一钻孔消融颞极、杏仁核和海马并安装 SmartFrame；B. 通过双钻孔岛叶消融并重新安装 SmartFrame

SEEG 电极置入时安置专用的复合立体定向螺栓，该螺栓可以首先兼容深部电极（尽管在某些实施例中，不是直径较小的电极），最后容纳激光套管（图 8-3）。然而，使用复合螺栓以实现从同一路径完成 SEEG 监测和激光消融并非绝对需要的。笔者已经开发出一种方法，可以在介入性 MR 机房中移除 SEEG 电极和螺栓，只留下用于消融的螺栓。保持消融螺栓在位的情况下，将患者小心置于 MRI 中，头部固定在鸟笼线圈中。线圈的操作杆放置在头上时小心地以无菌方式覆盖。无菌覆盖完成后，用于螺栓的螺丝刀通过杆之间的空间放置到螺栓上，并用以确定激光套管需要采取的

路径。以这种方式移除螺栓，并沿着长螺丝刀所示的相同轨迹置入激光光纤，电极置入后的头部 CT 作为激光套管从皮肤起始插入深度的指导和参考。虽然在这种情况下重建复杂的 3D 路径似乎很困难，但我们实际上已经发现，鸟笼线圈对路径施加了限制，并提供了现成的空间参考，可以根据先前的电极路径准确地更换套管（图 8-4）。我们只在相对较短和安全的路径上这样做，如在顶叶内。此外，有时 SEEG 轨迹不是消融的理想路径，如内侧颞叶和岛叶；对于这些目标区域，笔者会使用前面提到的其他技术将患者带回进行消融。

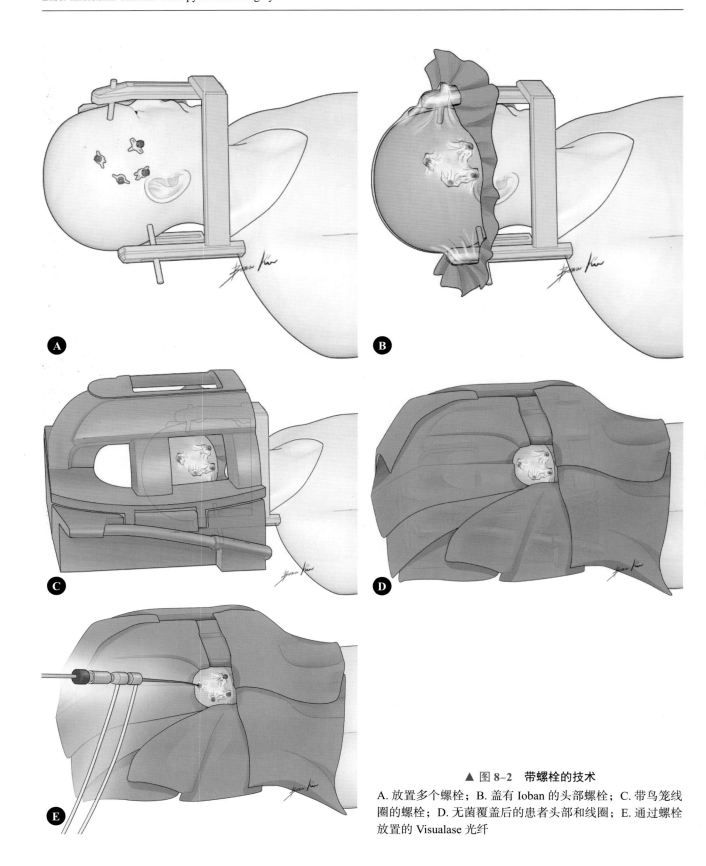

▲ 图 8-2 带螺栓的技术

A. 放置多个螺栓；B. 盖有 Ioban 的头部螺栓；C. 带鸟笼线圈的螺栓；D. 无菌覆盖后的患者头部和线圈；E. 通过螺栓放置的 Visualase 光纤

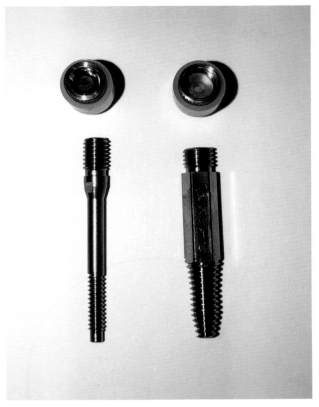

▲ 图 8-3　标准和两用 SEEG 螺栓

AdTech Medical 的 SEEG 头（上）和相应的螺栓（下），仅容纳 SEEG 电极（左）或具有足够的内径通过电极或 Visualase 激光光纤

三、具体应用案例

内侧颞叶癫痫

内侧颞叶癫痫仍然是外科癫痫最常见的病因[11]。切除癫痫的唯一随机对照证据是前颞叶切除术（anterior temporal lobectomy，ATL）（与药物治疗相比）[12, 13]。同样，SLAH 是最常见的治疗癫痫的激光消融术，并且也是研究得最深入的激光消融术。在撰写本章时，在笔者所在机构治疗癫痫的所有激光消融术中，56%（101/182）是 SLAH。其中，67%（68/101）为 MTS。

对于单侧 MTS 患者，在视频 EEG 上同侧从前颞叶开始发作，在 PET 扫描上同侧出现相应的代谢降低，笔者所在机构将 SLAH 作为内侧颞叶癫痫的一线治疗。SLAH 禁忌证类似于开放性切除手术，如双侧癫痫发作，以及广泛性（如语言

和视觉空间）记忆力下降的患者出现全面性遗忘的风险；我们为这类患者进行反应性神经刺激或脑深部刺激。我们为非优势侧 MTS 患者提供选择性杏仁核 - 海马区切除术，但对于优势半球的 MTS 患者，由于存在损伤命名功能的风险，我们不采取该术式。对于 MRI 上无明确病变的患者，我们在消融前通常会采用低阈值颅内监测以捕捉致痫灶。对于明确的非优势半球内侧颞叶癫痫且 MRI 无明显异常的病例，我们将内侧颞叶消融术或前颞叶切除术作为一线治疗方案，而对于优势半球内侧颞叶癫痫的患者，由于存在言语记忆下降的风险，我们采用反应性神经刺激作为一线治疗。

对于未能通过消融实现癫痫缓解的患者，将通过非侵入性研究进行重新评估。尤其要注意是否达到了解剖消融的目的，因为这些患者可能需要再次消融或开颅进行前颞叶切除术。在解剖上完全消融的患者（即海马和钩回）可进一步行 ATL 或接受侵袭性监测。在笔者中心，对于未能实现癫痫缓解并随后进行 SEEG 研究的患者，我们发现致痫灶位于前颞叶、海马旁回、内嗅皮质、残留杏仁核、后扣带回，甚至对侧内侧颞叶[14]。这些患者中的许多人接受了反复激光消融或颞叶切除术，最终癫痫完全缓解或至少部分改善[15]。

四、内侧颞叶癫痫消融术：立体定向杏仁核 - 海马区毁损术

用于安置立体定向螺栓或光纤套管的立体定向方法的选择取决于设备的可用性和外科医生的偏好。我们喜欢使用 ClearPoint 系统进行术中路径规划和校准，因为它在长路径的准确性方面让我们足够放心，并且让我们可以选择在第一次消融没有达到预期解剖范围的情况下"即时"规划第二条路径。然而，如果患者体型太大，则无法在俯卧位进行 MRI 检查，尤其是在 60cm 口径的磁体中；这些患者需要在手术室中使用与 ClearPoint 不同的立体定向技术安置螺栓和套管。

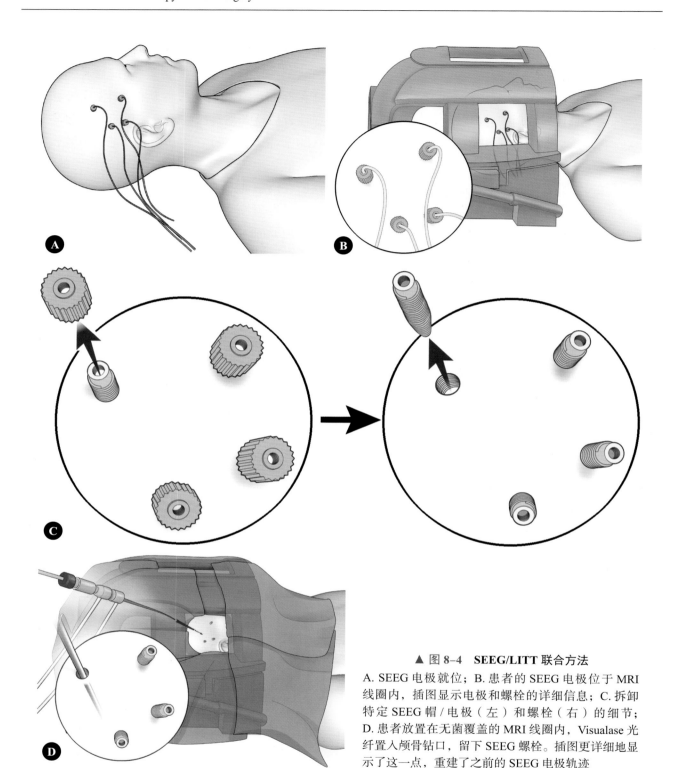

▲ 图 8–4　**SEEG/LITT 联合方法**
A. SEEG 电极就位；B. 患者的 SEEG 电极位于 MRI
线圈内，插图显示电极和螺栓的详细信息；C. 拆卸
特定 SEEG 帽 / 电极（左）和螺栓（右）的细节；
D. 患者放置在无菌覆盖的 MRI 线圈内，Visualase 光
纤置入颅骨钻口，留下 SEEG 螺栓。插图更详细地显
示了这一点，重建了之前的 SEEG 电极轨迹

干预性 MR 机房（诊断性 MR 配备并被认证
为手术室的诊断性 MR）中通常采用全身麻醉。
通常在计划消融的一侧以枕外隆凸外侧及上方各
5cm 为中心将头发剃出一个 5cm×5cm 的正方形
区域。在需要使用头架的立体定向工作流程中，

这一区域需要保持远离任何障碍物。患者俯卧在
乳胶垫上，头部稍微转向同侧然后固定。需要注
意避免压疮。对于肥胖患者，需要特别注意的是，
手臂在磁体仓内没有受压。如果在转运到 MRI 之
前已经安置了立体定向螺栓，患者可以仰卧位，

头部充分偏转，以便接触到后方放置的装置。皮肤消毒准备和无菌覆盖范围按照通常的方案进行。大多数患者在切皮前可予以地塞米松 10mg 和左乙拉西坦 1000mg 静脉注射，并给予适量的广谱抗生素。我们将 ClearPoint SmartGrid 贴在头皮的备皮区域，并开始术中计划扫描。

路径的规划首先在冠状面的海马头部中心和轴位的大脑脚中点水平选择初始靶点。初始进入点选择在海马体后部的中心或略下方，在中脑外侧沟和顶盖板之间的冠状平面上。在此步骤中，冠状位 T_1 和 T_2 反转恢复序列都是有用的。入点向后延伸到皮质表面，并根据路径上的血管进行调整。然后，靶点向前延伸，穿过杏仁核和前内侧钩，到达内侧颞极。

对整个路径进行检查，以避开血管，如枕叶皮质血管和大脑后基底颞支血管，这些血管的走行通常很接近规划路径。如果可能的话，注意将路径保持在侧脑室的下方，因为如果太靠上，可能会损伤丘脑，如果太靠外侧，可能会损伤视辐射；此外，脑室可能导致路径偏移。尽可能避开脉络丛，以降低脑室出血风险。调整后，需要检查路径，以确保为避免并发症所做的任何改变都保持了前面提到的路径解剖目标不变。通常需要同时修改头皮入口点和目标点以获得最佳路径（图 8-5）。

消融的靶点是海马头部和海马体（远至顶盖后部）、下托、杏仁腹内侧和钩回。我们还尝试将海马体包括在后钩突内，尽管其偏内、偏上的解剖位置使之充满挑战。除非颅内 EEG 提示致痫灶位于内嗅皮质、外嗅皮质或梭状回皮质，否则我们通常会在消融计划中避开这些结构，尽管白质（包括传导通路）通常需要包括在内。对于一些个体差异较大的解剖结构，如更大或更弯曲的海马，可能需要额外的路径来覆盖所有靶区。

偏移的路径可能会产生与具体消融靶点相关的一些后果。路径太靠近内侧有可能损伤海绵窦内的第 III 或第 IV 对脑神经，导致眼球运动麻痹和复视。这些情况通常是暂时的，可能是由于热扩散到神经。大脑脚也靠近内侧，但被环池隔开，

我们尚未见过这些长的传导束的损伤。这种路径也可能导致外侧海马区消融不充分。

如果路径太偏外侧，则有可能损伤矢状层面上位于消融区尾端的视辐射，从而导致部分视野缺损（同名上象限视）。反之，则可能导致内侧海马脚和钩回消融不充分。

路径位置太低通常不会导致意想不到的神经功能障碍，但很可能会导致海马脚和（或）海马体消融不足，特别是如果路径位于海马沟软膜边界的下侧。

最后，路径偏上可能会导致视束损伤，因为视束走行在杏仁核上方（很不常见）。此外，丘脑外侧膝状体可能在下脉络点后面的海马体上方受到损伤，从而导致同向性偏盲[9, 15, 16]。这种路径也使患者面临下托消融不足的风险。

由于寻找合适的规划路径较为复杂，有研究人员研究了是否存在一种合理的计算机辅助方法来更好地进行路径规划。Vakahria 等回顾性对比了既往的内侧颞叶消融与根据计算机建模的路径推断的理论消融，发现计算机建模的路径长度更短，对于杏仁核和海马体消融覆盖范围也更佳，从总体上看，给重要解剖结构留下了更大的安全空间[17]。

五、内侧颞叶癫痫的结局

在撰写本章时，已有 10 篇文章报道了 20 例（或更多）接受 SLAH 的内侧颞叶癫痫患者的治疗经验[15, 16, 18-25]（表 8-1）。接受治疗的患者为 20[19]~231 例[25]，最大的研究是一项多中心队列，涵盖了单中心报道中的许多患者。发表的最大的单中心（58 例患者）队列来自笔者研究团队的治疗经验[15]。大多数接受治疗的患者存在 MTS，为 52.3%[24]~85%[19]。这些研究在放置激光光纤的技术上有所不同，既有研究与研究之间的不同，也有同一研究内的不同。在使用颅内监测来确认致痫灶上也有所不同，有的对所有患者均不使用颅内监测确认致痫灶[18]，有的在无明确病灶的患者上使用[21, 22]，有的不管病因如何，大多数患者均使用[24]。

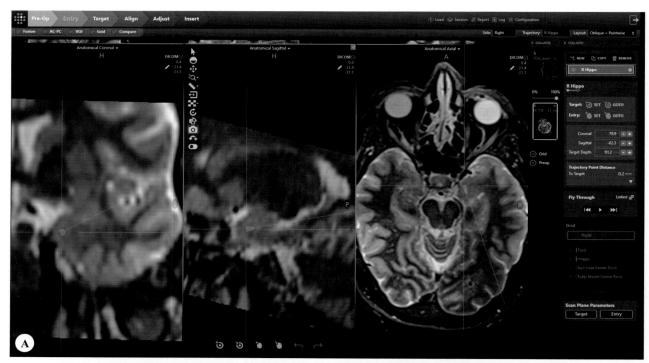

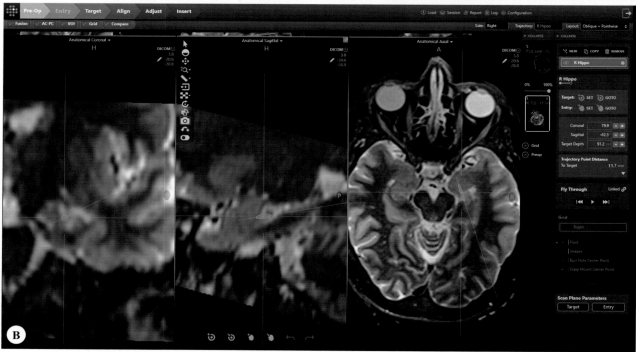

▲ 图 8-5 在 Clearpoint 计划站的 IR 序列的 3 个基本平面中查看的 SLAH 路径

A. 杏仁核内的路径；B. Pes 海马区

这些研究报道癫痫结局的方法上也各不相同。6 项研究报道了 1 年或 1 年以上的结果 [15, 16, 18, 19, 22, 25]，而另外有研究报道表明，他们的最低随访时间为 6 个月 [20, 21, 23, 24]，尽管他们报道的研究队列的平均随访时间超过 1 年。在 6 个月的时间点，报道的无癫痫发作的占比为 53% [19]～79.5% [21]。在 6 个月后报道所有总体结果的组中，无癫痫发作占比为 47.5% [20]～67.4% [21]。1 年或更长时间的无癫痫发作

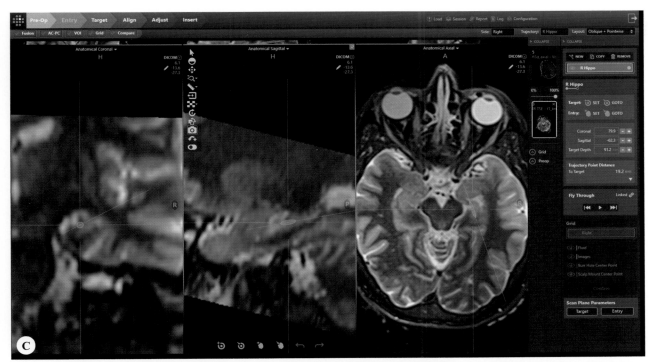

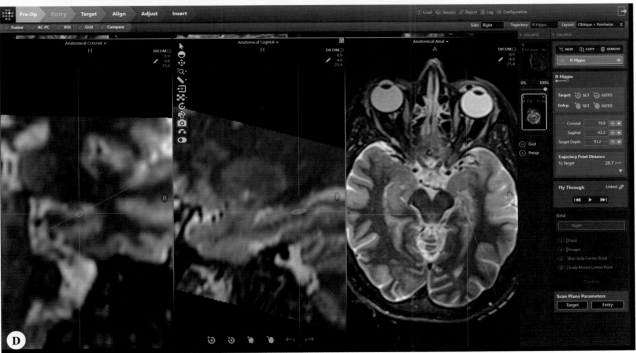

▲ 图 8-5（续）　在 Clearpoint 计划站的 IR 序列的 3 个基本平面中查看的 SLAH 路径

C. 海马体；D. 离开中脑沟后的海马区

占比为 36%[19]～65%[16]。患有 MTS 的患者比未患 MTS 的患者预后更好，患有 MTS 患者在至少 6 个月后癫痫发作缓解率为 67.6%[21]～73%[24]，在至少 1 年后为 56%[22]～73%[16]。未患 MTS 的患者在 6 个月后表现出 16%[23]～66%[21] 的癫痫缓解，在至少 1 年后表现出 33%[15]～62%[16] 的无癫痫发作。

我们先前计算过，在目前（当前）报道的 168 例有术后随访 1 年结局数据的 SLAH 中，总共 96

研　究	N	MTS	视野并发症	脑神经并发症	随　访	Engel Ⅰ级癫痫发作的结果
Kang 等（2016）[19]	20	85%	5%	5%（短暂）	6 个月，1 年	53%（6 个月），36%（1 年）
Jermakowicz 等（2017）[16]	23	65%	4.3%	0%	1 年	65%（全部），73%（MTS），62%（非 MTS）
Tao 等（2018）[24]	21	52%	4.8%	0%	>6 个月，末次随访	73%（MTS），30%（非 MTS）
Grewal 等（2018）[30]	23	78%	34.8%	0%	>1 年，末次随访	72%（MTS），40%（非 MTS）
Donos 等（2018）[21]	43	79%	0%	0%	6 个月，末次随访	79.5% 和 67.4%（总体：6 个月和最近 1 年），67.6% 和 66.6%（6 个月和最近 1 年：MTS 和非 MTS）
Youngerman 等（2018）[22]	30	60%	3.3%	0%	>1 年，末次随访	55.6%（MTS），58.3%（非 MTS）
Le 等（2018）[23]	29	79%	3.4%	10.3%（3.4% 永久）	>6 个月，末次随访	73%（MTS），17%（非 MTS）
Gross 等（2018）[26]	58	74%	8.6%	6.9%（短暂）	>1 年，末次随访	60.5%（MTS），33.3%（非 MTS）
Tatum 等（2019）[20]	29	79%	5%	0%	>6 个月，末次随访	47.5%
Wu 等（2019）[25]	231	74%	5.1%	—	1 年，2 年，末次随访	58.0%（1 年），57.5%（2 年），58.0%（末次）

表 8-1　激光杏仁核海马区切开术系列

MTS. 颞叶内侧硬化症

例（57.1%）无癫痫发作，63.7% 的 MTS 患者无癫痫发作（91 例 MTS 患者中的 58 例）[26]。Wu 等报道了 231 例 SLAH 患者在 12 个月或超过 12 个月的最后一次随访中的回顾性结果[25]。根据涉及的中心，最多只有 50 例患者与先前报道的系列重叠，因此该系列约 80% 是独一无二的患者，并且不包括先前报道的两个最大的系列[15, 21]，因此它不受这些中心（包括我们自己）的区别对待。1 年内 231 例患者中有 134 例（58.0%）达到 Engel Ⅰ级预后，2 年后 167 例患者中有 96 例（57.5%）获得 Engel Ⅰ级预后。在整个队列中，这种无癫痫发作的转化率与之前且大部分（约 80%）不同的队列惊人地相似。在 Wu 等的研究中，患有 MTS 和未患 MTS 的患者的预后在统计学上没有显著差异；至于这是否是力量问题，并不容易辨别，因为这两个亚组中没有提供无癫痫患者的数量。然而，

似乎约 60% 的 MTS 患者和约 52% 的非 MTS 患者是 Engel Ⅰ级，后者周围有很大的可信区间。

有报道称，再次激光消融的患者比例为 3.3%[22]～15.5%[15]，前额叶切除术的比例为 3.3%[22]～20%[19]。结合多个中心的经验，再次消融的 13 例中有 5 例（38.5%）无癫痫发作，尽管笔者中心的数据使，9 例中有 4 例无癫痫发作[15, 22, 24]。从相同的研究中，对于再次 SLAH 失败的患者进行了额外的前颞叶切除术，在 6 例手术中有 1 例癫痫发作消失。尽管 Kang 等报道 4 例患者中有 3 例在单次 SLAH 失败后，在前颞叶切除术后癫痫发作消失，他们并未尝试首先重复激光消融[19]。

除了 MTS 外，其他几个因素与癫痫的关系也有研究。在病例系列内检查的消融体积的差异未发现与不同的无癫痫发作的概率相关[18, 19, 21, 24]，尽

管据报道，消融体积在不同系列之间存在显著差异。Grewal 等[18] 报道了 63% 的海马体消融和 43% 的杏仁核消融，而 Donos 等[21] 报道的消融比例分别为 70.9% 和 73.7%。Jermakowicz 等在他们的系列研究中发现，保留内侧海马头部和外侧路径与缺乏无癫痫发作[16]，而 Wu 等研究发现，优先消融杏仁核、海马头部、鼻皮质和海马旁回与癫痫控制的机会更大[25]。侵入性监测的使用似乎对这些患者的癫痫控制发作没有明显的影响[21, 22, 25]。虽然在非侵入性研究并不完全一致的患者中，颅内 EEG 提供了更好的癫痫灶定位，但与不需要侵入性监测的局灶性癫痫患者相比，这类患者的术后癫痫预后较差。一项研究发现，术后首次出现的头皮 EEG 的短暂间歇性节律性增量活动（temporal intermittent rhythmic delta activity，TIRDA）是癫痫控制失败的风险增加的标志[20]。

不同研究的并发症差异很大，有研究表明视野缩小为 0%[21]～35%[18]，尽管大多数报道的发生率低于 10%（表 8-1）。第Ⅲ或第Ⅳ对脑神经短暂性麻痹的报道发生率为 0%[21]～6.9%，而永久性麻痹的报道发生率为 0%[21]～3.4%[23]。据报道，脑出血发生率为 0%[21]～5%[19]。目前还没有感染病例报道。

SLAH 后的神经心理结果良好。对抗性命名基本保持稳定，少数明显改变的患者更有可能有改善而不是下降[16, 18, 21, 24, 27, 28]。视觉记忆的变化各不相同，一些研究报道称其没有变化，而一份报道指出多达 47% 的患者视觉记忆显著下降，患者在主导性或非主导性内侧颞叶消融后表现出视觉记忆缺陷[15, 16, 27]。在 SLAH 后，整体记忆力的下降也是不一致的，观察到一些系列没有显著的组内变化[15, 18, 24]，而另外有结果表明在某些测试中发现显著下降[16, 19, 21, 27]。在这项测量中，优势和非优势颞叶消融存在差异，在优势侧消融中，有统计学意义的组内下降更为常见[21]，而在非优势侧消融中，改善的机会增加[15, 16]。消融范围的增大仅在优势侧消融中与神经认知功能下降相关[21]。癫痫发作的结果与神经精神疾病的结果没有

相关性[28]。

六、与其他手术的比较

虽然还没有随机试验将 SLAH 与 ATL 或选择性杏仁核海马区损毁术（selective amygdalohippocampectomy，SAH）进行比较，但有几项研究可以用来比较开放切除与 SLAH 的结局。上述提到的 Engel Ⅰ 级结果（约 57% 在 ±MTS 患者中）低于 ATL 与药物对照的两个随机对照试验中的任一个（64%[12] 和 73%[13]）或 SAH 与 ATL 的 Meta 分析，后者术后 1 年的癫痫控制率分别为 67% 和 75%[29]。然而，这种比较并不理想，因为随机对照试验的选择很可能会排除开放标签的"真实世界"研究中回顾报道的一些患者群体（如一些患有两种疾病）。相反，由于不受控制的各种偏见，回顾性研究通常比前瞻性试验表现得更好。Meta 分析也不是一个完美的比较，因为它的人群中 91% 是 MTS 患者。然而，从 Meta 分析推断的 MTS 阳性患者的癫痫控制率的比较表明，较大的毁损对癫痫控制的影响更大：ATL 后 73%，SAH 后 66%，SLAH 后 64%。立体定向放射外科治疗颞叶癫痫的 Meta 分析也显示，与开放手术相比，癫痫控制率较低：所有患者为 42%，病变（除 1 例患者外所有 MTS）患者为 50%[30]。

外科性 Meta 分析论文中的手术风险显示 SAH 的死亡率为 0%～3.1%，ATL 为 0%～2.4%[29]。而笔者综合分析的患者系列中，永久性症状性神经缺陷（永久性脑神经麻痹和偏盲）的死亡率为 3.3%。目前还没有 SLAH 手术的死亡报告。SLAH 分析报道的总体视野缺陷率为 7.8%。报道的颞叶切除术的视野缺陷为 28%～55%[12, 31, 32]，而 SRS Meta 分析得出的视野缺陷报道为 12.7%[30]。

在一项研究中，对这两种手术的神经心理学结果进行了详细的面诊和检查。我们的研究小组发现，我们的 SLAH 患者在命名或物体识别等方面的功能没有下降，而 88% 的患者在开放切除（SAH 或 TLE）后表现出恶化（95% 的优势侧切除至少在一项命名标准上下降，而 85% 的非优势

侧切除在对象识别或熟悉度方面下降）[28]。一项对颞叶切除后神经心理结果的 Meta 分析发现，23% 的右侧患者和 21% 的左侧患者的视觉记忆能力下降[33]，而除其中一项研究外，所有对 SLAH 的研究均未显示出术后有明显变化。在开放手术和 SLAH 患者中都可以看到，如果对优势颞叶进行手术，记忆力会更频繁地下降，在优势侧和非优势侧进行开放手术中平均有 44% 和 20% 的记忆力下降[33]；相比之下，在回顾的一系列研究中，优势侧和非优势侧性 SLAH 患者的记忆力下降分别为 30.4% 和 12.5%[15, 16, 24, 27]。

七、病灶及非病灶局灶性皮质癫痫

一般方法

当然，除 MTS 和内侧颞叶以外的起始区的病理也可以用 MRIgLITT 治疗，包括非病灶性和病灶性局灶性新皮质病因，如海绵状血管畸形、局灶性皮质发育不良、脑室周围结节异位、癫痫性肿瘤、下丘脑错构瘤、皮质结节、恶性胶质瘤和转移瘤（后四种病理将在本书的其他章节讨论）。

许多病灶相关的局灶性癫痫可以用激光消融重新开始治疗，即不需要侵入性监测。在这些情况下，MRIgLITT 的实施方法与上文所述的内侧颞叶癫痫的 MRIgLITT 治疗大致相同，采用框架或无框架的颅骨锚植入以引导激光导管，或者使用 ClearPoint 等 MRI 平台。笔者和其他研究人员已经用颅骨骨锚和 ClearPoint 治疗了上述每一种病因造成的疾病（图 8-2 和图 8-6）。

当然，许多病例需要进一步的侵入性监测研究，包括一些有替代假说的病灶性癫痫和非病灶性癫痫。经过很长一段时间的延迟，在过去 10 年里，SEEG 已经成为欧洲以外的主要的侵入性监测技术，它始于 20 世纪 60 年代。虽然从历史上看，在尚不能进行激光消融的地区，SEEG 后唯一的后续治疗选择是开放切除（或很少有效的多软膜下横断术），或者现在我们可以非常有效地将 SEEG 与 MRIgLITT 结合起来。在某些情况下，在癫痫发作和 SEEG 功能标测之后，最合理的方法是移

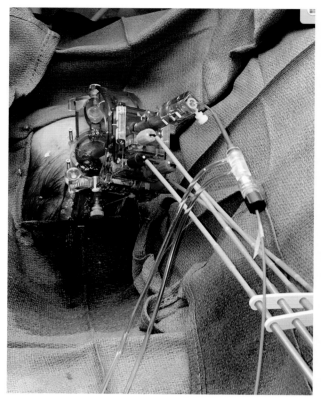

▲ 图 8-6　通过 ClearPoint 进行激光消融

除电极，然后在本次或下一次入院时按照前面描述的方法，与重新开始治疗的那个病例以相同的方式进行 MRIgLITT。这样的例子包括在内侧颞叶（如上处理）和岛叶（图 8-1B）确定的起始点，因为 SEEG 使用的路径与激光消融所需的最有效和安全的方法不同。

然而，在其他情况下，SEEG 轨迹可以很容易地用于插入激光导管和随后的消融，从而允许在电极移除过程中通过现有的 SEEG 电极地脚螺栓或甚至不通过旋转骨孔消融癫痫发作起始区。当存在足够强的假设时，如当存在可见的病变时，甚至当存在与脑磁图有关的偶极子区域时，深度电极可以通过混合的"激光螺栓"插入进去，随后可以用激光导管替换电极。事实上，我们可能会插入不止一个根据需要获取的相同的区域，这是一种明显的非经典 SEEG 方法。应该注意的是，我们使用的混合螺栓不多，因为穿过它们的深度电极不是直径较小的电极（Ad-Tech，尽管可以从 PMT 获得穿过激光螺栓的直径较小的电极），而且

这些较大的螺栓留下的皮肤缺损可能并不能忽略不计，并且这种缺损更容易愈合不良。如上所述，当假设不足以使用激光螺栓时，但当 SEEG 最终确定可以消融的区域时，另一种方法可简单地移除通常较小的地脚螺栓和电极，并在术中精细的 MRI 可视化下将激光导管滑过颅骨骨窗，以确保没有偏离预期的路径（图 8-4）。同样，如果在该路径附近存在血管，并且这些血管具有受损风险，如在岛叶区域，则不应使用此方法。

八、激光消融治疗新皮质癫痫的疗效观察

（一）皮质发育畸形

一些小型研究报道显示，64% 的局灶性皮质发育不良患者仅通过激光消融治疗后可实现癫痫控制[3, 34-38]。这与已发表的开放手术系列的 51%～53% 的癫痫控制率相比是有利的[39, 40]。还有一份报道显示，LITT 联合开放切除可有效治疗局灶性皮质发育不良[41]。脑室旁结节异位（periventricular nodular heterotopia，PVNH）特别适合于立体定向激光消融治疗；事实上，通过射频热凝消融治疗这些典型的中小病变既往有很多先例[42]。LITT 立体定向治疗这些病变的优势是显而易见的，因为它们的位置深，手术治疗风险大。患有皮质发育畸形的患者通常也存在其他病理改变，他们的发作起始区可能不局限于一个特定的异位（如覆盖的新皮质），因此强烈建议进行颅内 SEEG 检查[43]。虽然消融单个异位可能足以解除癫痫发作，但也可能需要进一步的手术治疗[44]。

（二）海绵状血管畸形

虽然不太直观，但立体定向激光消融治疗癫痫皮质海绵状血管畸形是一种安全的替代手术切除的治疗方法，特别是考虑到其中一些病变可能不容易手术治疗[45]（图 8-7）。通常，在这些病灶性癫痫病例中不需要有创性监测。我们报道了激光消融治疗 1 年后 82% 的患者的 Engel I 级结果[46]，这与手术切除 Meta 分析报道的 83% 的 Engel I 级结果持平[47]。本组 19 例患者均未发生出血性并发症。

无病灶癫痫 到目前为止，关于无病灶癫痫的 MRIgLITT 结果的报道屈指可数。切除大脑中动脉分支之间的脑岛有相当大的手术并发症风险，因此这种病变特别适合这种立体定向技术[48]。在这个例子中，其解剖学特点使其自身适合于沿岛叶长轴向下的矢状面旁入路，其神经功能缺损发生率低于开放手术[49, 50]（图 8-1B）。两个已发表的 20 个和 14 个系列（可能有重叠的患者）分别引用了激光消融无病灶性岛叶癫痫灶后 50%[35] 和 43%[51] 的癫痫控制。扣带状癫痫也适合这种微创治疗方法[52]（图 8-8）。

回顾我们中心对新皮质无病灶癫痫患者的 LITT 消融治疗发现，在 7 例达到该时间点的患者中，1 年癫痫控制的比率为 43%[38]。作为对比，对这类患者的手术系列的 Meta 分析显示，这些患者的癫痫控制率为 50%[53]。

九、胼胝体切开术

用于治疗跌倒发作和（或）二次泛化的穹窿体切开术也适用于 MRIgLITT。在这种情况下，根据是否进行前 2/3 的胼胝体切开术，插入 3～5 个立体定向螺栓。我们还使用 ClearPoint 系统进行了激光胼胝体切开术，但这可能非常耗时，因为塔需要重新定位几次。在我们的 16 例患者中，75%（9/12）的患者的失张力发作减少了 50% 或以上，62%（8/13；手稿正在审查中）的患者出现全面性强直 - 阵挛发作[54]。2 例患者出现出血或缺血并发症。在儿童癫痫手术相关章节中，更广泛地介绍了使用激光消融技术切除胼胝体的内容。

结论

自 2010 年问世以来，立体定向激光消融被证明是一种安全有效的治疗局灶性癫痫的方法。到目前为止，最多的治疗证据是内侧颞叶癫痫，但越来越多的证据表明，对局灶性癫痫的其他病因，如海绵状血管畸形、局灶性皮质发育不良、脑室周围结节异位和无病灶性新皮质癫痫均有效。虽

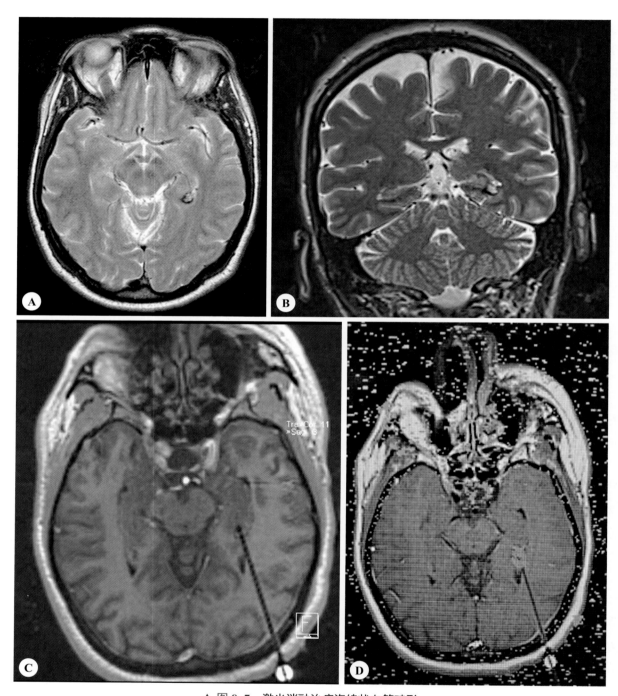

▲ 图 8-7　激光消融治疗海绵状血管畸形

A. 轴位 FLAIR MRI；B. 右利手优势的年轻女性左侧颞叶深部邻近海马体尾部的海绵状畸形的冠状位 T_2 加权成像，如果没有对脑白质束的重大侵犯和（或）对脑的切除，就不能进行手术切除；C. 轴位 MRI 热成像显示病变的后方入路；D. 轴位 MRI 热成像显示最大横断面体积。患者在 6 个月时没有癫痫发作和先兆，无记忆和语言问题

然与治疗内侧颞叶癫痫的标准开放切除术相比，MRIgLITT 的癫痫控制率略低，但越来越多的证据表明，与开放手术相比，立体定向激光杏仁海马区切开术可以改善神经心理结果，降低手术并发症。其是否也能增加新皮质癫痫的治疗窗将需要更多的证据证明。在这个早期阶段，激光消融术在癫痫的治疗结果和预后方面似乎与开放手术切除相当。

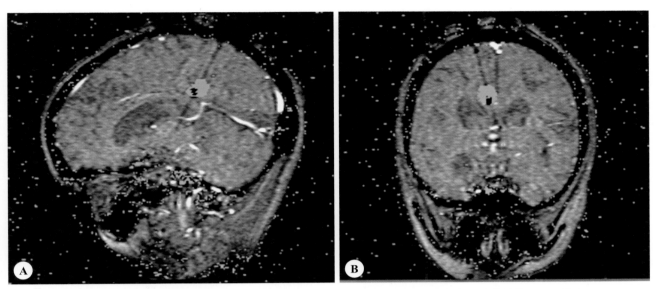

▲ 图 8-8　MRI 热成像矢状位（A）及冠状位（B）消融地图显示对后扣带回致痫灶的 LITT 治疗

参考文献

[1] Bettag M, Ulrich F, Schober R, Furst G, Langen KJ, Sabel M, et al. Stereotactic laser therapy in cerebral gliomas. Acta Neurochir Suppl (Wien). 1991;52:81–3.

[2] Carpentier A, McNichols RJ, Stafford RJ, Itzcovitz J, Guichard J-P, Reizine D, et al. Real-time magnetic resonance-guided laser thermal therapy for focal metastatic brain tumors. Neurosurgery. 2008;63(1 Suppl 1):ONS21–8; discussion ONS28–9.

[3] Curry DJ, Gowda A, McNichols RJ, Wilfong AA. MR-guided stereotactic laser ablation of epileptogenic foci in children. Epilepsy Behav. 2012;24(4):408–14.

[4] Administration FD. Visualase thermal therapy system 510(k). Food and Drug Administration: Rockville; 2007.

[5] Administration FD. Monteris medical NeuroBlate system 510(k). Silver Spring: Food and Drug Administration; 2013.

[6] Stereotactic Laser Ablation for Temporal Lobe Epilepsy (SLATE) ClinicalTrials.gov: U.S. National Library of Medicine; 2019 [updated 1/9/19]. Available from: https://clinicaltrials.gov/ct2/show/ NCT02844465.

[7] Sperling MR, Gross RE, Alvarez GE, McKhann GM, Salanova V, Gilmore J. Stereotactic Laser Ablation for Mesial Temporal Lobe Epilepsy: A prospective, multicenter, single-arm study. Epilepsia, 2020; epi.16529. https://doi.org/10.1111/epi.16529.

[8] Gonzalez-Martinez J, Mullin J, Vadera S, Bulacio J, Hughes G, Jones S, et al. Stereotactic placement of depth electrodes in medically intractable epilepsy. J Neurosurg. 2014;120(3):639–44.

[9] Willie JT, Laxpati NG, Drane DL, Gowda A, Appin C, Hao C, et al. Real-time magnetic resonance-guided stereotactic laser amygdalohippocampotomy for mesial temporal lobe epilepsy. Neurosurgery. 2014;74(6):569–85.

[10] Bentley JN, Isbaine F, Gross RE, Willie JT. Accuracy of stereotactic laser amygdalohippocampotomy ablations using an MRI-targeting platform. Manuscript in preparation.

[11] Sadler RM. The syndrome of mesial temporal lobe epilepsy with hippocampal sclerosis: clinical features and differential diagnosis. Adv Neurol. 2006;97:27–37.

[12] Wiebe S, Blume W, Girvin J, Eliasziw M. Group EaEoSfTLES. A randomized, controlled trial of surgery for temporal lobe epilepsy. N Engl J Med. 2001;345(5):311–8.

[13] Engel J Jr, McDermott MP, Wiebe S, Langfitt JT, Stern JM, Dewar S, et al. Early surgical therapy for drug-resistant temporal lobe epilepsy: a randomized trial. JAMA. 2012;307(9):922–30.

[14] Bullinger K, Alwaki A, Gross R, Willie J. When laser fails: the role for intracranial monitoring following seizure recurrence after stereotactic laser amygdalohippocampectomy (SLAH). New Orleans: American Epilepsy Society; 2018.

[15] Gross RE, Stern MA, Willie JT, Fasano RE, Saindane AM, Soares BP, et al. Stereotactic laser amygdalohippocampotomy for mesial temporal lobe epilepsy. Ann Neurol. 2018;83(3):575–87.

[16] Jermakowicz WJ, Kanner AM, Sur S, Bermudez C, D'Haese P-F, Kolcun JPG, et al. Laser thermal ablation for mesiotemporal epilepsy: analysis of ablation volumes and trajectories. Epilepsia. 2017;58(5):801–10.

[17] Vakharia VN, Sparks R, Li K, O'Keeffe AG, Miserocchi A, McEvoy AW, et al. Automated trajectory planning for laser interstitial thermal therapy in mesial temporal lobe epilepsy. Epilepsia. 2018;59(4):814–24.

[18] Grewal SS, Zimmerman RS, Worrell G, Brinkmann BH, Tatum WO, Crepeau AZ, et al. Laser ablation for mesial temporal epilepsy: a multi-site, single institutional series. J Neurosurg. 2018;1:1–8.

[19] Kang JY, Wu C, Tracy J, Lorenzo M, Evans J, Nei M, et al. Laser interstitial thermal therapy for medically intractable mesial temporal lobe epilepsy. Epilepsia. 2016;57(2):325–34.

[20] Tatum WO, Thottempudi N, Gupta V, Feyissa AM, Grewal SS, Wharen RE, et al. De novo temporal intermittent rhythmic delta activity after laser interstitial thermal therapy for mesial temporal lobe epilepsy predicts poor seizure outcome. Clin Neurophysiol. 2019;130(1):122–7.

[21] Donos C, Breier J, Friedman E, Rollo P, Johnson J, Moss L, et al. Laser ablation for mesial temporal lobe epilepsy: surgical and cognitive outcomes with and without mesial temporal sclerosis. Epilepsia. 2018;59(7):1421–32.

[22] Youngerman BE, Oh JY, Anbarasan D, Billakota S, Casadei CH, Corrigan EK, et al. Laser ablation is effective for temporal lobe epilepsy with and without mesial temporal sclerosis if hippocampal seizure onsets are localized by stereoelectroencephalography. Epilepsia. 2018;59(3):595–606.

[23] Le S, Ho AL, Fisher RS, Miller KJ, Henderson JM, Grant GA, et al. Laser interstitial thermal therapy (LITT): seizure outcomes for refractory mesial temporal lobe epilepsy. Epilepsy Behav. 2018;89:37–41.

[24] Tao JX, Wu S, Lacy M, Rose S, Issa NP, Yang CW, et al. Stereotactic EEG-guided laser interstitial thermal therapy for mesial temporal lobe epilepsy. J Neurol Neurosurg Psychiatry. 2018;89(5):542–8.

[25] Wu C, Jermakowicz WJ, Chakravorti S, Cajigas I, Sharan AD, Jagid JR, et al. Effects of surgical targeting in laser interstitial thermal therapy for mesial temporal lobe epilepsy: a multicenter study of 234 patients. Epilepsia. 2019;60(6):1171–83.

[26] Gross R. The latest on lasers: improving the outcome of MRIgLITT Amygdalohippocampotomy. Epilepsy Curr. 2018;18(6):382–6.

[27] Greenway MRF, Lucas JA, Feyissa AM, Grewal S, Wharen RE, Tatum WO. Neuropsychological outcomes following stereotactic laser amygdalohippocampectomy. Epilepsy Behav. 2017;75:50–5.

[28] Drane DL, Loring DW, Voets NL, Price M, Ojemann JG, Willie JT, et al. Better object recognition and naming outcome with MRI-guided stereotactic laser amygdalohippocampotomy for temporal lobe epilepsy. Epilepsia. 2015;56(1):101–13.

[29] Josephson CB, Dykeman J, Fiest KM, Liu X, Sadler RM, Jette N, et al. Systematic review and meta-analysis of standard vs selective temporal lobe epilepsy surgery. Neurology. 2013;80(18):1669–76.

[30] Grewal SS, Alvi MA, Lu VM, Wahood W, Worrell GA, Tatum W, et al. Magnetic resonance–guided laser interstitial thermal therapy versus stereotactic radiosurgery for medically intractable temporal lobe epilepsy: a systematic review and meta-analysis of seizure outcomes and complications. World Neurosurg. 2019;122:e32–47.

[31] Tecoma ES, Laxer KD, Barbaro NM, Plant GT. Frequency and characteristics of visual field deficits after surgery for mesial temporal sclerosis. Neurology. 1993;43(6):1235–8.

[32] Egan R, Shults W, So N, Burchiel K, Kellogg J, Salinsky M. Visual field deficits in conventional anterior temporal lobectomy versus amygdalohippocampectomy. Neurology. 2000;55(12):1818–22.

[33] Sherman EMS, Wiebe S, Fay-McClymont TB, Tellez-Zenteno J, Metcalfe A, Hernandez-Ronquillo L, et al. Neuropsychological outcomes after epilepsy surgery: systematic review and pooled estimates. Epilepsia. 2011;52(5):857–69.

[34] Kamath AA, Friedman DD, Hacker CD, Smyth MD, Limbrick DD Jr, Kim AH, et al. MRI-guided interstitial laser ablation for intracranial lesions: a large single-institution experience of 133 cases. Stereotact Funct Neurosurg. 2017;95(6):417–28.

[35] Perry MS, Donahue DJ, Malik SI, Keator CG, Hernandez A, Reddy RK, et al. Magnetic resonance imaging-guided laser interstitial thermal therapy as treatment for intractable insular epilepsy in children. J Neurosurg Pediatr. 2017;20(6):575–82.

[36] Devine IM, Burrell CJ, Shih JJ. Curative laser thermoablation of epilepsy secondary to bottom-of- sulcus dysplasia near eloquent cortex. Seizure. 2016;34:35–7.

[37] Cobourn K, Fayed I, Keating RF, Oluigbo CO. Early outcomes of stereoelectroencephalography followed by MR-guided laser interstitial thermal therapy: a paradigm for minimally invasive epilepsy surgery. Neurosurg Focus. 2018;45(3):E8.

[38] Koch P, Ramesha S, Graf D, Cabaniss B, Gross R, Willie J, editors. Stereotactic laser ablation for neocortical epilepsy. New Orleans: American Epilepsy Society; 2018.

[39] Choi SA, Kim SY, Kim H, Kim WJ, Kim H, Hwang H, et al. Surgical outcome and predictive factors of epilepsy surgery in pediatric isolated focal cortical dysplasia. Epilepsy Res. 2018;139:54–9.

[40] Fauser S, Essang C, Altenmüller D-M, Staack AM, Steinhoff BJ, Strobl K, et al. Long-term seizure outcome in 211 patients with focal cortical dysplasia. Epilepsia. 2015;56(1):66–76.

[41] Ellis JA, Mejia Munne JC, Wang S-H, McBrian DK, Akman CI, Feldstein NA, et al. Staged laser interstitial thermal therapy and topectomy for complete obliteration of complex focal cortical dysplasias. J Clin Neurosci. 2016;31:224–8.

[42] Cossu M, Mirandola L, Tassi L. RF-ablation in periventricular heterotopia-related epilepsy. Epilepsy Res. 2018;142:121–5.

[43] Thompson SA, Kalamangalam GP, Tandon N. Intracranial evaluation and laser ablation for epilepsy with periventricular nodular heterotopia. Seizure. 2016;41:211–6.

[44] Esquenazi Y, Kalamangalam GP, Slater JD, Knowlton RC, Friedman E, Morris SA, et al. Stereotactic laser ablation of epileptogenic periventricular nodular heterotopia. Epilepsy Res. 2014;108(3):547–54.

[45] McCracken DJ, Willie JT, Fernald BA, Saindane AM, Drane DL, Barrow DL, et al. Magnetic resonance thermometry-guided stereotactic laser ablation of cavernous malformations in drug-resistant epilepsy: imaging and clinical results. Operative Neurosurg. 2016;12(1):39–48.

[46] Willie JT, Malcolm JG, Stern MA, Lowder LO, Neill SG, Cabaniss BT, et al. Safety and effectiveness of stereotactic laser ablation for epileptogenic cerebral cavernous malformations. Epilepsia. 2019;60(2):220–32.

[47] Shang-Guan H-C, Wu Z-Y, Yao P-S, Chen G-R, Zheng S-F, Kang D-Z. Is extended lesionectomy needed for patients with cerebral cavernous malformations presenting with epilepsy? A meta-analysis. World Neurosurg. 2018;120:e984–e90.

[48] Bouthillier A, Nguyen DK. Epilepsy surgeries requiring an operculoinsular cortectomy: operative technique and results. Neurosurgery. 2017;81(4):602–12.

[49] Perry MS, Donahue DJ, Malik SI, Keator CG, Hernandez A, Reddy RK, et al. Magnetic resonance imaging–guided laser interstitial thermal therapy as treatment for intractable insular epilepsy in children. J Neurosurg. 2017;20(6):575.

[50] Hawasli AH, Bandt SK, Hogan RE, Werner N, Leuthardt EC. Laser ablation as treatment strategy for medically refractory dominant insular epilepsy: therapeutic and functional considerations. Stereotact Funct Neurosurg. 2014;92(6):397–404.

[51] Hale AT, Sen S, Haider AS, Perkins FF Jr, Clarke DF, Lee MR, et al. Open resection vs laser interstitial thermal therapy for the treatment of pediatric insular epilepsy. Neurosurgery. 2019 Oct 1;85(4):E730–6.

[52] Marashly A, Loman MM, Lew SM. Stereotactic laser ablation for nonlesional cingulate epilepsy: case report. J Neurosurg. 2018;22(5):481.

[53] Engel J Jr, Wiebe S, French J, Sperling M, Williamson P, Spencer D, et al. Practice parameter: temporal lobe and localized neocortical resections for epilepsy. Epilepsia. 2003;44(6):741–51.

[54] Willie JT, Gross RE, Qiu D, Winkel D, Fasano RE. Minimally invasive stereotactic laser ablation of the corpus callosum in adults with intractable epilepsy. Houston: American Epilepsy Society; 2016.

第 9 章 激光间质热疗用于成人功能神经外科中的运动障碍疾病

LITT in Adult Functional Neurosurgery: Movement Disorders

Meghan Harris　Jessica Anne Wilden　著

李嘉明　高　远　译

一、激光间质热疗应用于运动障碍疾病的依据

运动皮层、脑干和脊髓的毁损术最早用于治疗运动障碍疾病。到 20 世纪中叶，苍白球切开术、丘脑切开术和下丘脑切开术已成为治疗帕金森病（Parkinson's disease，PD）、特发性震颤（essential tremor，ET）和肌张力障碍的常规手术。在 20 世纪 60 年代左旋多巴问世后，帕金森病的手术治疗减少了。然而，随着对左旋多巴并发症的认识，在 20 世纪 80 年代末，人们重新对运动障碍疾病的手术治疗产生了兴趣，并结合新兴的手术技术，苍白球后腹侧毁损术治疗 PD 由此而短暂复兴[1]。随着 Benabid 等的开创性工作，脑深部电刺激（deep brain stimulation，DBS）的安全性和有效性被证明，随即成功商业化。与苍白球毁损术和丘脑毁损术一样，DBS 能持续改善核心运动症状，包括运动或静息性震颤、强直和运动迟缓，同时最大限度地减少药物不良反应，如异动症和剂末现象[2-5]。DBS 目前被 FDA 批准用于 PD、ET 和原发性全身性肌张力障碍（人道主义设备豁免）。然而，尽管 DBS 非常有效，而且是非破坏性的，但它是一种高成本治疗，通常提供给健康状况良好、认知能力健全、相对年轻的患者。且患者需具备强大支持系统，以承受患者反复就诊进行长期管理的负担。

随着人口老龄化，以及 PD 和震颤相关疾病的患病率增加，显然人们需要多样化的手术治疗。在我们的诊所，老年患者，特别是 80 岁以上的患者，对于难治性运动性和静止性震颤仍有治疗需求。震颤可能严重影响患者的自理能力。健康状况相对良好的患者，希望即使是高龄也能接受有效且可耐受的手术，这是社会的合理期待。其他需要考虑的问题是因 DBS 程控而带来的交通不便和成本，特别是对于依靠最低生活保障生存的人群。在美国，很多农村退休人员无力承担大型学术医疗中心的医疗服务。

在此背景下，消融手术迎来了复兴。传统方法是医生使用框架定位，同时可以微电极记录辅助[6, 7]，在手术室内使用射频（radiofrequency，RF）探头在丘脑或苍白球内侧部形成毁损灶。该技术能使对包括震颤、运动迟缓、强直和药物引起的异动症在内的症状减少 30%～70%，并且可长期持续，同时也存在罕见但潜在的严重不良反应[8-14]。立体定向放射外科（如伽马刀）也可形成 4mm 的丘脑毁损灶，用于治疗。在多项系列报道中，ET 或帕金森性震颤平均改善约 60%，持续6 年以上[15]。然而，不是所有患者都有"反应"，高达 20% 的帕金森震颤没有显著的临床改善[16]。6%～8% 的患者会出现不良反应[15]，包括不可预测的致残性放射性坏死，影响内囊，正如我们治疗的一位患者，尽管使用了低剂量（120Gy）和良好的靶点规划，仍然出现了上述并发症[17]。SRS的另一个缺点是对震颤的临床疗效也可能延迟数

周至数月才出现，这是不利的，尤其是对于老年患者。MRI 引导的高强度聚焦超声疗法（high-intensity focused ultrasound，HIFU）是一种被广泛认可且最近被 FDA 批准用于 ET 和以震颤为主的帕金森病的单侧丘脑毁损术的方法[18]。HIFU 的创新之处在于，它可以在无切口的情况下，利用聚焦的超声波产生脑靶区毁损。虽然没有切口，HIFU 仍可破坏丘脑组织。HIFU 也与其他手术一样，有潜在的不良反应和不良事件，但相对不常见[19]。HIFU 的短期和长期有效性已被证明[20-22]，虽然 4～10 年的长期随访数据尚未发表。HIFU 对社区和学术机构的主要限制仍然是成本和 MRI 支持，以及报销困难，特别是在私人保险公司。就其本质而言，超声治疗会受到患者的头皮、颅骨厚度和头发的影响[23]；考虑到对于治疗方式的选择，需剃光头是 HIFU 一个明显的缺点。在超声和射频中进行消融，术中检测震颤效果通常被医生视为一个积极甚至是必要的方面。然而，重要的是要认识到，对于佩戴头架且有幽闭恐惧症、广泛性焦虑、低教育、配合困难、注意力差的患者，以及（或）在仰卧位阻碍呼吸的情况下，这可能是一个不利因素。

为了适应患者的需求，我们需要一种满足以下标准的替代手术：①无植入物；②无程控；③快速起效；④术中无须患者参与；⑤微创；⑥恢复快。我们曾对 MRIgLITT 用于丘脑或苍白球毁损术报道过 1 例病例[24]，下面将详细描述。该手术在使用实时成像引导和 ClearPoint 立体定向系统的 MR 磁体间进行，该系统可以提供比更传统的基于框架技术更高的精度[25]。激光消融系统能够在不损伤周围关键结构的情况下产生小的局部毁损灶。外科医生可以在激光工作站上实时看到温度变化和累积估计的组织损伤[26]，因此可以有效地控制射频消融范围，从而无须在患者清醒状态下以宏刺激判断毁损范围，并有可能使手术在全身麻醉下完成。所需要的切口和头部备皮范围小，并且无须在清醒时安置头架，这些都能大大改善患者的体验。

二、患者选择

正如我们上面提到的，这一术式仅适合于部分患者。如果患者满足 ET 或 PD DBS 治疗标准，那么我们推荐 DBS 而不是任何类型的毁损，包括 LITT 毁损，这反映在激光丘脑毁损术 / 苍白球毁损只占我们运动障碍病例的 10%～15%。

推荐激光消融而非 DBS 的常见原因如下。

- 高龄（通常 75 岁以上）。
- 体弱多病（如有稳定但严重的心脏疾病史）。
- 无法进行 DBS 程控随访。
- 患者或家属无法在家中调节 DBS 系统。
- 患者偏好（如拒绝接受体内置入物）。

由于存在 MRI 技术，我们更愿意在全身麻醉下进行这个手术，并最大限度地提高患者的舒适度。这种方法的切口、出血量和手术时间都比 DBS 短得多，对有心肺疾病史的患者很有帮助。在我们的经验中，保险并不影响患者资格，因为医疗保险和私人保险公司都在相同的射频毁损编码（即在丘脑或苍白球产生立体定向毁损）下认可并报销该手术。

三、介入性 MRI

通过在磁共振扫描仪中执行整个手术，我们可以更好地满足准确性要求和最大限度地提高患者的舒适度。在我们中心的整个过程，包括麻醉诱导、靶点计划、框架安置、激光应用和术后成像，都是在一个诊断性 MR 机房（Philips 1.5T）中进行的，该机房适用于外科手术，就像之前描述的 DBS 电极置入一样。ClearPoint 一次性 SmartFrame 及其搭配的软件（MRI Interventions, Irvine, CA）与 Visualase 激光平台（Medtronic, Louisville, CO）联合使用，毁损丘脑腹中间核（ventral intermediate，VIM）治疗 ET，毁损苍白球内侧部治疗 PD。

（一）引导、安头框和建立无菌区

麻醉师在术前等待区对患者进行全面评估，然后将患者直接送入 MR 机房外的接待室。在手术平车上对患者进行常规气管插管；考虑到老年患者常患有颈椎病，我们经常使用视频喉镜来防止颈部过伸。由于没有术中监测，不需要特殊的麻醉药物。已有尿失禁的患者提前留置两个大号静脉留置针并导尿。使用抗生素，序贯加压装置用于预防深静脉血栓形成，并进行三方核查。然后，患者被转移到可进行磁共振成像的完全由胶垫和床单覆盖的手术台上。为患者安装额外的保护垫，包括 Aquagel 骶骨保护垫和肘部和脚跟下面的泡沫。患者的手臂与被单一起固定在身体两侧，确保所有静脉留置针和氧 / 血压监测在最终体位时仍能正常工作。注意，由于患者身体的大部分都在 MRI 的孔腔内，因此麻醉师对患者的接触空间极为有限。因此，在进入 MRI 前对所有的线和监视器确认无误至关重要。

患者头部固定在 MRI 兼容的头架中（MRI Interventions, Irvine, CA），头部每侧均有灵活的 MRI 接收线圈。激光手术的头部体位为与 DBS 手术相似的正位，无须过屈或过伸，应处于与鼻子垂直于地板的矢状面中线。注意，与 Mayfield 头架不同，MRI 兼容的头框上没有压力标识。稍拧紧到手指紧的水平，并在前后（AP）和横向方向检查头的活动度。如果仍能活动，就再拧紧几圈，重复这个过程，直到头部固定。有两点很重要：①在拧紧螺钉之前，必须将 MRI 接收线圈放置在患者头部的两侧；②在拧紧螺钉时必须注意不要意外损伤 MRI 接收线圈，因为这会影响后期的成像质量。我们在头部和线圈之间放置一个吸水垫，以保护线圈不受潮和患者的皮肤不受热。头部固定后，再额外进行一次安全核查，在此期间，所有工作人员要确保没有任何磁共振不兼容物品被带进磁共振室，包括手机、笔、珠宝、药物贴片、针头等。此时评估麻醉目标，包括收缩压低于 120mmHg，末端二氧化碳水平为 35～40mmHg，以及充分补液以防止静脉塌陷导致梗死。我们不使用甘露醇或类固醇。

MRI 检查台上的患者被移入主扫描室并固定在机架上，注意不要破坏任何麻醉管线 / 设备。在冠状缝水平标记中心点。将患者头部移至 MR 孔腔后部，在此处建立无菌区（图 9-1）。可以用四张治疗巾或一个完整的 ClearPoint 治疗单（MRI Interventions, Irvine, CA）来铺设无菌区。这两种方法我们都做过，但我们更倾向于使用完整治疗单，这样外科医生就可以轻松使用机械钻和双极电凝而不会造成污染。在 MR 磁体间覆盖磁场需要在孔腔的近端和远端粘贴弹性标签（为简单起见，这些标签都有颜色编码和编号），以保持在孔腔中心扫描和 MRI 后面操作之间的区域无菌完好。

（二）靶点定位和 SmartFrame 框架安置

患者在手术前一天在 3T 非手术扫描仪上接受术前 MRI 检查。这些高质量图像会在手术前一晚导入 ClearPoint 软件。外科医生据此初步计划靶点和路径，以在对患者进行全身麻醉之前确保手术的可行性。

术中，铺设无菌区后，在冠状缝区域的头皮上放置 ClearPoint 标记网格。将患者移回 MRI 主磁体中心进行对比增强成像。在激光治疗中，我们在开始时给予一半剂量（10～20ml）的钆对比剂，以评估我们规划路径附近的血管，并省下另一半钆剂以在治疗结束时检查毁损灶。将采集到的 T_1WI 导入 ClearPoint 软件。前一天计划好的术前坐标被导入到术中使用的 ClearPoint 软件中。需要检查解剖靶点的准确性并在必要时调整，检查路径以确保避开侧脑室或大血管结构。注意，与 DBS 电极不同，Visualase 导管的尖端有些尖

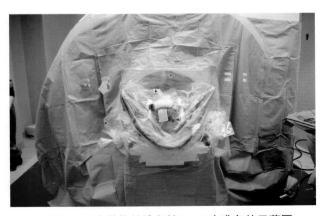

▲ 图 9-1　在转换的诊断性 MRI 中准备的无菌区

锐，可能更容易发生血管破裂出血，应尽可能避开血管结构和脑沟。我们在穿刺时将收缩压降至100mmHg 左右。

ClearPoint 软件根据规划的靶点和路径在标记网格上显示一个入颅点。注意，标记网格有一个充满液体的上盖，在标记头皮之前必须从塑料网格底座上剥离。使用"螺丝刀状"打孔工具通过塑料标记网格底座标记头皮上的入颅点（图 9–2）。

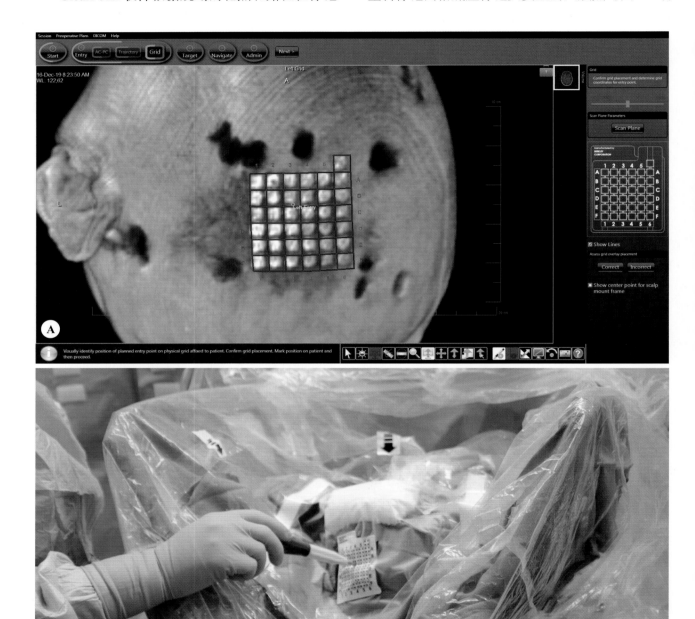

▲ 图 9–2　A. ClearPoint 软件将头皮入颅点投射到表面标记网格上；B. 使用打孔工具穿过头皮和浅表颅骨刺穿标记网格基底，以确定光纤的入口

剥离网格底座。将一个叫作 SmartFrame 的一次性两件式手术框架设备在标记的入颅点中心用 6 颗小螺钉穿过头皮并固定到骨头上（图 9–3）。注意，我们建议使用框架上的 6 个螺丝位置来固定设备，以确保设备的稳定性。SmartFrame 框架由一个底座和一个顶部部件组成，顶部有彩色的把手和一个中心套管，可以引导激光进入正确的位置，从而免除了激光专用的骨锚。可以在 SmartFrame 上的彩色旋钮上安装远程控制系统，从而无须探入到 MRI 主磁体中心即可轻松调节。固定后 SmartFrame 不能出现明显的移动，否则将影响精度。

（三）SmartFrame 框架调整和钻孔

在靶点区域做高分辨率成像，外科医生据此确认靶点和路径。用于确认靶点的最佳序列可能有所不同，但一般来说，T₁WI 用于丘脑，反转恢复（inversion recovery，IR）序列用于苍白球。在 SmartFrame 的平面做高分辨率成像，识别出三个内置的框架基准。使用 ClearPoint 软件计算 SmartFrame 旋钮的调整度，使中心套管指向靶点。基于轴位成像使用俯仰（橙色）和滚动（蓝色）旋钮对 SmartFrame 进行粗调。使用 X（绿色）和 Y（黄色）旋钮根据斜矢状位和冠状位成像进行精细调整，直到预测误差距离靶点 <1mm。

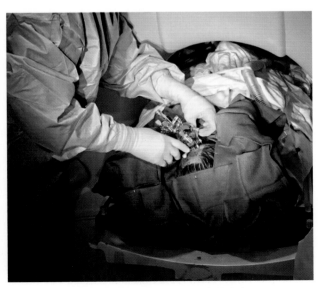

▲ 图 9–3　在患者头部安装 ClearPoint 立体定向 SmartFrame

需要对激光治疗方案进行不同的修改，才能成功地在丘脑或苍白球等关键部位形成小毁损灶。在该过程中，亚毫米的精度是至关重要的，因此我们改变了钻孔和消融方案来适应。对于更大的目标，如肿瘤或颞叶癫痫，我们使用标准的方法：做 3～4mm 的穿刺切口，然后用手工 ClearPoint 钻头钻 3mm 的孔。钻孔时无法直视，钻头穿过头骨的内外表面全凭感觉。在光纤置入之前，ClearPoint 钻孔工具中有一个锋利的金属探针用来刺穿硬脑膜。不幸的是，如果光纤被颅骨或硬脑膜边缘轻微触碰偏转，这种方法可能会有轻微的不准确。而误差为 1～2mm 对肿瘤消融可能没有显著影响，但对整个病灶大小为 4～8mm 的运动障碍病例可能有重大影响。

我们修改后的方案如下：在入点做一个 1.5cm 的直切口。ClearPoint 手钻用于在入点在头骨的外层做标记。移除 SmartFrame 的顶部，以便更好地显露切口。使用双极电凝细致地止血，并用缝合线悬吊皮缘。用磁共振兼容高速机械钻（Stryker）在标记位置中心钻出 6～8mm 的骨孔。电凝硬脑膜并在直视下完全打开，以免阻挡任何可能的入点。因为视野很小，可以使用显微镜和头灯来辅助操作。注意，手术头灯通常可以在 MRI 磁体腔的后面佩戴，而不与磁场发生相互作用，但外科医生在佩戴该设备时不应向磁体腔内侧身。

完成术区显露后重新安装 SmartFrame 框架的顶部，并将患者移到等中心点进行重复扫描，以确认中心导管正指向靶点。通常情况下，如果头框与颅骨固定良好，只需进行微调就可以重新建立约 1mm 的精度。该软件计算了到达靶点所需的深度，并适当测量了与 MRI 兼容的陶瓷 ClearPoint 探针。注意，陶瓷探针非常易碎，所以要小心处理探针并拧紧限深器。陶瓷探针插入可移除的套管中，该套管通过中心套管向下插入靶点。当探针在靶点位置时，做高分辨率的轴位 T₁WI 检查，并由此计算径向误差。对于 DBS 或激光消融，我们通常接受 <0.6mm 的误差。注意，当在孔腔后

部操作时，外科医生难以看到麻醉监护仪。在将任何设备插入大脑之前，口头确认血压在预期水平。插入时高血压会增加脑卒中 / 出血的风险。

（四）激光准备、消融和评估

对于丘脑毁损术和苍白球毁损术来说，>0.6mm 的径向误差是不可接受的。在这种情况下，将患者送回磁体腔的后面，取出探针，根据软件的建议重新调整中心套管，重新插入探针并重新评估。如果径向误差是可接受的，则取出陶瓷探针，然后将 Visualase 激光设备（包括导管、盐水线和光纤本身）打开到无菌区。

Visualase 导管是使用类似于陶瓷探针的限深器来测量的。但是，需要对计算的深度进行调整。为了理解这种调整，有必要回顾一下光纤的类型和热特性。Visualase 光纤漫射尖端有两种长度，即 10mm 和 3mm。注意，两种光纤在光源周围加热是对称的，但加热开始的位置不同。10mm 的光纤从中心开始加热，或者从尖端开始至 5mm 的地方加热。3mm 的光纤从它的后缘开始加热，或者从尖端至 3mm 开始加热（personal communication, Medtronic Inc., Louisville, CO）。这对于深度计算非常重要。形成小毁损灶时，我们使用 3mm 光纤和低功率百分比（25% 或更少）；这样，激光主要毁损它起始点周围而非它整个长度周围的组织。相比之下，在更高的功率百分比（50% 或更高）下，激光在其整个长度周围加热，分别产生 10mm 和 3mm 的长圆形或球形病变。这意味着导管的最终深度计算等于 ClearPoint 对陶瓷探针的计算深度在超过激光光纤的导管塑料尖端 +3mm，在超过它开始加热处 +3mm。注意，实际上，这意味着在 Visualase 导管上安装限深器时，外科医生在建议的 ClearPoint 深度上增加了 6mm。因此，重要的是回顾超过靶点至少 6mm 的任何血管结构或潜在损伤区域的图像。

导管带有一个硬质探针，在光纤插入期间留在原地，以确保它不偏离预期的轨迹。导管插入到套筒中并固定在 SmartFrame 上后，即可移

除硬质探针，并将激光光纤插入导管中。激光光纤到达导管底部后，在光纤周围拧紧导管锁定旋钮，使其不会在手术过程中意外回缩（图 9-4）。我们在激光光纤和锁定旋钮的连接处放置了一个免缝胶带（Steri-Strip）来标记激光的深度。将患者移回孔腔中心，在主手术区外侧的无菌单上开一个口。将盐水冷却管连接到激光设备，然后与激光光纤的远端一起穿过治疗单，两者都连接到 Visualase 工作站（Medtronic, Louisville, CO）。观察激光装置的最终位置，如果可接受，所有的激光和生理盐水线都使用免缝胶带或止血钳固定在手术单上，以防止未消毒的线在操作时发生污染无菌区。注意，激光设备具有一定的灵活性，因此它可以稍微弯曲以适应较小孔径的 MRI。然而，激光导管不能超过一个平缓的角度曲线，因为盐水不能以 90° 的尖锐角度顺利流过导管，这会导致导管破裂。如果盐水不能在导管尖端周围流动，

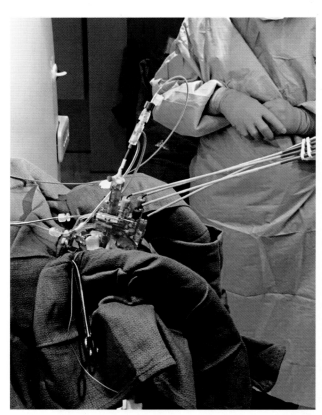

▲ 图 9-4　将 Visualase 激光导管连接到 SmartFrame 框架上，将激光光纤插入并固定，然后患者回到 MRI 中心进行治疗

周围的大脑更容易受到意外的热损伤。

通过连续获得背景图像并叠加在高分辨率 T_1 或 IR 历史图像上，利用 Visualase 激光对靶区进行可控消融。Visualase 工作站以热图和损伤估计的形式实时提供毁损形成的直观反馈。总的来说，热图似乎比损伤估计更可靠；如果不一致，我们会根据热图上毁损灶的大小和形状来调整我们的操作。根据丘脑毁损术与苍白毁损术的不同，在同一或连续部位进行 3～5 次消融通常可完全覆盖靶区。我们连续使用 10%（1.0W）、15%（1.5W）、20%（2.0W）和 ±25%（2.5W）的低功率百分比，各持续约 2min，以实现无额外损伤的小毁损灶。在每次操作前确保消融部位复温。我们根据视觉反馈改变每个患者的治疗方案。例如，如果加热很明显并且完全覆盖预定靶点，我们可以在 1min 的总功率为 20% 时停止毁损。或者，如果加热速度缓慢或不足，我们可以使用高达 25% 的总功率长达 4min。注意，没有神奇的"标准"方案。成功的治疗依赖于外科医生的努力和适应性决策。

靶点消融完成后，行 T_2 和钆增强容积 T_1 MRI 扫描以评估消融面积。注意，为了获得"真正消融"的清晰图像，确保不存在低血压从而干扰对比剂浸润组织，并且对比剂在扫描前提前 10min 注射。在最后的扫描中，我们通常会要求麻醉确保收缩压达到 120mmHg 左右。如果毁损是可接受的，患者将被送回磁性孔腔的后面移除 Visualase 光纤和导管。拆卸 SmartFrame 框架顶部和底座。冲洗切口和螺钉部位并用海绵清洁。以钛帽封闭骨孔，以防术区形成塌陷不美观。缝合切口，用单根 2-0 薇乔线缝合帽状腱膜，用单根 2-0 普理灵线 8 字缝合皮肤。取下治疗单，将患者送回 MRI 设备的前厅，取下头框，将患者移回担架上进行拔管。

四、丘脑毁损术

（一）靶点定位和激光消融

我们的丘脑靶点是基于丘脑 DBS 和伽马刀（GKS）丘脑毁损术积累的经验。我们采用以下坐标：对于手部震颤，X= 第三脑室壁旁开 10mm，Y=AC-PC 距离的 25%，Z=AC-PC 平面上方 2.5mm。基于 HIFU 经验，使用上述 Y 坐标可能导致感觉障碍[27]，我们在 Y 坐标上加 1mm，将毁损灶置于比典型 DBS 电极稍前的位置。基于使用前述适用于飞利浦 3T MRI 的扫描协议的 VIM 核直接影像，每个丘脑毁损术靶点根据需要进行调整（图 9-5）[28]。

每个病例的毁损深度略有不同。开始时，我们使用推荐用于 GKS 的 4mm 球形靶点的深度[17]，位于 AC-PC 平面以上 2.5mm。随着经验的积累，我们发现直径约 6mm 的激光消融效果最好，并且毁损灶延伸至 AC-PC 平面以下 1～2mm。我们的第一个患者的毁损是保守的，结束于 AC-PC 平面上方 2mm。当患者在 1 年内手部震颤有轻微复发时，这个位置被认为过高，尽管他仍然较术前明显好转且没有并发症。这一观察结果与文献一致，表明消融或 DBS 治疗必须与齿状红核 - 丘脑束（dentatorubrothalamic tract，DRTT）相互作用，才能长期良好地控制震颤[29]。另一位患者的毁损延伸至 AC-PC 平面以下 3～4mm，虽然震颤消失，但她在检查中出现轻微的听力障碍和共济失调，1 年后临床表现为中度困扰。这让人想起在单极刺激中使用 DBS 电极的最低触点时发生的事情，这在我们的诊所中很少使用（最佳电极位置通常是在 AC-PC 平面上的触点 1，或者稍高于 AC-PC 的触点 2）。传统上，深度是立体定向空间中最可变的参数[30]，丘脑毁损术的误差范围很窄。我们现在通常将靶点规划在 AC-PC 平面以上 2mm，这使一个直径 6mm 的球形止于丘脑底部以下 1mm。这样规划可形成轻微或没有短期不良反应，没有长期不良反应，以及良好的持续性震颤控制，详细如下。

对于丘脑消融，我们设置了 6 个关键的安全点，以帮助确定计划中的球形毁损灶：轴位图像上 4 个点围绕靶点圆周排列，冠状位图像上沿内囊边界选择 2 个点（图 9-6）。如果在任何安全点上出现加热超过 50°，激光自动关闭。加热"低而缓慢"，根据需要分别使用 10%、15%、20% 和 25% 的功率，每次持续 1～3min，使每次加热之间的热图正常化。如上所述，根据视觉反馈的不同，具体的过程略有不同，但我们不建议在该区域使用超过总功率的 25%。消融在相同的位置和深度进行，每次都不需要对激光光纤进行任何回退。手术后 MRI 上，在丘脑 VIM 区域形成一个 5～6mm 增强球形毁损灶（图 9-7）。

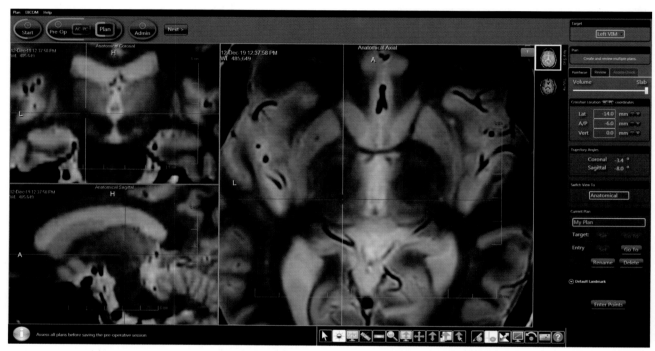

▲ 图 9-5　直接定位丘脑的 VIM 核，在快速自旋回波序列中，VIM 核出现在从后到前的第三个低密度区域（低密度点位为丘脑后缘、尾状核腹侧、腹中间核）

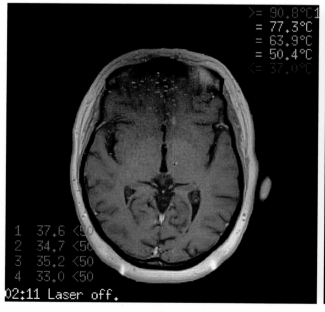
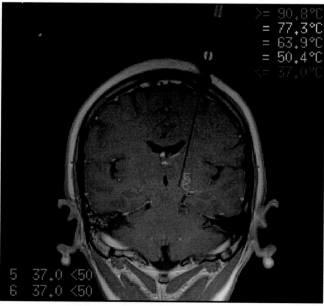

▲ 图 9-6　轴位和冠状位 MRI 选择 6 个关键安全点进行丘脑毁损术规划

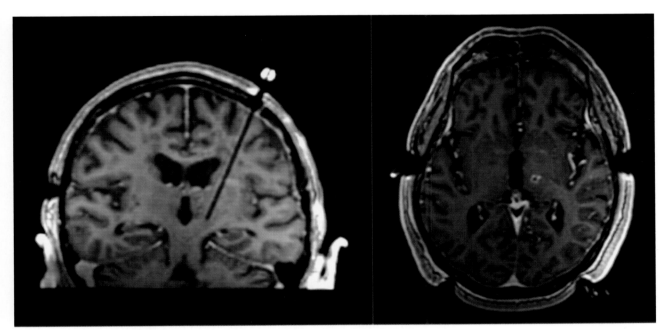

▲ 图 9-7　丘脑毁损术
轴位和冠状位 T_1WI 显示激光置入和丘脑 6mm 球形消融

（二）结果与讨论

我们建议读者回顾我们最初发表的结果，以详细了解我们最初治疗的 13 例患者[31]。在这一队列中，我们继续向符合纳入标准的患者提供该治疗。震颤控制和功能改善分别达到了 83% 和 72%，并且在所有 ET 中都得到了持续改善，除了我们的第一个患者。他接受了最低限度地治疗，1 年后有轻微、非致残的复发。短期不良反应经常发生，这并不意外，因为热损伤会导致水肿[32]，而消融区和丘脑具有异常紧密的解剖联系。事实上，我们现在预期并告知患者在急性恢复时经历的轻微、短期的不良反应在 4~6 周后消失，并长期抑制震颤。具体来说，我们通常会提醒患者在有效的丘脑消融手术后，可能会出现以下一种或多种短期问题：①轻微平衡障碍；②治疗侧上肢的轻微不协调；③拇指 / 示指和（或）嘴角 / 舌头的轻微感觉障碍。有趣的是，当这些不良反应在手术后立即以三联征的形式出现时，这些患者术后的功能和震颤往往有最好的预后结局，所有不良反应在约 1 个月后消失。注意，我们强调，成功的手术通常与"轻微"的暂时不良反应有关，这些不良

反应不会导致功能丧失。如果这些不良反应严重或持续数月，那么必须考虑过度治疗和（或）毁损位置不佳，患者可能会有较长时间或难以恢复。

我们已经成功地消除了 1 例患者的中线头部震颤并伴有明显的眼睑痉挛，该患者通过对侧 DBS 来控制显著的右手震颤；在 DBS 硬件存在的情况下，完成激光消融没有流程问题。最后，值得注意的是，我们有 3 例患者接受了间隔 3~12 个月的分期双侧毁损手术，没有出现明显的神经认知或功能下降，这表明经过精心挑选的患者双侧治疗是可行的。

五、苍白球毁损术

（一）靶点定位和激光消融

早期，我们用单侧激光丘脑毁损术治疗了一个以震颤为主的 PD 患者。震颤立即明显减弱，但 6 个月后复发。我们推测 PD 患者接受苍白球毁损术可能更好，并在 2017 年秋天首次进行了这项手术。我们的苍白球毁损术靶点与标准 DBS 或射频消融术相同[5, 6]。我们采用以下坐标开始：X= 中线旁开 18~22mm，Y=AC-PC 中点前 2~3mm，Z=AC-PC

平面水平面以下 4mm。根据使用 IR 序列对后外侧 GPi 核进行直接成像，根据需要对每个靶点进行调整。有效的苍白术毁损需要延伸到 AC-PC 平面以下至少 4~5mm 方能有效[6]。因此，这种消融包括一系列的光纤回退，以形成一个长为宽的 2 倍的椭圆形消融灶，从视束（optic tract，OT）背外侧的正上方延伸到 AC-PC 平面以上 3~4mm 的毁损区（图 9-8）。

对于苍白球消融，我们再次从设置 6 个关键安全点开始：在轴位图像上 AC-PC 平面沿靶点圆周布置 4 个点，在冠状图像上沿内囊外侧边界选择 2 个点。加热应用如上所述。然而，在以下深度的四个不同部位进行一系列"低而缓慢"的增量消融，以实施苍白球毁损：4mm，2mm，AC-PC 平面，以及 AC-PC 平面上方 1~2mm。Visualase 导管插入的深度超过 ClearPoint 计算的目标深度约 10mm，以弥补上述 6mm 的深度，并额外插入 4mm，使病灶的起始位置刚好位于 OT 背外侧上方。在 GPi 下方 10mm 处直接显示导管尖端定位于 OT 外侧和颞角内侧。在第一组消融操作中，激光光纤要完全插入导管，并在随后的每次消融中向后回退 2mm。注意，在插入激光光纤之前，用深色记号笔以 2mm 的增量标记激光光纤，因为在孔中心回拉激光时很难精确测量。有趣的是，我们可看到沿苍白球长轴以苍白球 - 内囊边界这种方式受热，可能是由于使用的功率较低。我们没有看到内囊出现明显的代表损伤的 T_2 改变（图 9-8）。

（二）结果与讨论

在撰写本章时，我们已经进行了 17 例苍白球毁损术，尚无长期结果分析。然而，在体格检查和自我反馈中，所有患者的静止性震颤、运动迟缓和治疗侧强直均有显著好转，手臂摆动和一般活动能力均有改善。这些疗效在 6~12 个月的随访中持续并没有明显下降。与丘脑毁损术不同，苍白球毁损术的不良反应，即使在短期内也很少，可能是由于结构之间的解剖差异。只有 1 例患者报告术后立即出现轻度面部无力，4 周后缓解。

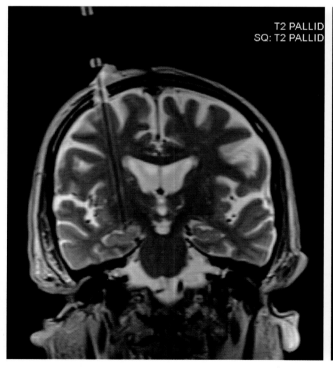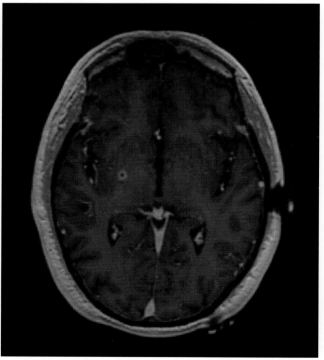

▲ 图 9-8 苍白球毁损术

冠状位 T_2WI 和轴位 T_1WI 显示光纤置入内侧苍白球的后外侧部并形成 6mm 球形消融灶

虽然我们的经验还局限于早期，但激光苍白毁损术可能是治疗部分帕金森病患者的一个强有力的工具。

结论

MRIgLITT 治疗运动障碍，特别是激光丘脑毁损术和苍白球毁损术，已经证明了对那些不适合接受进一步的药物治疗或 DBS 疗法的 ET 和 PD 患者有良好的早期疗效。我们使用商业激光消融工作站和转运诊断 MRI 机房中的 ClearPoint 系统进行了该手术，并取得了安全、可靠的结果。然而，这些结果最好在未来通过多机构临床试验来补充，以进一步确定 LITT 治疗运动障碍的适应证和预后。

参考文献

[1] Benabid AL, Chabardes S, Torres N, Piallat B, Krack P, Fraix V, et al. Functional neurosurgery for movement disorders: a historical perspective. Prog Brain Res. 2009;175:379–91.

[2] Limousin P, Pollak P, Benazzouz A, Hoffmann D, Le Bas JF, Broussolle E, et al. Effect of parkinsonian signs and symptoms of bilateral subthalamic nucleus stimulation. Lancet. 1995;345(8942):91–5.

[3] Benabid AL, Pollak P, Gervason C, Hoffmann D, Gao DM, Hommel M, et al. Long-term suppression of tremor by chronic stimulation of the ventral intermediate thalamic nucleus. Lancet. 1991;337(8738): 403–6.

[4] Follett KA, Weaver FM, Stern M, Hur K, Harris CL, Luo P, et al. Pallidal versus subthalamic deep-brain stimulation for Parkinson's disease. N Engl J Med. 2010;362(22):2077–91.

[5] Weaver FM, Follett KA, Stern M, Luo P, Harris CL, Hur K, et al. Randomized trial of deep brain stimulation for Parkinson disease thirty-six-month outcomes. Neurology. 2012;79(1):55–65.

[6] Vitek JL, Bakay RAE, Hashimoto T, Kaneoke Y, Mewes K, Zhang JY, et al. Microelectrode-guided pallidotomy: technical approach and its application in medically intractable Parkinson's disease. 1998; https://doi.org/10.3171/jns.1998.88.6.1027.

[7] Garonzik IM, Hua SE, Ohara S, Lenz FA. Intraoperative microelectrode and semi-microelectrode recording during the physiological localization of the thalamic nucleus ventral intermediate. Mov Disord. 2002;17(Suppl 3):S135–44.

[8] Laitinen LV, Bergenheim AT, Hariz MI. Leksell's posteroventral pallidotomy in the treatment of Parkinson's disease. J Neurosurg. 1992;76(1):53–61.

[9] Schuurman PR, Bosch DA, Merkus MP, Speelman JD. Long-term follow-up of thalamic stimulation versus thalamotomy for tremor suppression. Mov Disord. 2008;23(8):1146–53.

[10] Lozano AM, Lang AE, Galvez-Jimenez N, Miyasaki J, Duff J, Hutchinson WD, et al. Effect of GPi pallidotomy on motor function in Parkinson's disease. Lancet. 1995;346(8987):1383–7.

[11] Baron MS, Vitek JL, Bakay RA, Green J, Kaneoke Y, Hashimoto T, et al. Treatment of advanced Parkinson's disease by posterior GPi pallidotomy: 1–year results of a pilot study. Ann Neurol. 1996;40(3):355–66.

[12] de Bie RM, de Haan RJ, Nijssen PC, Rutgers AW, Beute GN, Bosch DA, et al. Unilateral pallidotomy in Parkinson's disease: a randomised, single-blind, multicentre trial. Lancet. 1999;354(9191):1665–9.

[13] Vitek JL, Bakay RAE, Freeman A, Evatt M, Green J, McDonald W, et al. Randomized trial of pallidotomy versus medical therapy for Parkinson's disease. Ann Neurol. 2003;53(5):558–69.

[14] Akbostanci MC, Slavin KV, Burchiel KJ. Stereotactic ventral intermedial thalamotomy for the treatment of essential tremor: results of a series of 37 patients. Stereotact Funct Neurosurg. 1999;72(2–4):174–7.

[15] Young RF, Li F, Vermeulen S, Meier R. Gamma knife thalamotomy for treatment of essential tremor: long-term results. J Neurosurg. 2010;112(6):1311–7.

[16] Duma CM, Jacques DB, Kopyov OV, Mark RJ, Copcutt B, Farokhi HK. Gamma knife radiosurgery for thalamotomy in parkinsonian tremor: a five-year experience. J Neurosurg. 1998;88(6):1044–9.

[17] Niranjan A, Raju SS, Kooshkabadi A, Monaco E 3rd, Flickinger JC, Lunsford LD. Stereotactic radiosurgery for essential tremor: retrospective analysis of a 19–year experience. Mov Disord. 2017

[18] Elias WJ, Huss D, Voss T, Loomba J, Khaled M, Zadicario E, et al. A pilot study of focused ultrasound thalamotomy for essential tremor. N Engl J Med. 2013;369(7):640–8.

[19] Elias WJ, Lipsman N, Ondo WG, Ghanouni P, Kim YG, Lee W, et al. A randomized trial of focused ultrasound Thalamotomy for essential tremor. N Engl J Med. 2016;375(8):730–9.

[20] Zaaroor M, Sinai A, Goldsher D, Eran A, Nassar M, Schlesinger I. Magnetic resonance-guided focused ultrasound thalamotomy for tremor: a report of 30 Parkinson's disease and essential tremor cases. J Neurosurg. 2017:1–9.

[21] Zrinzo L. Thalamotomy using MRI-guided focused ultrasound significantly improves contralateral symptoms and quality of life in essential tremor. Evid Based Med. 2017;22(2):64.

[22] Gallay MN, Moser D, Rossi F, Pourtehrani P, Magara AE, Kowalski M, et al. Incisionless transcranial MR-guided focused ultrasound in essential tremor: cerebellothalamic tractotomy. Journal of therapeutic ultrasound. 2016;4:5.

[23] Ghanouni P, Pauly KB, Elias WJ, Henderson J, Sheehan J, Monteith S, et al. Transcranial MRI-guided focused ultrasound: a review of the technologic and neurologic applications. AJR Am J Roentgenol. 2015;205(1):150–9.

[24] San Luciano M, Katz M, Ostrem J, Martin A, Starr P, Ziman N, et al. Effective interventional magnetic resonance image-guided laser ablations in a Parkinson's disease patient with refractory tremor. Movement Disorders Clinical Practice. 2016;3(3):312–4.

[25] Ostrem JL, Ziman N, Galifianakis NB, Starr PA, Luciano MS, Katz M, et al. Clinical outcomes using ClearPoint interventional MRI for deep brain stimulation lead placement in Parkinson's disease. J Neurosurg. 2016;124(4):908–16.

[26] Buttrick S, Komotar RJ. Introduction for laser interstitial thermal therapy (LITT) in neurosurgery supplement. Neurosurgery. 2016;79(Suppl 1):S1–2.

[27] Elias WJ. A trial of focused ultrasound Thalamotomy for essential tremor. N Engl J Med. 2016;375(22):2202–3.

[28] Spiegelmann R, Nissim O, Daniels D, Ocherashvilli A, Mardor Y. Stereotactic targeting of the ventrointermedius nucleus of the thalamus by direct visualization with high-field MRI. Stereotact Funct

Neurosurg. 2006;84(1):19–23.

[29] Chazen JL, Sarva H, Stieg PE, Min RJ, Ballon DJ, Pryor KO, et al. Clinical improvement associated with targeted interruption of the cerebellothalamic tract following MR-guided focused ultrasound for essential tremor. J Neurosurg. 2018;129(2): 315–23.

[30] Starr PA, Martin AJ, Ostrem JL, Talke P, Levesque N, Larson PS. Subthalamic nucleus deep brain stimulator placement using high-field interventional magnetic resonance imaging and a skull-mounted aiming

device: technique and application accuracy. J Neurosurg. 2010;112(3):479.

[31] Harris M, Steele J, Williams R, Pinkston J, Zweig R, Wilden JA. MRI-guided laser interstitial thermal thalamotomy for medically intractable tremor disorders. Mov Disord. 2019;34(1):124–9.

[32] Pisipati S, Smith KA, Shah K, Ebersole K, Chamoun RB, Camarata PJ. Intracerebral laser interstitial thermal therapy followed by tumor resection to minimize cerebral edema. Neurosurg Focus. 2016;41(4):E13.

第 10 章　激光间质热疗治疗难治性精神疾病
LITT for Intractable Psychiatric Disease

Wael F. Asaad　Nicole C. R. McLaughlin　著

熊博韬　李嘉明　译

一、LITT 在精神外科应用的科学依据

外科治疗难治性精神疾病历史悠久，在其推动过程中，常迅速采用新的手术方法。例如，在 20 世纪 40 年代，Jean Talairach 证明选择性内囊前肢毁损能获得许多类似在更激进的额叶切除术中得到的好处[1]。之后，Lars Leksell 很快在 20 世纪 50 年代将放射外科的新技术应用于同样的治疗目的[2]。事实上，在随后的几十年中，通过对脑白质束毁损的"功能"神经外科手术是发展和推动用于放射外科治疗的伽马刀技术的主要动力。可以看出，这在早期应用高强度聚焦超声治疗强迫症（obsessive-compulsive disorder，OCD）中具有很强的发展相似性[3]。同样，MRIgLITT 已被迅速作为治疗顽固性、衰竭性精神疾病的工具。

考虑到 20 世纪早期到中期此类手术备受质疑的历史[4]，以及近期出现的破坏性更小的选择，如脑深部电刺激（deep brain stimulation，DBS），继续采用毁损手术治疗难治性精神疾病同样可能会受到质疑。实际上，美国食品药品管理局（Food and Drug Administration，FDA）已批准 DBS 作为人道主义设备豁免（humanitarian device exception，HDE）用于治疗顽症性 OCD[5]。与损毁术的静态性和永久性相比，DBS 的潜在可调性（不同的刺激触点位置、电压、频率、脉度、模式等）也可能使一些人认为，DBS 或更普遍的刺激应该是治疗这些疾病的首选方法[6]。

然而，损毁术在精神外科中仍然发挥重要作用。最重要的是，毁损术有良好的疗效，通常与刺激相当[7-12]。同时，损毁术的不良反应通常比 DBS 手术更容易接受。具体来说，如果从 DBS 在运动障碍中的应用推断（经验远比精神科手术丰富），热凝毁损手术似乎感染更少，而且肯定不存在与植入硬件相关的不良事件[10, 13-17]。此外，对于那些需要长途跋涉到经验丰富的医疗中心进行手术，又戴着需要更密切的随访和间歇性调整的非典型 DBS 系统（置于不常用的靶点用于罕见的适应证）回家的患者，可能会面临因为当地缺乏专门的照护而带来的诸多困难。这在严重 OCD 和抑郁症中尤为重要。此外，在某些情况下，置入体内的硬件在严重精神疾病患者中耐受性可能很低。这可能源于强迫行为（如"剔掉"）或困扰的想法（如担心"精神控制"或"失去自我"），以及对潜在的不配合的担忧（如不充电会导致症状严重程度的恶化）。最后，认为损毁术纯粹是破坏性的，只会导致功能丧失的幼稚想法是错误的：在适当选择的情况下，损毁术实际上可以提高一些认知测试的表现[18]。

精神外科手术的损毁可以使用几种技术中的任何一种来实行，如射频消融、LITT、聚焦超声（focused ultrasound，FUS）或放射外科（radiosurgery，RS）。一般来说，热毁损（RF 或 LITT）比 RS 中的放射产生的毁损体积更一致，后者产生的组织反应会延迟[19, 20]。偶尔会观察到，RS 的不良事件，如迟发的囊性坏死，可能伴有严重的神经系统后遗症[9]。而据我们所知，这种类型的并发症在热毁损中并未报道。此外，在较为年轻的精神手术患

者中，考虑到在正常脑组织中产生功能性损伤所需的高剂量辐射（120～180Gy），还有几十年的时间可能会发生继发性脑肿瘤，避免电离辐射是一个潜在的重要因素。热毁损的另一个优点是它起效快，而不是延迟几个月，这可能有助于症状尽早缓解。

与 RF 和 LITT 相比，RS 和 FUS 的优点是能够创建各种几何形状的损毁范围，而不局限于线性轨迹（然而，FUS 目前针对头部中心较深层结构的能力最强，而针对精神适应证的靶点，如内囊前肢或前扣带回，可能会超过实际的边界）。尽管如此，在大多数情况下，靶点的解剖结构可能非常适合线性轨迹（如腹侧内囊前肢），或者可以以量身定制的方式接近（如包括每个半球沿前向后方向的三个独立毁损灶构成的"六组"射频扣带回毁损术，或者适于多个"回退"步骤的潜在的后顶叶纵向入路）。而今，对于弯曲或非圆柱形的毁损还没有确定的优势，因此到目前为止，线性约束的轨迹被认为是足够的。

与射频消融相比，LITT 的一个优势是能够在直接、接近实时的可视化下产生损毁效应。而射频损伤过程参数之间有相当明确的关系，即探针尺寸、温度和时间和损伤尺寸[21-23]，然而，如果探针靠近热消减区，则存在一些变异性和不均匀的热扩散的可能性，如脑脊液或血管影响。在 LITT 过程中，磁共振测温功能可产生相对准确的温度读数，并用于使用 Arrhenius 方程的损伤模型[24]。然而，必须记住可视化的损毁模型是一种估计，尽管它是比教程更直接的数据创建的。虽然它的损伤范围的估计与实际产生的损伤[25]之间通常有很好的对应关系，但血液灌注、组织光学和热特性的动态变化会影响损伤估计，从而对精确的损伤范围的大小产生一些不确定性[26, 27]。当然，由于 LITT 是在 MRI 扫描仪中进行的，因此很容易获得消融后的图像来确认初始病灶大小。

LITT 和 RF 损毁技术的热机制有重要的根本区别。LITT 是依赖在光子转化为热的目标组织和热传递的性质的组织。反过来，这又取决于组织[28]的光学特性。另外，射频消融通过将分子暴露在交变电磁场中来产生热量，原理类似于微波炉；电场密度在尖端附近最高，随着距离的增加呈指数下降[29]。在这两种情况下，最终的病变是时空热分布的函数。这些不同的发热方式导致损毁的特征明显，RF 损毁向正常组织过渡较为缓慢，LITT 损毁边界[30]较为明显。因此，特别是在精神外科中，最佳靶点和病变结构仍在激烈争论情况下，这些差异必须牢记。最终，一个简单的射频手术经验映射到 LITT 在这个领域的经验可能实现，也可能不实现。

特别是在精神神经外科，指导最佳治疗干预的证据相对较少，需要严格的数据收集和试验设计。在这方面，RS 和 FUS 的优势在于，临床试验可以包括未经治疗的对照组，而不需要进行侵入性假手术。因此，在理想的情况下，毁损方法的选择应使患者受益最大化，并有望允许严格的科学确定程序的疗效。

最后，由于激光消融工具被美国 FDA 批准为一般脑损伤的治疗"工具"，而不是特定疾病的特定治疗手段，因此，对精神疾病进行 LITT 可以避免"研究"标签，相反，这将适用于 DBS 手术，它应用于 5 种已批准的适应证（帕金森病、原发性震颤、癫痫、肌张力障碍和强迫症，后两种在人道主义设备豁免下进行）及其特定的、相应的靶点。尽管如此，美国立体定向和功能神经外科学会（American Society for Stereotactic and Functional Neurosurgery，ASSFN）提出的指南强调精神科神经外科手术应考虑研究性，因此强烈鼓励严格的数据收集和严谨的试验设计。此外，可酌情寻求机构审查委员会（institutional review board，IRB）在当地的批准。

二、患者的选择

精神神经外科治疗顽固性的精神疾病最好是在多学科审查后，由有管理这些病例经验的临床医生进行。经验丰富的中心通常会聘请一个精神科神经外科委员会，该委员会由精神病医生、神经学家、神经外科医生、神经心理学家组成，通常还有一名社区代表。患者通常由当地的精神病医生或偶尔的初级保健医生转诊。一些患者通过在线阅读相关文献进行自我咨询，但在批准手术之前，需要从当地的初级保健医生、精神病医生和治疗师那里获得全面的医学和精神病史文件，以及之前的门诊和住院治疗。手术前评估患者的期望是很重要的。精神神经外科手术通常被患者和家属解释为患者的"最后希望"。因此，如果缺乏术后改善，后果可能是灾难性的（如自杀）。

所提供的手术类型（如果有）根据特定的指征和靶点、患者的偏好和环境、临床医生的经验而不同。患者被告知治疗精神疾病的外科方法包括神经刺激（通常是 DBS）或消融（损毁术）。如果患者选择消融，则向患者介绍治疗机构的消融手术类型（在我们的机构，这些选项包括 RS、RF 和 LITT），以及其他可能可用的选项。不能进行 MRI 检查的患者，如果有病变，可以考虑进行 RF 或 RS 方法取决于执行机构的协议。在我们的病例中，如果患者不能进行 MRI 检查，则应避免对精神疾病适应证进行消融治疗。因为相关靶点位置和几何形状存在显著的跨患者差异，而仅通过 CT 显然不可行。

虽然不同中心的指征可能略有不同，并会根据特定的精神疾病而有所不同，但在我们的机构，OCD 手术的批准通常包括如下几点。

- 严重的且难以治疗的 OCD 患者，通常持续至少 5 年，已造成社会功能下降和生活质量差。严重程度通常基于 YBOCS 评分，一般为 26～30 分。
- 所有常规治疗都失败的患者。之前的治疗经历必须清楚地记录下来，并且判断是充分的。药物试验通常包括 5- 羟色胺再摄取抑制剂的试验（通常需要对强迫症进行大剂量的试验），以及安定剂试验、氯硝西泮和氯米帕明的试验。行为治疗应该包括至少 20 次暴露和反应 / 仪式预防，这是 OCD 的金标准治疗。

- 没有严重人格障碍或目前共病药物滥用的患者。
- 患者年满 18 岁并能提供适当的知情同意；虽然不是强制性的，但建议得到家庭支持，可能有助于改善术后结果。

此外，还应考虑到患者是否能够遵守后续治疗，特别是对于 DBS，其电池需要频繁充电，患者术后需要频繁回访。严重的神经系统疾病（如广泛的白质疾病、脑卒中）可能是相对禁忌证，可能会增加手术风险的医疗条件，也可能是相对禁忌证。

在消融和刺激治疗过程中，患者应该继续接受精神科医生和治疗师的治疗 ERP。尽管处方药物的数量可能会减少，但大多数患者术后仍在服用精神药物。在 DBS 的情况下，建议使用专门的精神神经外科团队进行临床监测和设备调整。患者将需要持续更换电池，而且未来的成本，尤其是 DBS 的成本，应该被考虑在内。长期随访对于跟踪临床变化和不良反应至关重要。

三、技术要点

腹侧内囊前肢损毁术治疗 OCD 的靶点的几何形状有利于 LITT 的进行。根据我们的 RS 内囊损毁术经验，目标被定义为双侧内囊前肢的底部 1/3，前联合后缘前方 8～10mm（图 10-1）。穿刺路径通常在冠状缝前 3～5cm 处穿过额上回或额中回。外侧的进入部位选择应避开血管，并尽可能匹配腹侧内囊冠状角。

这些手术通常在全身麻醉下进行，以减少 MRI 激光消融过程中患者移动。在成像过程中，即使是很小的运动也会将目标区域转移出扫描平面，这可能导致对病变体积的错误估计，并将非靶点组织置于危险之中。虽然可能有策略和设备来缓解这一担忧，因为目前还没有验证长期手术成功的即时行为标志，同样也没有已知的不良反应测试的效用，目前没有一个清醒的患者有什么好处，尽管这一领域的研究正在进行中。

使用标准的立体定向方法，将激光纤维插入

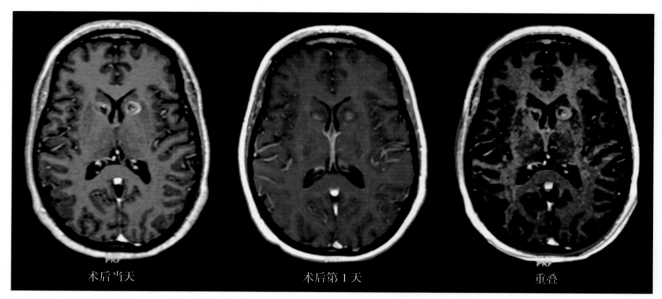

▲ 图 10-1　LITT 内囊毁损术 24h 内病变的演变

显示 T_1 增强后图像。右侧的重叠图像显示了左侧两个单独扫描之间的相对差异。注意，术后第 1 天的造影增强核心位于术后当天明显的环形增强部位

内囊底部，并获得术中 CT 图像。这些 CT 图像被联合注册到术前进行激光烧蚀的套件。因为我们使用了两根激光光纤（两个半球各一根），所以我们将冷却电路串联起来。在双侧内囊损毁术中，纤维之间的距离（和脑脊液间隙）足够大，这对于防止一根纤维的热量损伤对侧纤维并不是严格且必要的；然而，冷却这两个导管在任何时候都可以消除通过未冷却导管传递热量的潜在错误。

获取"背景"的图像（基于 T_1 或 T_2）作为消融过程中短间隔（每 6～8 秒）获得的热像图（"t 图"）的参考。背景图像序列的选择是留给外科医生的，如果精神科医生在场，也可以突出相关的解剖。一般来说，最大限度地提高灰质和白质之间的对比是对内囊损毁术或扣带回损毁术有利的。

对于内囊前肢损毁术，我们使用 3mm 漫射尖端的 Visualase 激光纤维（Medtronic, Inc., Louisville, CO）。全激光功率设置为 10W，激光功率 15%～25% 时，给出一个测试剂量的热能。一旦所需的热分布在 t 图，激光功率增加到最大 35%～55%，直到损伤估计被认为是适当的。此时，激光光纤回退约 2mm，病变向背侧延伸。通常，以这种方式进行 2～3 次"回退"。应尽量减

少向尾状核内侧或苍白球外侧扩散的热量，在这些结构中放置"低温"标记可以帮助限制附带损害。有时，调节温度和时间之间的平衡可以影响病变的程度，这取决于一些未观察到的因素，如不同组织腔内的血液灌注（灰质 vs. 白质）；在个别病例中对这些参数的经验测试可能会产生更理想的损毁范围。

四、预期成果

大多数的内囊损毁术的 OCD 结果资料，来自 RS 或 RF 损毁的经验。由于激光热损伤的特点不同于其他技术造成的损伤，并且由于产生最佳预后的确切毁损范围尚不清楚，从其他手术入路的早期经验推断可能有相关的局限性。尽管如此，据我们所知，对于适当选择的其他治疗方法失败的顽固性 OCD 患者，针对内囊前肢腹侧 1/3 消融术应产生 40%～60% 的疗效[9, 11, 32]。在一个大的 RS 内囊损毁术病例系列中[9]，女性、积极的就业状况和较晚的发病年龄预示着治疗的良好反应。OCD 的亚型也可能与内囊损毁术后的结果有关；那些有脏污恐惧和禁忌思想的人可能比那些有囤积症或需要对称和秩序的人更有可能得到改

善[33, 34]。最后，由于我们观察到 RS 内囊损毁术病例中，尽管采用高剂量（150Gy）的辐射，但治疗效果不明显，也没有产生可见的毁损灶，我们猜测这类治疗的失败可能与未形成确切毁损灶相关，这在 LITT 内囊前肢切开术中却不常见或不存在。

目前尚无 LITT 扣带回损毁术治疗 OCD 或抑郁症的报道。广义上讲，背侧扣带回损毁术治疗顽固性 OCD 的疗效可能不如内囊前肢损毁术[12]；对于抑郁症患者，背侧扣带回损毁术可能会对 1/3 的患者带来一些好处，而大约 1/3 的患者会从第二种皮质下毁损术中获益（尾状核下束损毁术，统称"边缘脑白质损毁术"）[10]。精确的扣带回的位置赋予的疗效和最佳的毁损大小尚未完全了解；射频扣带回损毁术在经验丰富的中心治疗 OCD 和抑郁症，逐渐发展为"六组"入路，包括沿扣带束在冠状缝前几厘米处的每个半球的三个前后纵列损毁位置[35]。如果使用 LITT 来复制这一过程，将需要多次重新插入激光探针，同时插入多个昂贵的且一次性的探针，或者使用更有效的通道（如沿扣带束轴线的顶叶纵向入路）。

即使热损伤（RF、LITT 和 FUS）比辐射（RS）诱发病灶产生的速度快得多，但在症状随时间变化的情况下，病灶结构会随着时间的推移而演变。热损伤与 OCD 在数周或数月后逐渐改善有关，这可能持续也可能不持续[36]。这些治疗结果在多大程度上平行于大脑结构的改变与可塑性驱动的大脑功能的改变尚不清楚。

结论

LITT 有望为治疗难治性精神疾病提供一种相对安全、有效的手段。执行这些程序的经验丰富的中心应采用深思熟虑的、多学科合作的方法来选择患者，并应努力阐明 LITT 精神外科的独特特征，同时将其与消融和基于刺激的精神干预的广泛、跨机构经验结合起来。

消融和 DBS 刺激在精神科神经外科中都有重要的作用。损毁与 DBS 不同的靶点和机制（例如，在 OCD 中，内囊前肢的靶点位置通常位于 DBS 的腹侧被膜 / 腹侧纹状体靶点的前面），这使得这些技术之间的疗效比较不准确。此外，因为即使在一种治疗方式内，也有广泛的研究报道，就最佳方法而言，没有哪种方法是明显胜出的"赢家"。因此，选择治疗方法应根据患者的需要和情况进行调整，并通过严格的试验设计和数据收集来为该患者群体的整体利益着想。

参考文献

[1] Talairach J, Hecaen H, David M. Lobotomies prefrontal limitee par electrocoagulation des fibres thalamo-frontales a leur emergence dubras anterieur de la capsule interne. Revue Neurologique, IV Congres Neurologique International. 1949;83.

[2] Leksell L. Stereotactic radiosurgery. J Neurol Neurosurg Psychiatry. 1983;46(9):797–803.

[3] Jung HH, Kim SJ, Roh D, Chang JG, Chang WS, Kweon EJ, et al. Bilateral thermal capsulotomy with MR-guided focused ultrasound for patients with treatment-refractory obsessive-compulsive disorder: a proof-of-concept study. Mol Psychiatry. 2015 Oct;20(10):1205–11.

[4] Caruso JP, Sheehan JP. Psychosurgery, ethics, and media: a history of Walter freeman and the lobotomy. Neurosurg Focus. 2017;43:1.

[5] Youngerman BE, Chan AK, Mikell CB, McKhann GM, Sheth SA. A decade of emerging indications: deep brain stimulation in the United States. J Neurosurg. 2016;125(2):461–71.

[6] Lapidus KAB, Kopell BH, Ben-Haim S, Rezai AR, Goodman WK. History of psychosurgery: a psychiatrist's perspective. World Neurosurg. 2013;80(3– 4):S27.e1–16.

[7] Pepper J, Hariz M, Zrinzo L. Deep brain stimulation versus anterior capsulotomy for obsessive-compulsive disorder: a review of the literature. J Neurosurg. 2015;122(5):1028–37.

[8] Greenberg BD, Malone DA, Friehs GM, Rezai AR, Kubu CS, Malloy PF, et al. Three-year outcomes in deep brain stimulation for highly resistant obsessive-compulsive disorder. Neuropsychopharmacology. 2006;31(11):2384–93.

[9] Rasmussen SA, Norén G, Greenberg BD, Marsland R, McLaughlin NC, Malloy PJ, et al. Gamma ventral Capsulotomy in intractable obsessive-compulsive disorder. Biol Psychiatry. 2017.

[10] Sheth SA, Neal J, Tangherlini F, Mian MK, Gentil A, Cosgrove GR, et al. Limbic system surgery for treatment-refractory obsessive-compulsive disorder: a prospective long-term follow-up of 64 patients. J Neurosurg. 2013;118(3):491–7.

[11] Gupta A, Shepard MJ, Xu Z, Maiti T, Martinez-Moreno N, Silverman J, et al. An international radiosurgery research foundation multicenter retrospective study of gamma ventral Capsulotomy for obsessive compulsive disorder. Neurosurgery IV ed. 2018;30(3):400.

[12] Brown LT, Mikell CB, Youngerman BE, Zhang Y, McKhann GM, Sheth SA. Dorsal anterior cingulotomy and anterior capsulotomy for severe, refractory obsessive-compulsive disorder: a systematic review of observational studies. J Neurosurg. 2016;124(1):77–89.

[13] Zhan S, Liu W, Li D, Pan S, Pan Y, Li Y, et al. Long-term follow-up of bilateral anterior capsulotomy in patients with refractory obsessive-

compulsive disorder. Clin Neurol Neurosurg. 2014;119:91–5.

[14] Christmas D, Eljamel MS, Butler S, Hazari H, MacVicar R, Steele JD, et al. Long term outcome of thermal anterior capsulotomy for chronic, treatment refractory depression. J Neurol Neurosurg Psychiatry. 2011;82(6):594–600.

[15] Hardaway FA, Raslan AM, Burchiel KJ. Deep brain stimulation-related infections: analysis of rates, timing, and seasonality. Neurosurgery. 2018;83(3):540–7.

[16] Rumalla K, Smith KA, Follett KA, Nazzaro JM, Arnold PM. Rates, causes, risk factors, and outcomes of readmission following deep brain stimulation for movement disorders: analysis of the U.S. Nationwide readmissions database. Clin Neurol Neurosurg. 2018;171:129–34.

[17] Abode-Iyamah KO, Chiang H-Y, Woodroffe RW, Park B, Jareczek FJ, Nagahama Y, et al. Deep brain stimulation hardware-related infections: 10–year experience at a single institution. J Neurosurg. 2018:1–10.

[18] Csigó K, Harsányi A, Demeter G, Rajkai C, Németh A, Racsmány M. Long-term follow-up of patients with obsessive-compulsive disorder treated by anterior capsulotomy: a neuropsychological study. J Affect Disord. 2010;126(1–2):198–205.

[19] Okun MS, Stover NP, Subramanian T, Gearing M, Wainer BH, Holder CA, et al. Complications of gamma knife surgery for Parkinson disease. Arch Neurol. 2001;58(12):1995–2002.

[20] Ohye C, Higuchi Y, Shibazaki T, Hashimoto T, Koyama T, Hirai T, et al. Gamma knife thalamotomy for Parkinson disease and essential tremor: a prospective multicenter study. Neurosurgery. 2012;70(3):526– 35; discussion535–6.

[21] Alberts WW, Wright EW, Feinstein B, Bonin Von G. Experimental radiofrequency brain lesion size as a function of physical parameters. J Neurosurg. 1966;25(4):421–3.

[22] Pecson RD, Roth DA, Mark VH. Experimental temperature control of radiofrequency brain lesion size. J Neurosurg. 1969;30(6):703–7.

[23] Cosman ER, Nashold BS, Bedenbaugh P. Stereotactic radiofrequency lesion making. Appl Neurophysiol. 1983;46(1–4):160–6.

[24] McNichols RJ, Gowda A, Kangasniemi M, Bankson JA, Price RE, Hazle JD. MR thermometry-based feedback control of laser interstitial thermal therapy at 980 nm. Lasers Surg Med. 2004;34(1):48–55.

[25] Patel NV, Frenchu K, Danish SF. Does the thermal damage estimate correlate with the magnetic resonance imaging predicted ablation size after laser interstitial thermal therapy? Oper Neurosurg (Hagerstown).

2018;15(2):179–83.

[26] Jiang SC, Zhang XX. Effects of dynamic changes of tissue properties during laser-induced interstitial thermotherapy (LITT). Lasers Med Sci. 2005;19(4):197–202.

[27] Schwarzmaier HJ, Yaroslavsky IV, Yaroslavsky AN, Fiedler V, Ulrich F, Kahn T. Treatment planning for MRI-guided laser-induced interstitial thermotherapy of brain tumors-–the role of blood perfusion. J Magn Reson Imaging. 1998;8(1):121–7.

[28] Menovsky T, Beek JF, van Gemert MJ, Roux FX, Bown SG. Interstitial laser thermotherapy in neurosurgery: a review. Acta Neurochir. 1996;138(9):1019–26.

[29] Hong K, Georgiades C. Radiofrequency ablation: mechanism of action and devices. J Vasc Interv Radiol. 2010;21(8 Suppl):S179–86.

[30] LaRiviere MJ, Gross RE. Stereotactic laser ablation for medically intractable epilepsy: the next generation of minimally invasive epilepsy surgery. Front Surg. 2016;3:64.

[31] Bari AA, Mikell CB, Abosch A, Ben-Haim S, Buchanan RJ, Burton AW, et al. Charting the road forward in psychiatric neurosurgery: proceedings of the 2016 American Society for Stereotactic and Functional Neurosurgery workshop on neuromodulation for psychiatric disorders. J Neurol Neurosurg Psychiatry. 2018.

[32] Rück C, Karlsson A, Steele JD, Edman G, Meyerson BA, Ericson K, et al. Capsulotomy for obsessive-compulsive disorder: long-term follow-up of 25 patients. Arch Gen Psychiatry. 2008;65(8):914–21.

[33] Gentil AF, Lopes AC, Dougherty DD, Rück C, Mataix-Cols D, Lukacs TL, et al. Hoarding symptoms and prediction of poor response to limbic system surgery for treatment-refractory obsessive-compulsive disorder. J Neurosurg. 2014;121(1):123–30.

[34] Rück C, Larsson KJ, Mataix-Cols D. Predictors of medium and long-term outcome following capsulotomy for obsessive-compulsive disorder: one site may not fit all. Eur Neuropsychopharmacol. 2012;22(6):406–14.

[35] Shields DC, Asaad W, Eskandar EN, Jain FA, et al. Prospective assessment of stereotactic ablative surgery for intractable major depression. Biol Psychiatry. 2008;64(6):449–54.

[36] Lopes AC, Greenberg BD, Canteras MM, Batistuzzo MC, Hoexter MQ, Gentil AF, et al. Gamma ventral capsulotomy for obsessive-compulsive disorder: a randomized clinical trial. JAMA Psychiat. 2014;71(9):1066–76.

第 11 章 激光间质热疗治疗儿童癫痫
LITT in Pediatric Epilepsy

Sara Hartnett　Daniel J. Curry　著

刘晓薇　史毅丰　译

每 100 例儿童中就有 1 例患有癫痫（癫痫在儿童中的发病率为 1%）。难治性癫痫是指在充分使用两种抗癫痫药联合治疗的情况下，癫痫依然控制不佳，其中约 40% 的儿童癫痫为难治性癫痫 [1, 2]。癫痫控制不佳或控制不及时与儿童的发育迟缓、抑郁、焦虑、行为问题和自闭症有关，并对儿童的大脑发育、生活质量和生命产生负面影响 [3]。癫痫手术是治疗这些儿童的一种选择，以消除或破坏主要的致痫灶来改善癫痫控制效果。已有文献报道切除明确的癫痫病灶能够达到 75%～80% 的控制率 [4]。婴儿和儿童时期的大脑具有可塑性，这有利于增强术后的功能恢复 [5]。然而，外科手术并非没有风险。文献报道癫痫切除术的严重并发症发生率为 1.6%～6.6%，轻度并发症发生率为 12.5%～17.5% [6, 7]。这些风险不包括癫痫灶位于重要功能区或者深部区域的手术，或者需要再次手术的患者 [8]。难治性癫痫患者再次手术后，其中 60%～70% 的患者可实现无癫痫再发作，但其并发症发生率却可高达 50%，其中 35% 的患者会出现新发的神经功能缺损 [2]。

与开放手术切除癫痫灶相比，微创手术具有实现类似癫痫控制效果和减少并发症的潜力。LITT 是一种立体定向引导的经皮微创手术，通过光纤导管将光能传递到靶点，产生组织的热消融 [9]。LITT 最早于 1983 年由 Bown [10] 提出，1990 年由 Sugiyama 等 [11] 首次应用于脑损伤的治疗。在过去的数十年里，相关技术的进步提高了它的治疗效果，降低了对周围正常脑组织热损伤的风险。2007 年，美国食品药品管理局批准了首个 MRIgLITT 系统应用于脑组织。MRIgLITT 能够实时监测组织的消融情况，从而降低周围正常脑实质热损伤的风险。2010 年，首例儿童癫痫患者接受了 MRIgLITT [12] 治疗。自该病例以来，已有 179 例儿童癫痫患者接受 MRIgLITT 治疗 [13]。

一、患者的筛选、诊断和检查

癫痫手术的纳入要求：①药物难治性癫痫；②症状学表现与相关检查结果相符，如视频脑电图、高分辨率磁共振成像（研究相关脑功能和神经联络）和神经心理学评估；③大多数患者还需要进行代谢研究（PET 和 SPECT）和脑磁图研究。癫痫的手术治疗要求外科医生能够识别致痫灶，确定其与重要结构的关系，并进入组织进行切除、消融、断开连接或刺激。这些方法中的任何一种都可以单独使用或联合使用。精准定位致痫灶是治愈癫痫的先决条件，但在无病灶或多病灶性癫痫中可能具有挑战性。大多数癫痫手术中心会反复召开多学科会议，包括癫痫学家、神经外科医生、神经心理学家和神经放射科医生。针对每个病例，他们将仔细研究大量的术前评估并讨论，以确定患者是否适合进行消融手术。根据这些诊疗手段，创建一个癫痫发作区域的假设和一个三维传播网络，以确定术前癫痫活动的范围。必要时，可以通过侵入式立体定向脑电图来确认三维网络。

二、技术要点

（一）切口准备和麻醉

所有麻醉的连接线和监视器必须具有 MRI 兼容性，并应填写一份标准的患者 MRI 安全筛查表。如果手术的目的就是进行癫痫灶消融，不需要记录术中或术后电生理，患者可以进行全身吸入麻醉。在这种情况下，完全静脉麻醉（total intravenous anesthesia，TIVA）是不必要的。麻药的使用是为了防止不必要的运动或移动，而这些运动可能导致错误的消融。如果消融部位与重要结构相毗邻，应给予患者高剂量的类固醇治疗以减少水肿的影响。在一些消融靶点中，如下丘脑错构瘤，术前 1 周就使用类固醇可以减少急性水肿的影响。动脉置管建立动脉通道是没有必要的。通过留置导尿管进行膀胱减压。手术小组暂停手术，并使用抗生素。

（二）激光照射

MRIgLITT 依赖于精确的立体定向仪辅助，在手术的所有阶段实现可能的错误来源最小化，以便准确地识别靶点。MRIgLITT 工作流程取决于各机构的资源和实践模式，利用普通框架、微型框架、无框架和机器人系统将立体定位从计划系统转移到骨锚定螺栓，该螺栓将激光固定在预期的通道轨迹上（然而，骨锚定在某些立体定向系统中不是必需的）。通常，在手术室中立体定向放置激光探针，在 MRI 诊断室确认靶点位置，然后在磁场外置入光纤并消融。如果此套系统具有磁共振兼容性，上述消融流程则可在具有术中磁共振的手术室完成。

（三）普通框架立体定向手术

一般来说，常用的以弧弓为中心的立体定向框架包括 Leksell 和 Cosman-Roberts-Wells（CRW），这种立体定向框架是立体定向功能神经外科的金标准。普通框架立体定向手术需要一个工作框架和一个可以做计划的计算机软件包。框架可以在术前局麻或全麻的情况下固定。带有框架的 MRI 或 CT 图像与术前影像学成像融合，并做术前计划。对儿童患者进行普通框架立体定向手术时应注意两点：颅骨厚度和头围大小。任何儿童颅骨的刚性固定都需要特别注意钢钉的用力程度。如果可能的话，应将固定的力量均匀分配到其他钢钉。力量的大小以固定框架为主要目的，在图像融合后，请不要再额外拧紧钢钉，否则在相对框架中心位置会出现靶点位置的改变。此外，在固定体位时必须小心，以避免来自身体的切向力作用于钢钉上，随着时间的推移，这种作用力会使钢钉出现松动。最后，应尽量缩短靶点融合和手术通道建立之间的时间，以避免滑移误差过多的累积。

（四）无框架立体定向手术

大量无框架立体定向系统具有适用的准确性，同时可以避免在头部固定框架，如 AxiEm™（Medtronic, Inc.）和多轴臂立体定向仪（Medtronic Vertek arm, BrainLab Varioguide）的使用。这些系统的准确性可以通过使用骨性基线或标志点来增强，通过再现一系列骨性基线或标志点来对患者空间和 MRI 空间进行配准和融合。目前有许多使用骨锚定的微型框架系统，如 STarFix 微型锚定系统（Fred Hare Co.）、Clearpoint 系统（MRI Interventions）或 Netframe（Medtronic, Inc.），它们首先通过基线点将患者和影像学成像在空间上进行融合，然后将这种基线点空间与固定在患者颅骨上的微型框架进行匹配融合。

机器人立体定向辅助系统（ROSA™, Zimmer Biomet）和 Neuromate（Renishaw）也是应用于 LITT 的无框架立体定向系统（图 11-1）。据报道，机器人立体定向辅助系统的精确度可达亚毫米级别[14]。当需要多通道轨迹时，ROSA™ 和 Neuromate 比普通框架立体定向仪的靶点定位更有效。尤其是在基于 SEEG 的多灶性癫痫的激光消融时，机器人辅助定位系统将有利于优化电极和激光放置之间的交叉过渡。

总的来说，在无框架系统之间，它们定位的

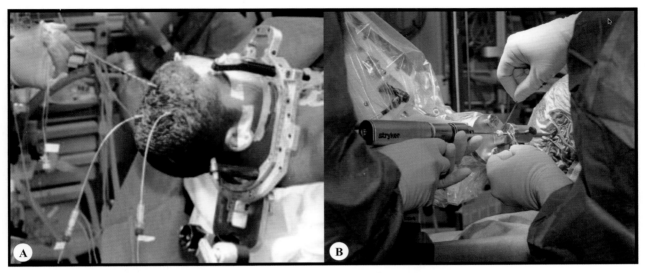

▲ 图 11-1 儿童多灶性癫痫的立体定向 MRIgLITT

A. 在患有多灶性癫痫的儿童头部，多根导管被钛锚栓固定在治疗通道上；B. 在立体定向机器人辅助下，通过 3.4mm 单孔，建立进入癫痫灶的通道

准确性和并发症发生的风险并没有明显差异，这使得本院资源成为决定系统选择的最重要因素。基于普通框架和无框架（BrainLab Varioguide）立体定向的前瞻性随机研究表明，在立体定向活检手术中，具有相似的诊断标本率、通道轨迹准确性和并发症发生率。但有报道称，专门用于激光消融的无框架立体定向与更高的不良事件（包括出血和神经功能缺损）相关[15, 16]。

（五）路径规划

立体定向路径在穿过脑组织时具有潜在风险。在规划路径时，在影像学上应考虑颅骨厚度、蛛网膜下腔间隙、脑血管、脑室体积和病灶靶点体积的解剖差异。应尽可能避免靠近室管膜表面，同时尽量减少穿过软脑膜表面的机会。应避免颈部屈曲或其他任何限制大脑静脉回流的姿势，因为这可能导致颅内静脉压明显增高，从而增加立体定向术中血管破裂的风险。无血管路径规划的直径至少是系统估计误差的 2 倍，这样将减少任何方向的误差导致血管损伤的机会。

（六）散热体规划

虽然目前还没有技术可以识别和量化靶点附近的散热体，但是经验性策略可以减少散热体

对癫痫灶治疗的影响。常见的散热体是脑池，如 MTLE 中的环池和四叠体池或 HH 中的鞍上池，这里的脑脊液和动脉搏动极大程度地将予以的治疗热能进行耗散。脑室也是散热体，特别是那些由于以前手术留下的瘢痕使脑室空间或通道变窄，进而使脑脊液流速增加，如 Monro 孔。脑沟内也可能存在散热体，尤其是那些拥有较大且搏动强烈的动脉在其中的脑沟。最后，之前部分切除手术会形成大量的医源性散热体，这可能会影响实际消融体积，然而这些术后残腔的热传导较慢、搏动较弱，可以通过持续长时间的消融进行克服。在术前影像学计划成像中，偶尔会看到散热体的间接证据，如 T_2 加权成像上明显的流空效应或原始热成像上信号增加。一般来说，为了抵消散热体效应，我们会调整靶点的位置，如将激光尽可能近地放置在高强度散热体（脑池）附近的位置；在倾斜平面视图中，激光放置的位置应该使预计消融直径的 1/3 靠近中度散热体。随着激光功率增加，这些调整应该允许热量向散热体相反的方向扩散。

（七）光纤置入

应尽量垂直于颅骨钻孔，以最大限度地降低

因颅骨/硬脑膜导致钻孔偏差的风险，从而导致立体定向精度的降低。如果需要倾斜轨迹，使用较小的钻头进行连续钻孔以形成先导孔将有助于骨表面的无意运动。最理想的方法是将锚栓的刚性导向部分置入颅骨，如果这种方法不可行，可以手动将塑料锚栓拧入颅骨，通过立体定向探针引导到达靶点。硬脑膜穿透也简化成正交穿刺，避免倾斜复杂的触觉反馈和最大限度地延长硬脑膜开口的长度。在切开硬脑膜时，使用单极电凝，以减少硬脑膜穿透出血的可能性。

每个立体定向通道都需要先通过一个直的金属闭孔到达靶点深度（尽管这不是使用激光导管的适应证）创建一个通道。这种闭孔通过水平轴向面缓慢而稳定地放置到目标深度，当尖端通过不同密度结构时，注意感受触觉反馈。在磁共振兼容系统中，尖端或钝端陶瓷探针被用来建立通道。一旦固定颅骨螺栓，用探针建立轨迹通道，然后将导管放置到靶点位置并固定，最后置入激光纤维（Visualase）或激光探针（NeuroBlate）。

自 2012 年起，我们采用 SEEG 和激光消融相结合的技术。使用更宽内径的锚栓（Depthalon，PMT Corporation），可以用 Visualase 套管无菌更换为癫痫发作区的电极，在 SOZ 定位的基础上规划好最佳消融轨迹，从而避免了进一步手术的需要。这样允许在住院期间使用 SEEG 定位数据来计划激光消融。另外，Cobourn 等证明，间隔 2~4 个月的分期 SEEG 和 MRIgLITT，可以安全有效地在微创模式中定位和消融致痫灶，用于治疗医学上难治性的儿童损伤性癫痫[17]。两种方法都将侵入性脑电图数据纳入手术计划，同时保持微创模式。

（八）术中影像学成像和温度测量

一旦光纤置入靶点，应及时行 MRI 检查以验证靶点的准确性。成像方案是从获取三维 T_1 加权成像开始，从中选择治疗平面。质子共振频率是实时 MRTI[18] 中应用最广泛的温度敏感 MRI 参数。MR 引导可以精确监测热消融带，以便保护关

键而有功能意义的结构[19]。由光纤激光器发射的光子被组织吸收，导致分子激发，随后在靶点组织内释放热能。MRTI 并不测量组织的绝对温度，而是测量组织与指定参考温度图像之间的温差[18]。温度信息和消融时间被纳入热组织破坏的数学模型，提供组织坏死的定量估计，实时显示为橙色热损伤评估[18]。热诱导的不可逆细胞损伤发生在 43~60℃，而 60℃ 以上的温度会导致瞬间凝固性坏死。消融带边缘会出现明显的温度下降，在存活组织和失活组织之间形成了一个明显的边界，这可以通过实时 MRI 热成像进行监测。

尽管定向探针有一定的局限性，但消融带形状往往与病灶靶点一致。这一现象归因于目标组织的微热力学性质，它往往包裹热能而不是分散热能[12]。

（九）磁共振热谱图的局限性

磁共振热谱图容易产生伪影和信号漂移。常见的伪影有搏动伪影和固定装置伪影。搏动伪影大多是不可避免的，但偶尔可以通过扫描不包括大动脉搏动的平面来实现伪影最小化。偶尔也可以通过调整扫描的方向，去除感兴趣区域的搏动伪影。固定装置也会产生因伪影而使热谱图模糊，其中影响最大的是靠近大脑表面的钛锚栓产生的信号空洞。解决这一问题的潜在方案包括：使用固定不太牢固的塑料锚栓来可视化大脑表面的消融，使用吊杆式框架（Clearpoint, Nexframe, STarFix）来保持通道上端不受金属伪影的影响，或者在通道较深的热可视化部分使用激光参数进行无热成像消融。为了解决热成像信号漂移问题，NeuroBlate（Monteris）系统在有限的区域内设置了稳定点，以最大限度地减少漂移的影响。在 Visualase 系统中，使用远离消融区的极限点来监测这种现象，一旦检测到漂移，重置相位可以减小这种不准确性。

（十）验证性成像

通过扩散加权成像（diffusion-weighted imaging，DWI）或更高分辨率弥散张量成像、FLAIR 成像

和增强 T_1 序列获得验证性成像。拔除激光纤维和导管，缝合穿刺伤口，其他附加序列用于评估出血，如快速场回声（fast field echo，FFE）或梯度回波或磁敏感性加权成像（susceptibility-weighted imaging，SWI）。

三、术后监护

由于放置激光导管所需要的切口很小，所以立体定向激光消融的术后监护通常是非常轻松的。许多患者可以在术后第二天出院，所以缺乏相关的并发症发病率。术后的监护主要与热消融引起的水肿有关。如果热消融是在重要结构附近进行

的，如下丘脑错构瘤的消融或运动区附近的靶点，高剂量类固醇的使用通常会减少热消融后由常见的急性严重水肿引起的症状。传统的开颅手术后的活动限制是不需要的。

四、LITT 治疗病变的影像学及影像病理分析

影像学上消融灶周围可见较薄的增强边缘，血蛋白降解产物导致 T_1 和 T_2 信号变化，T_1 增强像显示消融灶周围水肿[20]（图 11-2）。术后 1 个多月的连续随访显示消融灶的大小持续减小，强化区域逐渐稳定或减弱[21]。

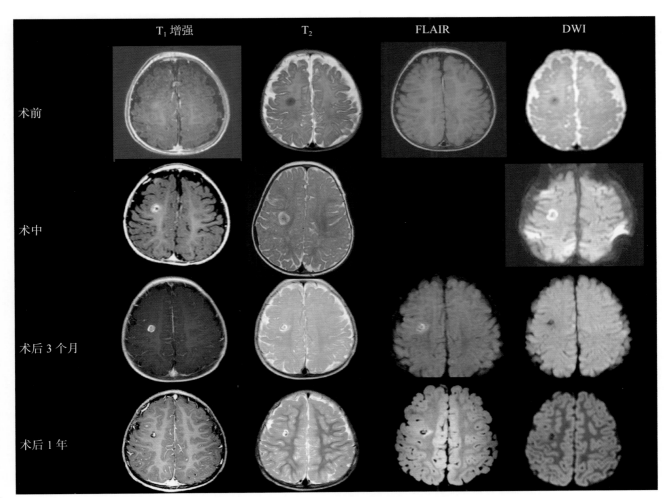

▲ 图 11-2　MRIgLITT 治疗一个 12 月龄儿童局灶性皮质发育不良的影像学变化

在治疗过程中，分别进行 T_1 增强、T_2、FLAIR、DWI 的 MRI 序列扫描。这里分别呈现了术前、术中（消融过程中我们通常不进行 FLAIR 序列扫描）、术后 3 个月和术后 1 年的图像。消融区在 T_1 增强像上稳定缩小，在 DWI 上信号分辨率增加，但 FLAIR 信号无明显变化

在组织学上有 5 个独立的同心圆区域（图 11-3）[22]。病变的组织学视图有一个中央区域，包括充满脑脊液、血液的针道和凝固性坏死的组织。

外周区包括有血栓形成的血管和肿胀的细胞[22]。外周区以外是边缘区，包括可逆性术后灶周水肿、水肿组织和无血栓形成的轴突肿胀。

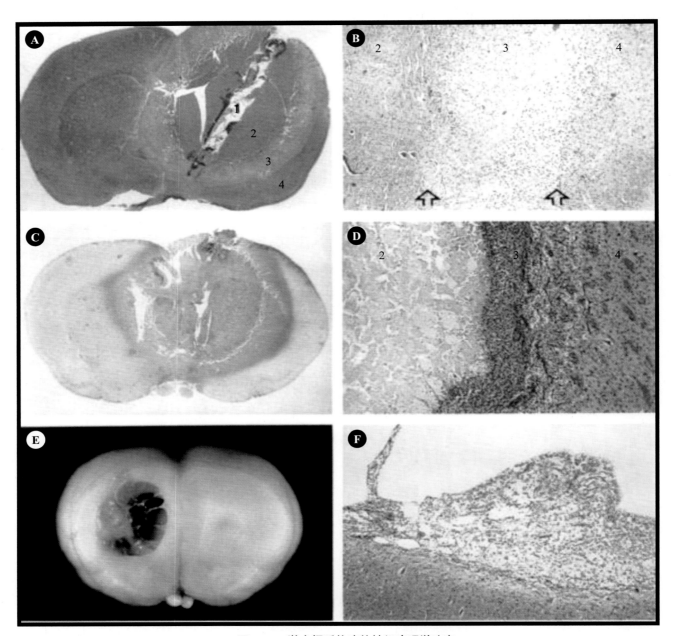

▲ 图 11-3 激光间质热疗的神经病理学改变

A. 以额部有一个非常大的急性病变的大鼠脑说明区域结构（Masson，5×）。1. 激光探头的轨迹；2. 凝固性坏死；3. 水肿组织；4. 相邻正常脑组织。B. 放大第 2、3 和 4 区的倍数（HE，30×），用箭标明其边界。凝固性坏死区有轻微组织学改变，水肿区因空泡化而苍白，并含有深染色神经元。C. 连续切片的白蛋白免疫组化（PAP，5×）显示整个病变的血脑屏障被破坏，但外周脑组织的血脑屏障未受影响。D. 与 B 对应的组织区早期变化（HE，50×）。术后 1 周，坏死因失去核染色而明显，并由来自存活周围的肉芽组织分隔。E. 囊壁组织学（Masson，50×），显示纤维组织束，夹杂着噬铁体，但底层脑组织变化很小。F. 囊壁组织学，显示纤维组织束，夹杂着噬铁体，但底层脑组织变化很小（经 John Wiley and Sons 许可转载，引自 Masson, Schober et al. *Lasers Surg Med* 1993 13:234–41[22]。）

五、已经商业化的激光消融系统

目前有两种主要的 LITT 平台在临床使用。不同的激光消融系统和所选用的软件在工作流程上存在细微的差别。这两种系统都是具有磁共振/头部兼容性的，并利用探针尖端产热，通过控制探针-组织界面的温度来最大限度地提高靶区加热的穿透性。

（一）美敦力公司的 Visualase 系统

当癫痫病灶位于非重要的功能区时，消融整个病灶是主要目标，此时应选择一个包含整个轨迹的单一斜位治疗平面。当病灶与重要功能区域毗邻时，应选择两个治疗平面：一个平面包含轨迹，另一个平面从最佳的角度展示需要保留的邻近重要功能结构，通常在一个正交平面上。添加处理平面对实时 MR 热谱图的刷新时间有实际影响（图 11-4），单个平面刷新时间为 3.5s，两个平面刷新时间为 7s。在选择不同弥散直径（3mm 或 10mm）的纤维时，应考虑重要组织结构沿轨迹纵轴的接近程度。如果重要功能组织在热源近端

或远端 3mm 以内，那么应该选择 3mm 光纤，因为它可以创建一个宽（轴向）但短（纵向）的热场，通过两个或更少的平面即可呈现并监测（图 11-5）。如果没有重要功能结构组织邻近，那么可以选择弥散直径为 10mm 的光纤来最大限度地增加消融体积。一旦确定了这些平面，就可以获得背景图像，选择最佳的序列来优化病变和周围大脑组织的对比度，然后将它们融合到连续的 MR 热谱图中。应用热量测试仪（通常，在 10mm 扩散器上施加 15% 的 15W 激光，或者在 3mm 扩散器上施加 8% 的 10W 激光），并调整激光光纤在套管内的深度，以优化对病灶中心的加热效果。

使用下限标记　当消融的靶点毗邻重要结构时，在热源的方向上，距离需要保护的结构 1~2mm 处放置下限标记。当被标记的区域温度达到 50℃ 时，该标记用以自动关闭激光。目前的软件提供了 3 种这样的标记，沿着需要保护的脑组织结构分布，但对于复杂的病灶靶点，如下丘脑错构瘤，需要更多的下限标记。在这些情况下，可以借用上限标记作为监测热源附近的温度，

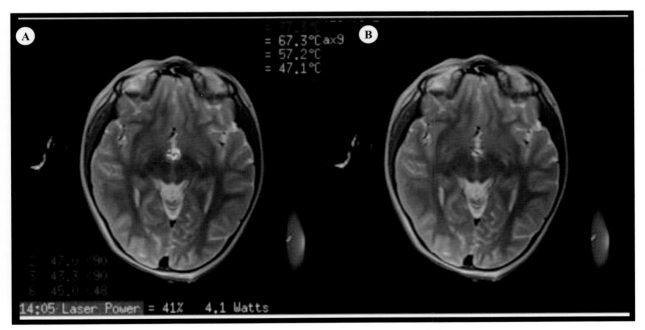

▲ 图 11-4　用 Visualase 激光消融系统治疗下丘脑错构瘤的 MRIgLITT

A. 磁共振热谱叠加在解剖背景图像上，显示了激光打开时感兴趣区域发生的温度变化。注意，低限标记 #6 监测右侧乳头体丘脑束，高限标记 #2 和 #3 分别监测左侧乳头体丘脑束和右侧穹隆。B. 治疗损伤评估，以橙色表示，随着温度稳步上升至凝固组织，对病灶靶点的损伤会逐渐累积（在本例中为下丘脑错构瘤）

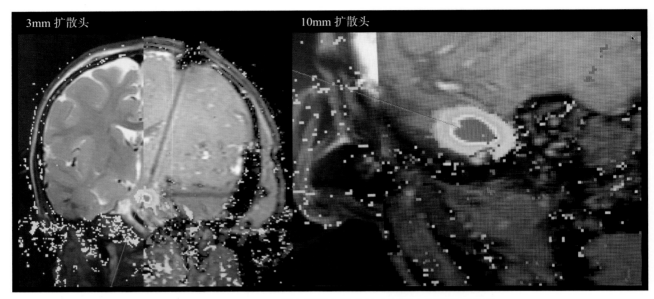

▲ 图 11-5 Visualase 激光消融系统中的光纤激光纤维的扩散头

斜冠状位立体定向激光消融下丘脑错构瘤的分屏热像图，分屏右侧显示 TDE 叠加在冠状位 T_2 背景图像上，左侧显示热源的热像图。左边的图像由一个 3mm 扩散器的激光纤维形成的一个宽、短、环形消融区。右边的消融区在同等宽度处较长，是由 10mm 扩散器光纤产生的消融区

以避免过热造成导管损坏，但需要目视监测和手动关闭激光。此外，为了确保安全边际，我们已经将下限温度从 50℃降低到 48℃（使用 Visualase 激光系统的说明书指示实际上建议 43℃）。为监测热源的温度保留了一个上限标记。

一旦放置好下限标记，激光就会打开，使病变内部的热量增加，直到（根据 Arrhenius 方程计算并投影到图像上）不可逆损伤评估与背景图像上显示的病变相互重叠。这是通过调整激光功率来实现的，以保持上限标记在 85~89℃，以最大限度地提高热量传递。在不可逆损伤图覆盖病变后，停止激光的使用。

（二）使用 Monteris NeuroBlate

Monteris NeuroBlate 软件自动监测 5 个视图的成像：沿消融路径的矢状斜位、冠状斜位和 3 个斜轴位（图 11-6）。热谱图自动与背景图像融合，选择图像序列优化病灶对比度。在聚焦的热场中放置 8 个温度参考点，以最小化 MR 热像数据漂移，经过多次迭代融合后，热谱图趋于稳定，背景热谱颜色变为绿色。然后，激光维持一种强度

进行照射，两种临床相关的热剂量阈值损伤轮廓（黄色代表细胞凋亡的 TDT 轮廓，蓝色代表组织凝固坏死的 TDT 轮廓）随着时间的推移而扩展。一旦蓝色 TDT 轮廓包含了靶点，激光将被关闭。可以选择扩散激光探针或侧射激光探针，后者提供定向激光能量，在短暂消融过程中具有选择性的理论优势。

六、适应证

（一）下丘脑错构瘤

下丘脑错构瘤是 MRIgLITT 在儿童癫痫中最常见的适应证，Curry 等提供了 71 例儿童患者的大宗报道[23]（图 11-7）。MRIgLITT 的目的不一定是毁损整个错构瘤，而是完全离断错构瘤与下丘脑和乳头体之间的连接。术前 PET 扫描可以定位病变中代谢最活跃的部分。离断下丘脑 – 乳头体连接通常足以使痴笑癫痫完全缓解[23]。最近的数据显示，57% 的病变破坏可以使 83% 的痴笑癫痫不再发作[24]。

所描述的路径是一个从额叶开始的斜冠状面，穿过内囊的前肢，止于错构瘤的下部，靠近其与

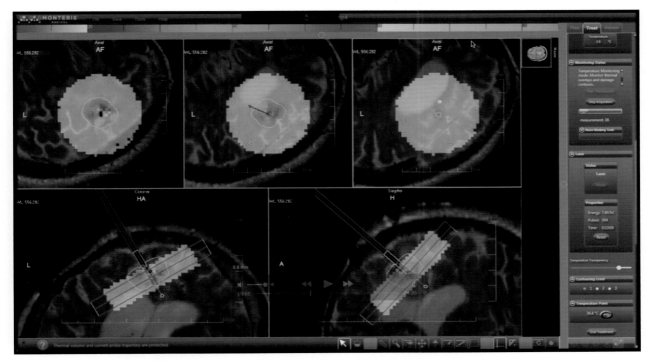

▲ 图 11-6　使用 NeuroBlate（Monteris, Inc.）系统的 MRIgLITT

激光消融由脑软化引起的癫痫灶的截图。该治疗过程使用了一个激光功率和 6mm 扩散器，并呈现在 5 个平面上。注意，在感兴趣区域周围放置的点，以稳定热像图。另外激光的方向性，通过从场中心的探针散发的不对称颜色编码热量图谱探测

乳头体的交界处。手术路径可将手术通道相关的并发症发生率降至最低，使其可以安全重复使用，并逐渐使该技术在高危情况下得以使用[23]。在 Curry（2018）发表的系列研究中，记忆缺失率在 MRIgLITT 中为 1.5%，而在开放手术中为 15%，在内镜切除中为 7%[25, 26]。4% 的患者有一过性低钠血症发作，而与开放切除相关且几乎普遍存在的长时间血清钠波动相反[23]。

（二）颞叶内侧硬化

颞叶癫痫表现为最常见的定位相关癫痫综合征，已有研究表明颞叶切除术优于内科治疗[27]。然而，在小儿颞叶内侧癫痫（mesial temporal lobe epilepsy，MTLE）中，手术结果不如成人患者，在体积较小的切除术中尤其容易失败[28]。虽然已经有关于 LITT 在成人 MTLE 中应用的系列报道，但还没有关于 LITT 治疗儿童患者的系列报道。表 11-1 总结了迄今为止发表的接受 LITT 治疗的儿童病例。

Gross 等报道了一系列病例，表明使用 MRIgLITT 治疗 MTLE 的无癫痫发作率与开放式颞叶切除术的无癫痫发作率接近，但可能改善术后的神经认知预后[29, 30]。通常选择从侧枕区经海马体长轴至杏仁核的线性路径，避免穿过脑室或任何血管结构[31]。如果消融体积包括海马头部、一半杏仁核和海马尾部到间脑侧切迹后方，MTLE 的消融效果最佳[32]（图 11-8）。通过有创性监测定位癫痫灶可获得额外疗效[33]。

（三）结节性硬化

结节性硬化症（tuberous sclerosis complex，TSC）是一种涉及大脑、皮肤、肾脏、心脏和肺的多系统疾病。癫痫是 TSC 最常见的临床表现，高达 90% 的病例中存在癫痫。癫痫的发生被认为与皮质结节和结节周围皮质的异常形态和分子结构相关，如异位灰质和相关的异常白质束。TSC 和癫痫患者通常存在多个、双侧和不同位置的皮质结节，这使得手术治疗具有挑战性，并增加了不良

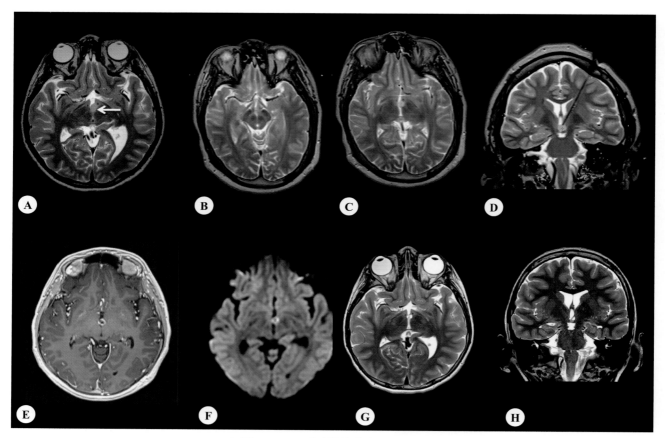

▲ 图 11-7　下丘脑错构瘤的 MRIgLITT

A. 轴位 T$_2$ 加权成像显示左侧 Delalande Ⅱ 型下丘脑错构瘤（箭）；B. 病变最下方的轴位 T$_2$ 加权成像显示导管已到位和左、右侧乳头体的下限标记物；C. 病变上半部的轴位 T$_2$ 加权成像显示 TDE 覆盖错构瘤和保护左侧穹隆和左侧乳腺丘脑束的下限标记物；D. 冠状位 T$_2$ 加权成像显示导管进入病变、TDE 覆盖病变和导管附近有防止过热的高限值标记；E. 轴位 T$_1$ 增强扫描显示强化的消融后错构瘤，病灶外未见消融；F. 轴位 DWI 成像进一步确认热损伤仅局限于错构瘤内部；G. 消融 3 个月后的轴位 T$_2$ 加权成像；H. 冠状位显示病灶破坏，左侧乳腺体、穹隆和乳丘脑束完整无损

事件的风险。即使患者有多个硬化结节，癫痫发作仍可能仅由其中一个引起。Weiner 等采用硬脑膜下网格和条状建立了一种三期开颅手术，不仅可以在初始切除前定位活动结节，还可以在切除后建立重复有创监测，以延长切除时间或便于在术后紧急切除病灶[34]。激光消融提供了一种微创选择，并且可以达到同样的治疗目的（图 11-9）。在进行全面的无创癫痫灶定位评估后，SEEG 可以取代通过开颅硬膜下网格研究来确定致痫灶。立体定向激光消融还为这些因新病灶的出现而反复手术的患者提供一种创伤较小的选择[35]。第一个接受立体定向激光消融治疗的癫痫患者是一个患有 TSC 和扣带回大结节的儿童[12]。Tovar Spinosa 等在 2018 年报道了 7 例患者，癫痫减少率与手术切除的相当，并减少了 AED 负担[19]。其他几个系列病例报道也表明在单次或分期手术中成功消融结节。

（四）皮质发育异常

局灶性皮质发育异常（focal cortical dysplasias，FCD）（图 11-10）是致痫性皮质发育不良的区域，这些区域没有（Ⅰ 型）或有（Ⅱ 型）畸形神经元，或者与另一病变（如低级别肿瘤）相关（Ⅲ 型）。Curry 等首先通过皮质下激光消融治疗局灶性皮质发育异常，可暂时地消除癫痫发作，但只有将消融区域扩展到皮质表面时才能永久消除癫痫发作[12]。Lewis 等报道了皮质发育异常的激光消融，

表 11-1　MRIgLITT 治疗小儿颞叶内侧癫痫的临床经验

中　心	年　龄	MTS	双重病理	Engel 分级
托马斯杰弗森大学	11 岁	有	无	IV 级
	14 岁	有	无	II 级
	18 岁	有	无	I D 级
埃默里大学	16 岁	有	无	I D 级
	18 岁	有	有	II 级，I D 级
	15 岁	有	有	I D 级（后期失败）
德克萨斯儿童医院 /贝勒医学院	17 岁	有	无	IV 级
	7 岁	有	有	I A 级
	16 岁	有	有	II 级
	16 岁	有	有	I D 级
	11 岁	有	无	I D 级
	14 岁	无	不详	I B 级
	15 岁	无	不详	II 级
	15 岁	无	不详	I B 级
迈阿密大学	11 岁	有	不详	II 级
	17 岁	有	不详	I A 级
	15 岁	无	不详	IV 级
	5 岁	无	不详	III 级
	2 岁	无	不详	II 级

该表显示了 19 例已发表的儿童内侧颞叶癫痫 LITT 病例。注意 Engel I 级结局适中（52%）和双重病理发生率相对增加[12, 57-59]

这是病例数最多的报道，他们发现 45% 的癫痫可被治愈[36]。与开放手术切除相似，立体定向激光消融在 FCD 中的成功应用依赖于定位的完整性和 SOZ 的破坏。虽然与开放切除的总体结果相比，LITT 治疗 FCD 的成功率略低，但其可以提供一个低发病率的初始治疗方法。

（五）脑室旁结节异位

脑室旁结节异位（periventricular nodular heterotopia,

PVNH）是一种神经元迁移障碍，其特征是室管膜下灰质结节不能从脑室周围生发基质迁移。MRI 上可见沿脑室白质内分布的灰质异位，当异常发育的皮质位于沿放射状胶质细胞投射的皮质中时，形态学上较难区分，影像学上一般不可见，这给影像学上全面诊断癫痫灶带来挑战。此外，PVNH 经常表现为两个或多个可能引起癫痫的影像学异常，如皮质发育异常、多小脑回、下丘脑错构瘤和内侧颞硬化症。由于其位置较深，手术切除较困难，通常只有切除脑叶后才能取得成功，但伴有随后出现的神经功能缺损。单用结节消融术可达不同程度的缓解[37]。PVNH 被认为具有启搏效应，可使癫痫独立发作或激活网络内多个癫痫灶[38]。另外，PVNH 可能同时激活其神经纤维投射的大脑皮质区致痫灶，此时需要同时切除 PVNH 和其投射的大脑皮质[39]。目前还没有 PVNH 相关儿童癫痫的手术治疗系列报道，但成人手术研究可能反映了这种先天性疾病的相关经验。Esquenazi 报道了 2 例成人 PVNH 患者接受 MRIgLITT 治疗。MRIgLITT 治疗后，一名患者仅使用一种药物就没有再出现癫痫发作，另一名患者在 12 周后因癫痫复发进行了杏仁核海马切除术，术后没有癫痫发作[40]。该研究小组发表了一篇对 47 例成人患者 PVNH 侵入性监测的综述，揭示了多种和个体化的手术解决方案，包括消融（LITT 和射频）和切除[38]。我们对 PVNH 的经验（图 11-11）支持有创性检测癫痫发作的必要性，最好是 SEEG，以及多阶段、多模式的治疗方法，通常包括切除、消融和反应性刺激来控制发作网络。

（六）岛叶癫痫

岛叶癫痫是一种诊断和切除都特别困难的外科性癫痫。诊断上，岛叶癫痫可能出现很困难的情况，特别是在缺乏典型的岛叶症状，如多涎、窒息、口周感觉异常或自主神经功能障碍的情况下。此外，由于其位置较深，普通脑电图可能没有帮助，需要 SEEG 或深部电极电生理学来确认其存在。手术治疗岛叶癫痫有很高的血管损伤风

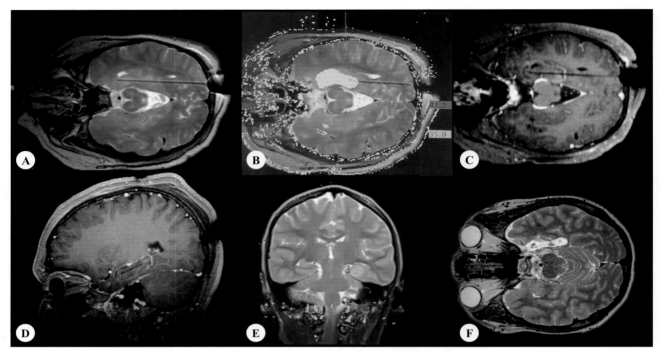

▲ 图 11-8　MRIgLITT 治疗小儿颞叶内侧癫痫

A. 轴位 T_2WI 显示导管位于颞叶内侧；B. 轴位 T_2WI 显示 TDE 包围并显示颞内侧结构的形状，在光辐射和 Meyer 环中有低界限标记，导管附近有高界限标记；C. 轴位 T_1WI 增强扫描；D. 矢状位显示颞内侧结构增强，证实已消融；E. 冠状位 T_2WI 显示导管、TDE 和外侧膝状核放置的下限以防止同侧偏盲；F. 轴位 T_2WI 显示消融后 1 年的颞内侧区域

险，因为大脑中动脉的烛台状分支覆盖在其复杂的几何结构上。LITT 已被证明是治疗岛叶癫痫的安全有效方法[41]（图 11-12）。在一个接受岛叶癫痫治疗的开放手术和 LITT 队列研究的比较中，两个组患者术后 2 年的结果相当[42]。虽然两个队列中都有一半的患者出现过短暂的对侧偏瘫，但开放性手术的队列中也有脑膜炎和脑积水的并发症，这使得作者得出结论，消融手术在避免并发症方面具有优势。

（七）海绵状血管畸形

海绵状血管畸形（CCM）是由内皮细胞交织而成的薄壁血管窦簇。幕上 CCM 导致高达 70% 的患者存在癫痫发作，其中 40% 发展为药物难治性癫痫[43]。表现出与颅内压和占位效应相关症状的患者可从手术切除中获益。要想消除癫痫发作通常需要额外的评估来确定癫痫灶，并进行更广泛的病灶切除，包括含铁血黄素环和胶质组织，甚至致痫皮质。McCraken 等（2016）和 Willie 等（2019）发表

了 5 例癫痫性海绵状瘤患者的病例报道，其中大部分癫痫灶位于颞叶，这些患者接受了 MRIgLITT 治疗[43, 44]。在随访期间，80% 的患者没有癫痫发作。1 例患者在消融部位有残留的萎缩脑组织和血液降解产物，随后接受了开放手术切除[43]。

（八）胼胝体切开术

胼胝体切开术是一种治疗难治性癫痫的常用方法，最常见的是张力性癫痫发作、全局性强直阵挛性癫痫发作，或者伴有多尖峰慢波活动或快速继发性双同步脑电图活动的癫痫发作[45, 46]。一位资深的作者第一次报道了关于使用 LITT 进行胼胝体切开术，这位患者是一位 10 岁的女性，术后 2 年获得 Engel Ⅱ 级预后[47]。该技术是专为该患者畸形的直线型胼胝体设计的，利用一根光纤沿着斜冠位路径对准胼胝体的膝和喙部，第二根光纤沿斜轴面对准胼胝体的体部。随后的 LITT 胼胝体切开术根据胼胝体的弯曲程度和所需的消融程度使用了第三根及偶尔用到第四根光纤。白质的烧

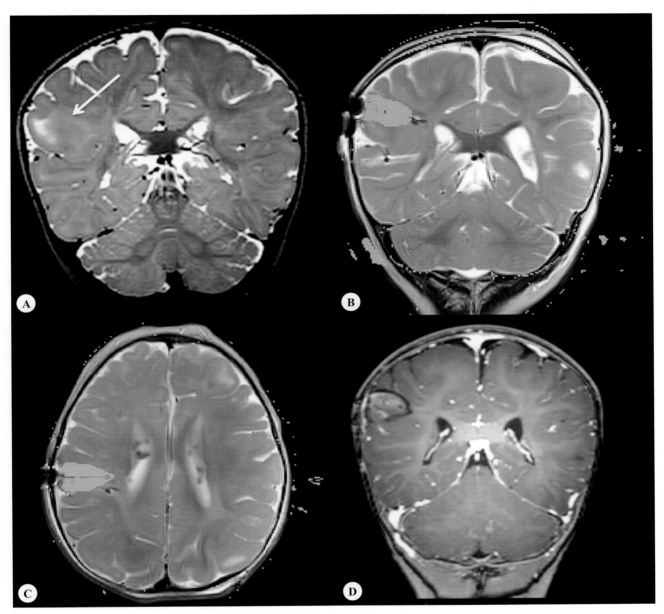

▲ 图 11-9 **MRIgLITT 治疗结节性硬化症相关癫痫**

A. 冠状位 T_2WI 显示 1 例 TSC 和癫痫灶患者，由 SEEG 定位到顶盖结节的癫痫灶（箭）；B. 冠状位 T_2WI；C. 轴位显示 TDE 与病灶重叠；D. 冠状位 T_1WI 增强扫描显示强化的靶结节，证实已消融

蚀比灰质的烧蚀更快，并且需要精确的烧蚀，以避免损伤位于胼胝体体部后份与压部交界处两侧的穹隆（图 11-13）。

Karsy 等发布了一段视频摘要，给 1 例 17 岁女性患者中使用了 3 根导管，在 9 个月的短期随访中，她的癫痫发作如期减少[48]。Palma 等发表了 2 例接受 LITT 进行胼胝体切开术的儿童患者，1 例原发性（伴 PVNH 消融）和 1 例继发性，他们

的癫痫持续 3 年没有发作[49]。Roland 等报道了一个更大的系列病例，包括 10 例患者，其中 8 例＜20 岁，6 例为原发性，4 例为继发性[50]。采用静息态功能 MRI 评估离断情况[50, 51]。该报道中的第一个患者接受了 Monteris NeuroBlate 系统治疗，其余患者接受了 Medtronic Visualase 系统治疗。8 例患儿中有 5 例获得 Engel Ⅲ级甚至更好的结果，长期预后尚不清楚。

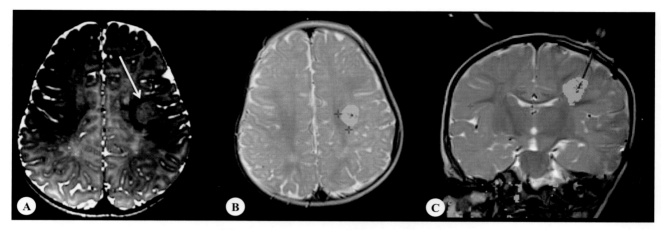

▲ 图 11-10　MRIgLITT 治疗小儿皮质发育异常

A. 轴位 T_2WI 显示 1 岁患者左中央小叶皮质发育异常（箭）；B. 轴位 T_2WI；C. 冠状位显示激光导管和叠加 TDE 定量消融靶病灶。低限度标记位于皮质脊髓束的白质上

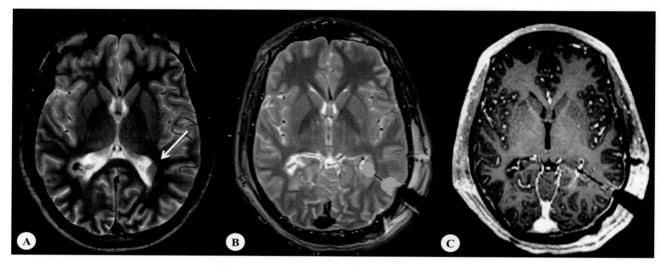

▲ 图 11-11　MRIgLITT 治疗小儿室周结节异位

A. 轴位 T_2WI 显示双侧 PVNH 患者，右侧是既往手术消融后的表现，左侧是 PVNH（箭）手术靶点。B. 轴位 T_2WI 显示轨迹通道内的导管，SEEG 检测显示在脑室周围结节和其投射上皮质的癫痫灶。因此，根据 TDE 估计，通过使用红色下限标记物保护介入的白质，消融覆盖了结节和上皮质。C. 轴位 T_1WI 增强扫描显示左侧 PVNH 和上皮质的强化区

在胼胝体切开术中，LITT 的另一个用途是作为一种挽救性治疗手段，正如 Palma 等和 Roland 等报道的一部分患者所描述的那样。Huang 等报道了另外 3 例接受完全胼胝体切开术的儿童患者，其中 2 例获得 Engel Ⅳ 级预后，第 3 例获得 Engel Ⅱ 级预后[52]。DTI 研究显示，消融术 1 个多月后仍有残留但减弱的胼胝体纤维。平均住院时间为 2 天[52]，有 1 例报道消融术后出现离断综合征[51]，但低于在开放手术中的发生率[53]。

七、并发症

LITT 最常见的并发症是一过性神经功能缺损，占所有并发症的 19%[13]，这取决于消融的靶点和潜在靶点相关损伤的可能性，如吞咽困难、虚弱、偏盲和轻微癫痫。MTLE 的 MRIgLITT 主要并发症是视野减小。沿海马后侧限制热暴露可以减少这种并发症的发生。除限制热暴露外，利用冠状面或矢状面观察外侧膝状神经节并使用下限标记保护使其更安全地进行消融，外侧膝状神经节的热

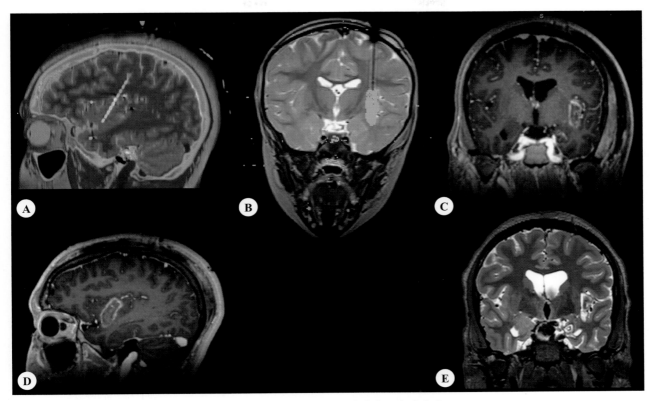

▲ 图 11-12 MRIgLITT 治疗小儿岛叶癫痫

A. 矢状位 T_2WI 与 CT 融合显示深度电极放置于 1 例岛叶癫痫患者的癫痫灶（由 SEEG 检测发现）；B. 冠状位 T_2WI 叠加 TDE 显示左侧岛叶中短回预估消融区，以及保护下行白质束的下限标记；C. 冠状位 T_1WI 增强扫描；D. 矢状位显示增强的消融通道；E. 冠状位 T_2WI 显示术后 3 个月的岛叶消融区

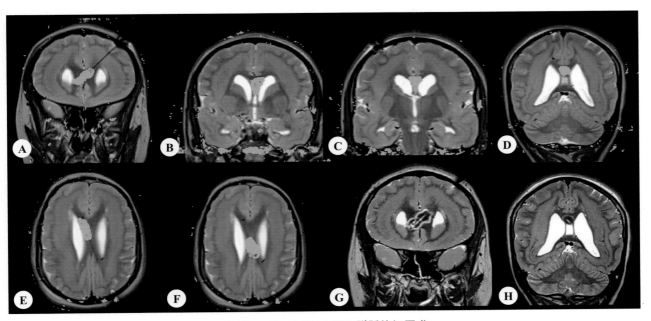

▲ 图 11-13 MRIgLITT 胼胝体切开术

A. 冠状位 T_2WI 叠加 TDE 显示胼胝体的喙和膝；B. 前体部；C. 后体后；D. 后体部与压部交界处；E. 冠状位 T_2WI 叠加 TDE 显示胼胝体前体部；F. 胼胝体后体部，在穹隆处放置下限标记；G. 膝部；H. 后体部与压部交界处的冠状位 T_2WI 证实已消融，消融靶点表现为 T_2 信号增加

损伤会导致同向性偏盲。有报道表明，MRIgLITT 治疗 MTLE 时，发生脑神经病变的概率高于手术切除癫痫灶[54]。沿天幕或海绵窦附近的热传导可能是第Ⅲ和Ⅳ对脑神经麻痹高发的原因。在目前报道的系列病例中，3% 的患者出现永久性神经系统症状[13]。颅内出血占 2.5%，感染占 2.5%，深静脉血栓（deep venous thrombosis，DVT）占 2.5%。在影像学上可见的消融后水肿，可以用高剂量地塞米松治疗，2 周后水肿逐渐减少。其他报道的并发症包括颅内出血、脑膜炎和脑积水，这可能是由沿消融通道的瘢痕组织引起的脑室阻塞所致[13]。

当皮质发育异常为治疗靶点时，并发症主要与靶点邻近的重要组织结构有关。与开放性岛叶切除术治疗癫痫相比，对岛叶病变进行 LITT 可出现轻微和短暂的并发症，尤其是与对侧肌力减弱有关[42]。Kuo 等在 5 例儿童患者中直接分析了这一并发症情况，并发现在重要功能结构区更容易出现并发症[55]。Barber 等报道了一例特别严重的迟发性脑室和脑实质内出血的病例，需要开颅手术并导致半侧偏瘫[56]。

LITT 治疗癫痫的最高潜在并发症是下丘脑错构瘤的消融。靶点在乳头体、穹隆和乳头丘脑束附近，这些部位的损伤会严重损害记忆。HH 紧贴下丘脑的内侧壁，损伤下丘脑可导致下丘脑肿胀；HH 靠近垂体柄，损伤垂体柄可导致尿崩症。在下丘脑错构瘤的激光消融中，据 Du 等报道，永久性记忆障碍发生率为 1.4%～22%[23, 57]。一个特别典型的记忆缺陷是由损伤对侧乳头体所致（注意，已计划用下限标记保护，但仍会受到损伤）[58]。该报道强调了将激光关闭所需的温度从默认的 50℃降低到 48℃，并使下限标记距离乳头体至少 1.5mm，以在热源方向上进行保护。

技术故障也可以被认为是手术的并发症，尽管它们可能不会对患者或其结果产生不利影响。报道的故障包括光纤放置不准确，框架和导航之间的适配误差，以及导管周围的冷却部件故障[34]。

通过以下建议可以避免并发症：基于框架的导管放置；小的 1.8mm 的对齐棒来形成一束激光；钛合金锚栓用于长路径以提高精度；窄规电刀进行硬脑膜穿刺；MRI 和 CTA 融合减少脑出血；全麻减少患者移动；尽可能少地使用探针；热处理剂量的调整，以避免对周围组织的潜在损伤；当没有作为散热体的脑脊液介入时，使用 3mm 的漫射尖端纤维在可视化治疗平面外限制消融。

八、预后

患儿接受 MRIgLITT 治疗后，进行 Engel 分级的长期随访数据有限。在已发表的系列病例中，随访时长差异很大。在报道的 127 例患者中，57.5% 的患者癫痫发作完全缓解[13]。在 HH 患者中，78% 的患者在消融 12 个月后可达 Engel Ⅰ级预后[23]。只有少数患者（6.3%）的癫痫发作完全没有得到缓解。一些作者报道，消融术后可立即缓解癫痫发作，但是在其后 1 年内癫痫控制效果会出现逐渐减弱的现象。

儿童癫痫的认知研究很少见，也很难标准化。目前尚未见接受 LITT 治疗的癫痫患儿认知功能直接评估的研究报道。Hoppe 和 Helmstaedtler 在一篇关于 LITT 治疗儿童癫痫的综述中指出，在所有提及认知结果的报道中，主观上没有认知下降和轻度改善[13]。在成人消融的文献中，认知研究主要集中在颞叶癫痫的患者，以及依赖于颞叶内侧外结构的功能，如命名、语言流畅性、物体和人的识别。初步数据表明，与开放手术切除相比，患者在 MRI 引导的立体定向激光消融后可获得更好的认知结果，因为病灶组织消融更多，对周围结构的潜在损害更少[59, 60]。立体定向激光杏仁核海马切开术在一些依赖于内侧颞叶结构的功能，包括类别相关命名、语言流畅性和物体/熟悉的人识别方面的效果似乎优于开放切除术[59]。偶发性、陈述性言语记忆在立体定向激光杏仁核海马切开术后会出现下降，但是早期研究结果表明，与开放式切开术相比，其结果可与之相媲美甚至更好[61]。

结论

在儿童顽固性癫痫的治疗中，MRIgLITT 已成为开放切除手术的替代方案。激光消融可达到与切除手术相当的治疗效果，并且可以降低手术相关并发症，特别是病变位于脑深部或重要功能结构附近时。通过整合运动障碍和肿瘤手术领域的工作流程，将这种技术方法引入已建立的癫痫手术中心。这种相对新颖的方法将大大受益于未来对最佳患者选择的研究、激光功率和应用的技术改进，以及对大脑热力学的理解。需要采用标准术前方案的多中心前瞻性试验来指导受试者的选择，以便统一、安全、最佳地执行 MRIgLITT，准确地报道治疗效果和并发症。

参考文献

[1] Edelvik A, Rydenhag B. Long term outcomes of epilepsy surgery in Sweden. Neurology. 2013.

[2] Spencer S, Huh L. Outcomes of epilepsy surgery in adults and children. Lancet Neurol. 2008.

[3] Russ SA, Larson K, Halfon N. A national profile of child- hood epilepsy and seizure disorder. Pediatrics. 2012;129:256–64.

[4] Ramey WL, Martirosyan NL, Lieu CM, Hasham HA, Lemole GM Jr, Weinand ME. Current management and surgical outcomes of medically intractable epilepsy. Clin Neurol Neurosurg. 2013;115:2411–8.

[5] Pindrik J, Hoang N, Smith L, et al. Preoperative evaluation and surgical management of infants and toddlers with drug-resistant epilepsy. Neurosurg Focus. 2018;45:1–9.

[6] Guldvog B, Loyning Y, Hauglie-Hanssen E, et al. Surgical treatment for partial epilepsy among Norwegian children and adolescents. Epilepsia. 1994;35:554–65.

[7] Rydenhag B, Silander HC. Complications of epilepsy surgery after 654 procedures in Sweden, September 1990–1995: a multicenter study based on the Swedish National Epilepsy Surgery Register. Neurosurgery. 2001;49:51–7.

[8] Lewis EC, Weil AG, Duchowny M, et al. MR-guided laser interstitial thermal therapy for pediatric drug-resistant lesional epilepsy. Epilepsia. 2015;56:1590–8.

[9] Kahn T, Bettag M, Ulrich F, Schwarzmaier HJ, Schober E, Furst G, Modder U. MRI-guided laser-induced interstitial thermotherapy of cerebral neoplasms. J Comput Assist Tomogr. 1994;18(4):519–32.

[10] Bown S. Phototherapy in tumors. World J Surg. 1983;7:700–9.

[11] Sugiyama K, Sakai T, Fujishima I, et al. Stereotactic interstitial laser-hyperthermia using Nd-YAG laser. Stereotact Funct Neurosurg. 1990;54:501–5.

[12] Curry DJ, Gowda A, McNichols RJ, et al. MR-guided stereotactic laser ablation of epileptogenic foci in children. Epilepsy Behav. 2012;24:408–14.

[13] Hoppe C, Helmstaedter C. Laser interstitial thermotherapy (LiTT) in pediatric epilepsy surgery. Seizure: Eur J Epilepsy. 2018; https://doi.org/10.1016/j. seizure.2018.12.010.

[14] Sharma JD, Seunarine KK, Tahir MZ, Tisdall MM. Accuracy of robot-assisted versus optical frameless navigated stereoelectroencephalography electrode placement in children. J Neurosurg Pediatr. 2019;23(3):297–302.

[15] Dhawan S, He Y, Bartek J Jr, Alattar AA, Chen CC. Comparison of frame-based versus frameless intracranial stereotactic biopsy: systematic review and meta-analysis. World Neurosurg. 2019;127:607–16.

[16] Pruitt R, Gamble A, Black K, Schulder M, Mehta AD. Complication avoidance in laser interstitial thermal therapy: lessons learned. J Neurosurg. 2017;126(4):1238–45.

[17] Cobourn K, Fayed I, Keating RF, Oluigbo CO. Early outcomes of stereoencephalography followed by MR-guided laser interstitial thermal therapy: a paradigm for minimally invasive epilepsy surgery. Neurosurg Focus. 2018;45:1–9.

[18] McNichols RJ, Gowda A, Kangasniemi MK, Bankson JA, Price RE, Hazle JD. MR-thermography based feedback control of laser interstitial thermal therapy at 980nm. Laser Surg Med. 2004;34:48–55.

[19] Tovar-Spinoza Z, Carter D, Ferrone D, et al. The use of MRI-guided laser-induced thermal ablation for epilepsy. Childs Nerv Syst. 2013;29:2089–94.

[20] Schwabe B, Kahn T, Harth T, et al. Laser-induced thermal lesions in the human brain: short and long-term appearance on MRI. J Comput Assist Tomogr. 1997;21:818–25.

[21] Tiwari P, Danish SF, Madabhushi A. Identifying MRI markers to evaluate early treatment related changes post laser ablation for neurologic disorders: preliminary findings. PLoS One. 2014;9(12):e114293.

[22] Schober R, Bettag M, Sabel M, et al. Fine structure of zonal changes in experimental Nd:YAG laser induced-interstitial hyperthermia. Lasers Surg Med. 1993;13:234–41; Lagman C, Chung LK, Pelargos PE, et al. Laser neurosurgery: a systematic analysis of magnetic resonance-guided laser interstitial thermal therapies. J Clin Neurosci. 2017;36:20–6.

[23] Curry DJ, Raskin J, Ali I, Wilfong AA. MR-guided laser ablation for the treatment of hypothalamic hamartomas. Epilepsy Res. 2018;142:131–4.

[24] Gadgil N, Lam SK, Pan IW, LoPresti M, Wagner K, Ali I, Wilfong A, Curry DJ. Staged MR-guided laser interstitial thermal therapy for hypothalamic hamartoma: analysis of ablation volumes and morphological considerations. Neurosurgery. 2019:nzy 378. https://doi.org/10.1093/nrutos/nyz378.

[25] Ng Y, Rekate HL, Prenger EC, et al. Transcallosal resection of hypothalamic hamartoma for intractable epilepsy. Epilepsia. 2006;46:1192–2012.

[26] Ng YT, Rekate HL, Prenger EC, Wang NC, Chung SS, Feiz-Erfan I, Johnsonbaugh RE, Varland MR, Kerrigan JF. Endoscopic resection of hypothalamic hamartomas for refractory symptomatic epilepsy. Neurology. 2008;70(17):1543–8.

[27] Wiebe S, Blume WT, Girvin JP, Eliasziw M. A randomizaed controlled trial for surgery for temporal lobe epilepsy. NEJM. 2001;345(5):311–8.

[28] Elliott CA, Broad A, Narvacan K, Steve TA, Snyder T, Urlacher J, et al. Seizure outcome in medically refractory pediatric temporal lobe epilepsy: selective amygdalohippocampectomy versus anterior temporal lobectomy. J Neurosurg Peds. 2018;22(3):276–82.

[29] Gross RE, Stern MA, Willie JT, Fasano RE, Saindane AM, Soares BP, Pedersen NP, Drane DL. Stereotactic laser amygdalohippocampectomy

for mesial temporal lobe epilepsy. Ann Neurol. 2018;83(3):575–87.

[30] Willie JT, Laxpati NG, Drane DL, Gowda A, Appin C, Hao C, Brat DJ, Helmers SL, Saindane A, Nour SG, Gross RE. Real-time magnetic resonance-guided stereotactic laser amygdalohippocampectomy for mesial temporal lobe epilepsy. Neurosurgery. 2014;74(6):569–84.

[31] Wu C, Boorman DW, Gorniak RJ, Farrell CJ, Evans JJ, Sharan AD. Effects of anatomic variations on the stereotactic laser amygdalohippocampectomy and proposed protocol for trajectory planning. Neurosurgery. 2015;(Suppl 2):345–56.

[32] Jermakowicz WJ, Kanner AM, Sur S, Bermudez C, D'Haese PF, Kolcun JPG, et al. Laser thermal ablation or mesial temporal lobe epilepsy: analysis of ablation volumes and trajectories. Epilepsia. 2017;58(5):801–10.

[33] Youngerman BE, Oh JY, Anbarasan D, Billakota S, Casadei CH, Corrigan EK, et al. Laser ablation is effective for temporal lobe epilepsy with and without mesial temporal sclerosis if hippocampal seizure onsets are localized by stereoencephalography. Epilepsia. 2018;59(3):595–606.

[34] Weiner HL, Carlson C, Ridgway EB, Zaroff CM, Miles D, LaJoie J, Devinsky O. Epilepsy surgery in young children with tuberous sclerosis: results of a novel approach. Pediatrics. 2006;117(5):1494–502.

[35] Connelly MB, Hendson G, Steinbok P. Tuberous sclerosis complex: a review of the management of epilepsy with emphasis on the surgical aspects. Childs Nerv Sys. 2006;22(8):896–908.

[36] Lewis EC, Weil AG, Duchowny M, Bhatia S, Rageb J, Miller I. MR-guided laser interstitial thermal therapy for pediatric drug-resistant epilepsy. Epilepsia. 2015;56(10):1590–8.

[37] Schmitt FC, Voges J, Buentjen L, Woermann F, Pannek HW, Skalej M, Heinze HJ, Ebner A. Radiofrequency lesioning of epileptogenic perventricular nodular heterotopia: a rational approach. Epilepsia. 2011;52(9):e101–5.

[38] Thompson SA, Kalamangalam GP, Tandon N. Intracranial evaluation and laser ablation for epilepsy in periventricular nodular heterotopia. Seizure. 2016;41:211–6.

[39] Miandola L, Mia RF, Fancione S, Pellicia V, Gozzo F, Sartoi I, Nobili L, Cardinale F, Cossu M, Meletti S, Tassi L. Stereo-EEG: diagnostic and therapeutic tool for periventricular nodular heterotopia. Epilepsia. 2017;58(11):1962–71.

[40] Esquenazi Y, Kalamangalam GP, Slater JD, et al. Stereotactic laser ablation of epileptogenic periventricular nodular heterotopia. Epilepsy Res. 2014;108:547–54.

[41] Perry MS, Donahue DJ, Malik SI, Keator CG, Hernandez A, Reddy RK, Perkins FF, Lee MR, Clarke DF. Magnetic resonance imaging-guided laser interstitial thermal therapy as the treatment for intractable insular epilepsy in children. J Neurosurg Pediatr. 2017;20(6):575–82.

[42] Hale AT, Sen S, Haider AS, Perkins FF, Clarke DF, Lee MR, Tomycz LD. Open resection versus laser interstitial thermal therapy for the treatment of pediatric insular epilepsy. Neurosurgery. 2019;85:e730–6.

[43] McCracken DJ, Willie JT, Fernald B, et al. Magnetic resonance thermometry-guided stereotactic laser ablation of cavernous malformations in drug-resistant epilepsy: imaging and clinical results. Oper Neurosurg. 2016;12:39–48.

[44] Willie JT, Malcolm JG, Stern MA, Lowder LO, Neill SG, Cabaniss BT, Drane DL. Safety and effectiveness of stereotactic laser ablation for epileptogenic cerebral cavernous malformations. Epilepsia. 2019;60(2):220–32.

[45] Oguni H, Andermann F, Gotman J, Olivier A. Effect of anterior callosotomy on bilateral synchronous spike and wave and other EEG discharges. Epilepsia. 1994;35(3):505–13.

[46] Tanriverdi T, Olivier A, Poulin N, Andermann F, Dubeau F. Longer-term seizure outcome after corpus callosotomy: a retrospective analysis of 95 patients. J Neurosurg. 2009;110(2):332–42.

[47] Dulce A, Curry DJ, Wilfong AA. Corpus Callosotomy by laser ablation in a pediatric patient. Poster session presented at: American Epilepsy Society Annual Meeting, 2014; Seattle, WA.

[48] Karsy M, Patel DM, Halvorson K, Mortimer V, Bollo RJ. Anterior two thirds corpus callosotomy via stereotactic laser ablation. Neurosurg Focus. 2018;44(VideoSuppl2):V2.

[49] Palma AE, Wicks RT, Popli G, Couture DE. Corpus callosotomy via laser interstitial thermal therapy: a case series. JNS Pediatrics. 2019;23:303–7.

[50] Roland JL, Akbari SHA, Salehi A, Smyth MD. Corpus Callosotomy performed with laser interstitial thermal therapy. J Neurosurg. 2019;13:1–9.

[51] Lehner KR, Yeagle EM, Argyelan M, et al. Validation of corpus callosotomy after laser interstitial thermal therapy: a multimodal approach. JNS. 2018;1:1–11.

[52] Huang Y, Yecies D, Bruckert L, Parker JJ, Ho AL, Kim LH, et al. Stereotactic laser ablation for completion corpus callosotomy. J Neurosurg Pediatr. 2019;24:433–41.

[53] Bower RS, Wirrell E, Nwojo M, Wetjen NM, Marsh WR, Meyer FB. Surgical outcomes after corpus callosotomy for drop attacks. Neurosurgery. 2013;73(6):993–1000.

[54] Waseem H, Osborn KE, Schoenberg MR, et al. Laser ablation therapy: an alternative treatment for medically resistant mesial temporal lobe epilepsy after age 50. Epilepsy Behav. 2015;51:152–7.

[55] Kuo CH, Feroze AH, Poliachik SL, Hauptman JS, Novonty EJ Jr, Ojemann JG. Laser ablation therapy for pediatric patients with intracranial lesions in eloquent regions. World Neurosurg. 2019;121:e191–9.

[56] Barber SM, Tomycz L, George T, Clarke DF, Lee M. Delayed intraparenchymal and intraventricular hemorrhage requiring surgical evacuation after MR-guided laser interstitial thermal therapy for lesional epilepsy. Stereotact Funct Neurosurg. 2017;95(2):73–8.

[57] Du XV, Gandhi SV, Rekate HL, Mehta AD. Laser interstitial thermal therapy: a first line treatment for seizures in hypothalamic hamartoma? Epilepsia. 2017;58(Suppl 2):77–84.

[58] Zubkov S, Del Bene VA, MacAllister WS, Shepard TM, Devinsky O. Disabling amnestic syndrome following stereotactic laser ablation of hypothalamic hamartoma in a patient with a prior temporal lobectomy. Epilepsy Behav Case Rep. 2015;4:60–2.

[59] Drane DL. MRI-guided stereotactic laser ablation for epilepsy surgery: promising preliminary results for cognitive outcome. Epilepsy Res. 2018;142: 170–5.

[60] Kang JY, Wu C, Tracy J, et al. Laser interstitial thermal therapy for medically intractable mesial temporal lobe epilepsy. Epilepsia. 2016;57:324–34.

[61] Cajigas I, Kanner AM, Ribot R, Casabella AM, Mahavadi A, Jermakowicz W, Sur S, Millan C, Saporta A, Lowe M, Velez-Ruiz N, Rey G, Ibrahim GM, Ivan ME, Jagid JR. Magnetic resonance-guided laser interstitial thermal therapy for mesial temporal epilepsy: a case series of outcomes and complications at 2 year follow-up. World Neurosurg. 2019;126: e1121–9.

第12章 激光间质热疗治疗脊柱肿瘤
LITT for Spine Tumors

Rafael A. Vega Dhiego C. A. Bastos Claudio E. Tatsui 著

张 伟 熊博韬 译

转移性硬膜外肿瘤对脊髓的压迫（epidural spinal cord compression，ESCC）仍然是疼痛和致残的重要原因，影响癌症患者生活质量[1]。约40%的系统性恶性肿瘤患者会发生脊柱转移，多达10%的患者会出现脊髓压迫症状[2]。疼痛是最常见的首发症状，然而其他神经功能障碍如乏力、步态不稳、括约肌功能丧失或感觉障碍也常出现。最常见的转移性肿瘤包括前列腺癌、肺癌和乳腺癌，其次是淋巴瘤、肾细胞癌（renal cell carcinoma，RCC）和多发性骨髓瘤；并非所有的肿瘤都表现出相同的噬骨性。转移瘤沿脊柱轴的播散是基于每个节段的相对骨质和局部血流量，胸椎内转移瘤数量最多（60%），其次是腰骶椎（25%），再次是颈椎（15%）。沿脊柱的多个节段同时出现病变很常见，在评估和治疗这些患者时应予以注意。

随着放射治疗和全身治疗的进步，转移癌患者的生存率不断提高，同时脊柱转移造成的负担也在不断增加。这些转移病灶的治疗基本以姑息性为主，重点是神经保护、恢复脊柱稳定性、疼痛缓解和持久的局部肿瘤控制[3]。由于是姑息性治疗，外科干预必须损伤小和并发症少。不幸的是，转移癌患者经常患有多种共病，必须考虑到其全身疾病的进展和手术对肿瘤控制及生活质量的影响。这些患者的临床管理核心是多学科合作，需要外科医生、放射科医生、肿瘤内科医生和放射肿瘤科医生共同讨论决定治疗方案。外科医生的职责则是提供有效的手术干预，同时尽量减少对全身治疗的干扰。

近40年来，与ESCC相关的脊柱转移性疾病的治疗方法在不断发展更新。过去的患者常接受大剂量糖皮质激素和分次放射治疗[4]。20世纪80年代，手术治疗起初致力于椎板切除术，仅用于椎管后路减压，与单独放疗相比，这通常加重神经功能恶化。回顾过去，这种手术策略有几个缺点，包括缺少对脊柱承载能力的重建，后张力带断裂导致脊柱进行性不稳定，以及起源于椎体的肿瘤未切除而无法对脊髓的有效减压。在随后的数年时间里，由于脊柱器械的发展，以及后外侧、外侧和前侧入路的普及，使得椎管环形减压成为可能，手术在脊柱转移瘤治疗中的作用再次得到重视，手术使神经功能恢复和肿瘤局部控制均得到了改进。在Patchell等[5]进行的一项关键研究中，将仅有压迫或有症状的与ESCC相关的转移瘤患者随机分为两组，一组进行传统体外放射治疗（conventional external beam radiation therapy，cEBRT）后进行椎管环形减压/稳定治疗，另一组单独进行治疗cEBRT治疗。手术组中的患者在行走、功能表现、疼痛控制、尿失禁和生存率等方面表现稳定和显著改善。这项研究证实，选择合适的手术患者联合放射治疗可以有效改善生活质量，其损伤程度在可接受的范围内。

肿瘤组织学特征对肿瘤放射治疗的效果有重要影响。传统上，根据肿瘤对常规分割放射治疗的反应，将肿瘤分为放射敏感型和放射耐受型[6]。放射敏感的肿瘤包括淋巴瘤、浆细胞瘤、多发性骨髓瘤、生殖细胞瘤、乳腺癌和前列腺癌。经过传统外放射治疗（cEBRT）后，这些肿瘤的2年局部控制率高达80%～90%。与此相反，非小细胞肺癌、甲状腺癌、肝细胞癌、结直肠癌、肾细胞癌、黑色素瘤和肉瘤等耐放射恶性肿瘤的2年局部控制率差得多，放射治疗后的局部控制低至30%。

在过去10年中，影像引导立体定向和放射治疗的发展取得了进步，使得能够将高度适形和具有杀瘤效果的辐射剂量作为一次性或多次低分割方案（2～5次）在脊柱上使用。脊柱立体定向放射外科（SSRS）是以等体积辐射覆盖特定靶区，周边剂量迅速递减，从而保护周围组织，如脊髓、神经、内脏器官或食管。然而，尽管辐射剂量照射具有高度的选择性，但预期的辐射衰减必须保持在脊髓和周围重要结构可耐受的范围内。据估计，使用SSRS达到的生物有效放射剂量约为cEBRT的3倍，因此导致更广泛的肿瘤细胞DNA损伤、不可恢复的内皮损伤，并可能通过T细胞激活和促炎细胞因子来增强免疫环境[7]。放射外科有效克服了既往组织学上特有的放射耐受性，即使是众所周知的困难肿瘤类型，如肾细胞癌，其12个月局部控制率达85%[8]。此外，由于SSRS的高适形性和周围组织剂量的相对衰减，可以将其作为cEBRT治疗局部复发失败后的补救治疗[9,10]。

虽然SSRS是治疗脊柱转移瘤的有效和可靠的选择，但辐射引起的脊髓损伤仍然是一个重要问题[11]。一项大型多中心研究追踪了1000多例接受SSRS治疗的患者，发现只有6例患者发生了辐射诱发的脊髓炎，广泛接受的观点是脊髓可耐受最大剂量保持在14Gy。在高度硬膜外压迫的情况下，受脊髓或马尾的有害剂量限制需要调整规划治疗剂量，潜在的影响是可能会造成对硬膜外肿瘤治疗不足，并影响肿瘤局部控制。Lovelock等[12]发现局部治疗失败与治疗计划中肿瘤任意部分接收的剂量<15Gy相关。Bilksy等提出一种相对保守的手术策略，旨在稳定脊柱，仅切除硬膜外肿瘤，在残留病灶和脊髓之间形成足够的分离空间，即使在硬膜外受压迫的情况下得以留出安全边缘间隙来传递有利有效辐射剂量照射，这通常被称为

分离手术[13,14]。这种方法与高剂量单次或低剂量多次SSRS相结合，比试图全切除病变引起的创伤更小，并发症更少，并且在耐放射的ESCC病例中，与传统外放射治疗相比，手术次数更少，肿瘤控制更好。SSRS手术的目的是：①神经减压；②实现肿瘤和脊髓分离；③提供脊柱稳定为目的。如前所述，只要肿瘤边缘和脊髓之间有足够的距离以便SSRS照射足杀瘤剂量，肿瘤切除的程度对局部控制就不那么重要了。分离手术后进行SSRS代表了脊柱肿瘤学的治疗方式的转变，并显著改善了孤立转移瘤的治疗效果。

脊柱转移瘤的理想手术是实现局部肿瘤控制，患者得以快速恢复，减少术后疼痛和损伤，并避免延迟启动或中断针对原发肿瘤的全身治疗。由此概念产生了2013年得克萨斯大学MD安德森癌症中心脊柱激光间质热疗（spinal laser interstitial thermal therapy，sLITT）的理念。提出，事实上sLITT是一种经皮微创侵入性手术，可立即消融硬膜外肿瘤，实现持续的脊髓减压，并有助于立即过渡到放射治疗。下面就sLITT的适应证、患者选择、技术考量和细节展开讨论。

一、脊柱激光间质热疗的适应证

转移癌患者有许多合并症，并且健康情况常逐渐恶化。营养不良、慢性贫血、长期使用类固醇、全身血栓（静脉血栓或肺栓塞）和既往放射治疗使开放手术变得复杂化。此外，除脊柱外，这些患者通常在其他部位患有快速进展性疾病，需要同时使用细胞毒性或靶向药物进行全身治疗。对于这些患者，分离手术可能会导致严重的合并症。在某些情况下，经皮穿刺技术已经发展为开放手术的替代方法，可以减少损伤和合并症，减少全身治疗或抗凝治疗的中断，缩短住院时间，缓解疼痛，减少失血或输血。目前使用的方法包括CT引导下的椎体肿瘤冷冻或射频消融[15-17]。射频消融对脊髓或神经根的损伤已有记载，在动物研究中，将电极直接放置在椎体或椎弓根的后皮质附近会导致神经损伤[18,19]。对神经损伤的顾虑

和无法实时监测组织损伤，限制了这些技术在神经结构附近硬膜外肿瘤消融中的应用。激光间质热疗是一种经皮消融的替代方法，在颅内肿瘤和其他疾病的治疗中得到了广泛应用[20, 21]。使用该技术，在立体定向引导下将小型激光探针插入病灶。能量通过激光传递到周围组织，产生热损伤，足以导致肿瘤细胞死亡和凝固性坏死。组织损伤的程度是基于热响应模式，与温度、暴露时间和随后的损伤之间存在相关性。与其他技术相比，该技术的一个优点是术中 MRI（iMRI）用于实时监测特定区域内的热量生成和分布。在脊柱中使用改进的 LITT 方法，可以消融靠近硬脊膜和脊髓的硬膜外肿瘤，同时确保对脊髓没有热损伤（图 12-1）[22-24]。使用 sLITT 可以安全地消融硬膜外重度压迫的区域。这种治疗模式类似于分离手术，需要在激光消融后辅助 SSRS 以有效控制肿瘤。与环形减压类似，热消融后坏死组织区域在肿瘤和脊髓之间形成分离，从而提高 SSRS 治疗的有效剂量。对于继发于病理性骨折的脊柱不稳定的患者，经皮后入路脊柱稳定手术可以在 LITT 治疗后继续进行。可以在 LITT 治疗后进行经皮脊柱

后路稳定手术[25]。

二、患者选择

sLITT 是一种微创手术，可替代开放式环形减压手术，适用于有硬膜外压迫的脊柱肿瘤减压并考虑行放射外科治疗的患者[22, 23]。高度硬膜外压迫通常使用 Bilsky 评分[13] 定义，分为 1c 级或更高级别。在这些患者中，硬膜外压迫的程度将限制有效放射外科剂量的治疗。患者选择的其他注意事项包括：①合并症；②需要继续或快速恢复全身系统治疗；③神经系统查体正常；④ ESCC 位于上颈椎 $C_{1\sim2}$ 段或胸椎 $T_{2\sim12}$ 段；⑤无 MRI 禁忌证（如起搏器或神经刺激器）。对于存在 MRI 禁忌证的患者，如果没有 MRI 热成像，则无法进行 sLITT。同样，目前现有的消融仪器通常会产生金属伪影，损害 MRI 热成像的准确性，并影响其使用。我们观察到 sLITT 治疗和椎管放射学减压之间的时间间隔为 3～4 周，建议出现神经功能缺损的患者接受手术减压，其可以作为一种更快的脊髓减压方法；因此，我们认为存在神经功能缺损是 sLITT 治疗的禁忌证。

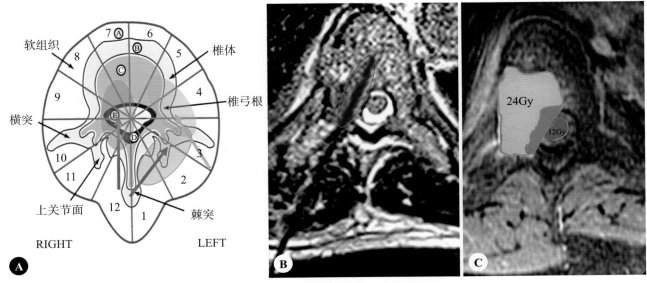

▲ 图 12-1　A. 展示了脊髓激光间质热疗典型路径（即斜向经椎弓根，黄箭），该方法依据转移病灶相对于脊髓的位置而定；B. 激光纤维和硬脑膜之间的理想距离为 5～7mm，而每根激光纤维覆盖的半径为 10～12mm；C. sLITT 术后脊柱立体定向放射治疗靶向的代表性剂量分布图示：橙色，可能受损的邻近骨面；绿色，经 sLITT 治疗的区域；红色，脊髓

由于椎间孔肿瘤受累而导致胸部神经功能受损的患者是激光消融的理想人选[24]。椎间孔和相关感觉神经内肿瘤的消融和破坏通常能完全缓解疼痛。出于同样的原因，我们仅在上颈椎或胸椎节段使用 sLITT，以避免无意中损伤颈丛和腰骶丛的功能性运动神经根。对于中 / 下颈椎（$C_3 \sim T_1$）和整个腰骶椎的病变，首选直视下神经根周围完全减压手术。

如上所述，既往接受过传统常规放射治疗和脊柱不稳定并非 sLITT 的禁忌证。在既往接受过放射治疗的情况下，经皮技术（如 sLITT）实际上更可取，以避免伤口并发症。如果脊柱存在不稳定，常常在激光消融后行经皮骨水泥强化椎弓根螺钉固定[25]。这可以在全身麻醉下一期或分期手术完成。

众所周知，许多转移性肿瘤都是富血管性肿瘤，包括肾细胞癌、肝细胞癌和甲状腺癌。在环形减压之前，这些肿瘤通常需要术前栓塞以减少术中失血量。根据我们的经验，sLITT 治疗此类肿瘤是安全的，无须术前栓塞且出血量极少。

三、技术要点

我院的 sLITT 在配备 iMRI 的手术室内进行。在全身麻醉诱导后，将患者置于俯卧位，上肢与身体平行，其方式符合外科医生的人体工程学，并且不干扰 C 臂透视机或 iMRI 的使用[26]。最初，我们使用脊椎 CT 和 C 臂扫描来定位和立体定向放置激光纤维[22, 23]。目前，我们正在使用 iMRI 进行联合注册和脊柱导航，并发现精度可以达到亚厘米级别[23]。此外，MRI 提供了更好的肿瘤空间分辨率及其与神经纤维的关系，便于路径规划和插入激光纤维。在最终定位后，进行 MRI 注册之前，皮肤基准点以独特的方式放置在感兴趣区域中，该方式可区分左右和头尾侧（图 12-2A 和 B）。基准点上方或下方的手术部位进行铺单，并设计小切口，解剖至棘突水平。使用骨膜下剥离术，将软组织从棘突切除，与 MRI 兼容的钛夹（Medtronic）固定在棘突上，并用无菌塑料袋覆盖（图 12-2C 和 D）。在不移动参考阵列和基准点的情况下，将固定在塑料支架上的体部相控阵线圈（Siemens）放置在感兴趣区域上，并将患者在

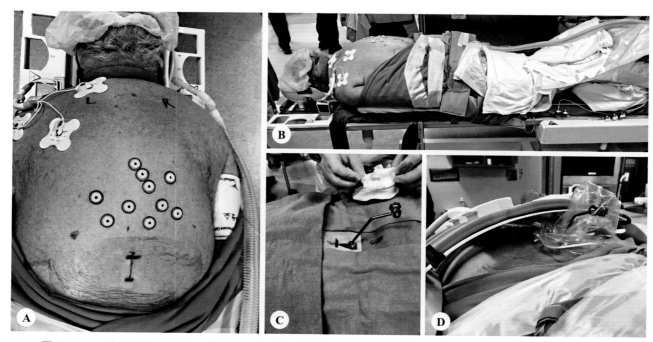

▲ 图 12-2　A. 应用基准标记物，以特殊的模式沿着覆盖肿瘤的背部区域进行注册；B. 患者在术中 MRI 转移台上处于俯卧位；C. 准备好皮肤，固定棘突夹；D. 脊柱夹用无菌塑料袋包裹，MRI 线圈放置在塑料支架固定的塑料基准标记物上，以避免基准标记物移位

MRI 内定位（图 12-3）。扫描获得包含基准点（和肿瘤）层面的高分辨率 T$_2$ 加权图像，并用于联合注册和导航。图像采集完成后，将患者放置在距 MRI 的安全距离位置，取下棘突夹的无菌塑料袋，并将无菌参考序列连接到夹上。将注册图像序列传输到 StealthStation S7 系统（Medtronic），并使用非无菌导航探头与基准标记进行点到点配准来执行联合注册（图 12-4）。通过将解剖标志（中线、基准点、体表皮肤）与导航屏幕内矢状位和轴位重建图像中导航棒的预测位置进行比较，确认准确性。如果未选择内联重建，则会出现严重错误。

利用 MRI 进行脊柱导航可以进行细致的路径和入点规划，其优点是易于识别脊髓、肿瘤和周围脑脊液（图 12-4B 和 C）。根据我们的经验，我们依靠 Weinstein-Boriani-Biagini 肿瘤分类来选择最佳穿刺路径（图 12-1A）[27]。基于目前硬膜外肿瘤的位置，通常根据使用三种路径中的一种。最常见的路径是斜行经椎弓根或经椎间孔途径。这非常适合治疗脊髓或椎管腹侧的疾病（4～6 区或 7～9 区）。垂直的经椎弓根或经椎板路径也可用于到达拟治疗的不同病变部位。通常，选定的路径将激光光纤放置在距离硬脑膜或硬膜囊约 6mm 的

位置，并且假设每根光纤可以实现 10mm 直径的热损伤。根据病变在头尾平面累及的程度，可能需要多个路径来实现充分的消融（图 12-5）。我们给同 1 例患者使用了 9 条路径。在规划多个路径时，将它们置于彼此 10mm 的范围内，以确保连续消融，而不遗漏未经处理的病变节段。同样，可能需要双侧路径来完全治疗腹侧或外侧硬膜外疾病。

在选择合适的路径并标记皮肤入点后，移除未灭菌的基准点，准备手术区域并用标准无菌技术覆盖。需要特别注意的是，铺单过程不要导致皮肤和参考阵列的移位。我们引进了导航 Jamshidi 针（Medtronic），并在易于识别的标志中再次确认了导航精度。在皮肤入点做一小切口，然后将针头向前推移，直到其接触椎板或其他骨表面。使用 C 臂确认 Jamshidi 针的位置，并验证透视图和脊柱导航是否相互匹配。接下来，使用导航将 Jamshidi 针推进到目标深度。通过 Jamshidi 针引入 K 线，并与直径为 1.65mm 的塑料导管和针芯交换（图 12-6）。对每个路径连续重复此操作。插入所有套管后（图 12-7），移除参考阵列，并放置无菌巾单覆盖皮肤，显露出接触套管。每个单独的接

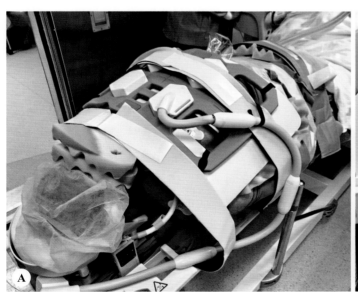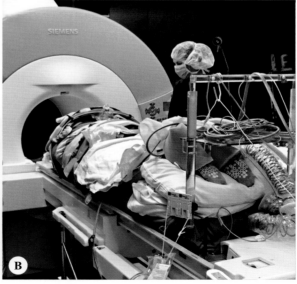

▲ 图 12-3　A. 患者俯卧位，头部俯视向下，双臂内收在两侧，并放置泡沫垫。将患者躯干放置在凝胶卷垫上，将脊柱固定在比手臂更高的位置，从而可以在不受上肢骨骼干扰的情况下获得从 T$_3$ 到骶骨的清晰侧面透视图像。B. 将患者转移到 MRI 上

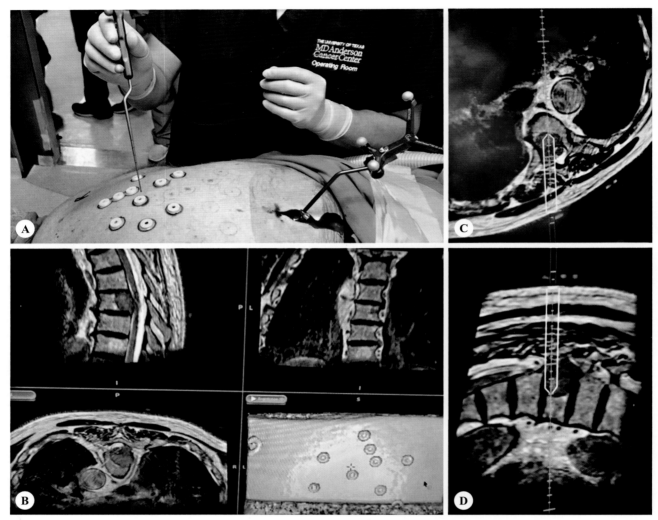

▲ 图 12-4　**A.** 无菌参考阵列连接至固定夹，保持局部无菌条件，非无菌探针用于执行基准点的表面匹配；**B.** 获得 **MRI 1mm** 轴位图，并将其传输到标准导航系统进行表面配准，无增强的 **T₂** 序列用于验证基准点、中线和易于触及的棘突的准确性；**C.** 然后在皮肤轴位；**D.** 矢状位上标记放置激光导管和椎弓根螺钉的路径

入套管都覆盖着一个透明塑料袋，非无菌 MRI 线圈的通过靠近覆盖套管的塑料袋定位。移除塑料袋，而不会污染套管入口。将无菌巾单铺在 MRI 线圈上，便于接近套管。将患者转移到 MRI 上，并进行路径定位扫描，以确认每个接入套管的准确轴向平面（图 12-8）。

激光光纤由一个 980nm 的二极管组成，该二极管封装在一根导管中，该导管连接到一个 15W 的电源上（Visualase, Medtronic）。将单个光纤引入其中一个套管中，并推进至适当深度进行治疗（图 12-7F）。在每个消融周期完成后，该光纤随后被移动到下一个套管。MRI 热成像基于梯度回波

采集信号，在整个消融过程中用于监测组织内产生的热量。组织内的质子共振对温度敏感，相位差允许对暴露组织内的温度进行建模。激光激活时，每 5～6 秒采集 1 次 3mm 层面的信息。当达到两个温度阈值之一时，激光则失活。我们确定硬脑膜和肿瘤之间的边界，并将其温度上限设置为 48～50℃（图 12-9）。另外将靠近激光纤维的组织中的第二阈值设置为 90℃，以防止肿瘤过度加热和组织碳化。热图对运动敏感并因运动而衰减。脊柱容易受呼吸运动影响，需要在消融过程中屏气。因此，消融是在一个周期中进行的，在这个周期中，在屏气期间激光激活高达 120s，并

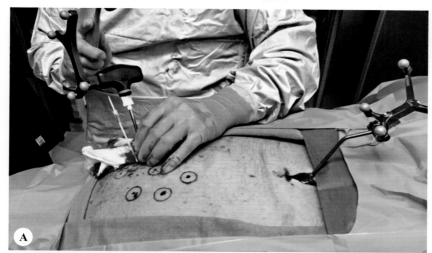

◀ 图 12-5　A. 移除基准点，以常规无菌方式准备和覆盖其余皮肤；B. 使用图像引导插入导航 Jamshidi 针，增加针的直径（黄色），使针位于硬脊膜外侧 5～7mm；C. 根据需要，在多个路径上重复这一过程，以实现充分的消融

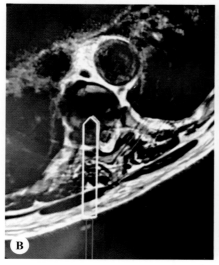

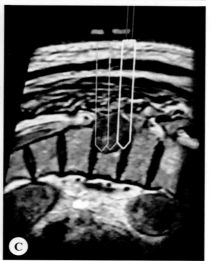

被周期性的呼吸中止，以允许充分的氧合和从高碳酸血症恢复。通常，单个部位的消融总时间高达 4min。根据需要手动推进或取出激光纤维，以确保消融所有预计的硬膜外肿瘤。

消融完成后，移除激光纤维和套管，并用可吸收缝线缝合切口（图 12-10A）。为了使得消融程度可视化，获得再次屏气期间的术前和术后头颅 MRI T_1 平扫图像。评估消融组织的最佳方法是从增强和非增强的同一平面扫描中执行减影图像。凝固性坏死区域缺少强化，在减影扫描中表现为低信号或暗区（图 12-10C）。根据我们的经验，这是对消融体积的一种准确的估算。对于伴有脊柱不稳定的患者，可以在此次麻醉状态下进行或作为单独的分期手术择期进行脊柱固定。通常同

一天进行经皮骨水泥强化椎弓根螺钉固定。消融完成后，将患者放置在距 MRI 的安全距离处，重新应用棘突夹，并重新注册基准点的墨迹，以实现图像引导。这在上胸椎特别有帮助，有助于改进术中工作流程。如果验证不准确，我们要么更换基准点并重复配准扫描，要么使用标准的透视技术。我们很少在另外单独一天使用合适的 CT 导航进行分期手术和脊柱固定。通常，我们的做法是在 6～12 周内重复进行脊椎 MRI 检查（图 12-10D）。如果有固定材料，则需获得术后 CT 骨窗图，用于制订放射计划（图 12-11）。

四、sLITT 提高脊柱肿瘤的治疗效果

结合放射外科，脊柱激光间质热疗提供了有

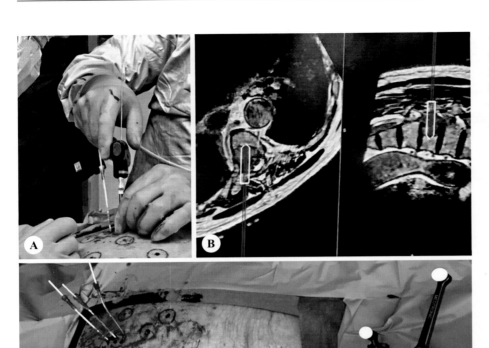

◀ 图 12-6　A. 通过 Jamshidi 导航针插入 K 线，并将其更换为塑料接入套管；B. 将改进的塑料导管插入塑料套管维护路径；C. 并列插入额外的探针以覆盖硬膜外肿块头尾的延续部分

效和持久的局部肿瘤控制，并且合并症少。根据我们最初的经验，我们报道了 19 例耐放射肿瘤的患者接受 sLITT 和 SSRS 的结果，这些患者尽管接受了全身治疗，其中大多数仍有进展[22]。在该队列中，7 例患者有 Bilsky 1c 级硬膜外压迫，8 例患者患有 2 级压迫，4 例患者患有 3 级压迫。所有受试者均表明 SSRS 可以控制肿瘤进展，但考虑到硬膜外压迫的程度，可能会受到脊髓耐受剂量的限制。sLITT 提供了一种经皮替代开放手术的方法，其优点是缩短住院时间（平均 2 天）和长久的肿瘤控制。只有 2 例患者在 16 周和 33 周时出现进展，并最终通过随后的 sLITT 得到控制。在 2 个月后，硬膜外体积有明显的统计学意义的减少（22%）和硬膜外肿瘤压迫有明显的改善。sLITT 后疼痛评分（VAS）也显著改善。这一系列的并发症包括一名患者出现暂时性单侧瘫痪，伤口裂开需要再次手术，以及延迟性压缩骨折。迄今为止，我们已经实施了

110 次手术来治疗不同组织学类型的肿瘤。共有 17 个治疗部位发现局部肿瘤进展，其中 15 个为原位复发，2 个在治疗范围边缘（未发表资料）。整个队列的中位随访时间为 35 周，平均复发时间为 26 周。大约 1/3 的患者也同时接受了脊柱稳定性治疗。

从这项更大的研究中，我们积累了一些经验。在目前的实践中，我们将治疗局限于 $T_{2\sim12}$ 的胸椎内病变，以避免损伤颈椎或腰骶运动神经根。基于该手术的经皮性质，无法识别和保护被硬膜外肿瘤压迫的神经根。上腰椎病变的治疗因相应水平节段的神经根损伤而复杂化。除节段水平外，手术前神经功能缺损的存在，无论多么轻微，都是绝对禁忌证。既往存在神经功能缺陷的个体在消融后神经系统恶化的可能性增加。我们的病例包括一名术前轻度运动无力的肾细胞癌患者。手术本身并不复杂，最初患者耐受性良好，但不幸的是，后期出现延迟性神经功能下降，需要手术

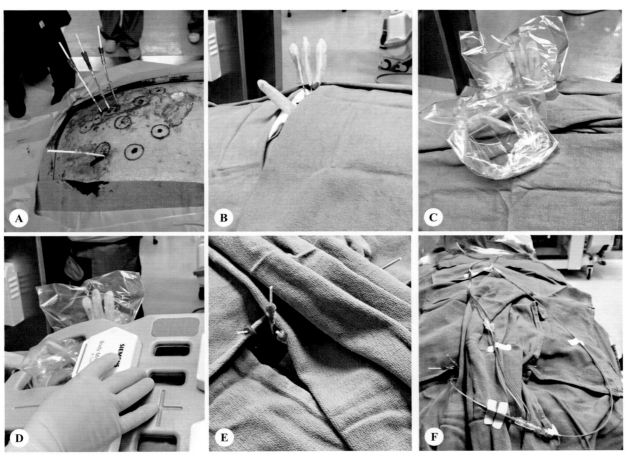

▲ 图 12-7　sLITT 手术期间的系列工作流程

A. 放置接入套管后，移除参考阵列；B. 铺置无菌巾单以覆盖封闭套管周围的暴露区域；C. 无菌塑料袋覆盖在封闭的通道套管上；D. 将非无菌 MRI 线圈以这样的方式放置在套管上，方便激光进入；E. 小心地取下塑料袋，并再次将无菌巾单放在 MRI 线圈上，最大程度利于进入套管进行激光消融；F. 将激光探头插入每个套管，然后将患者转移回 MRI，并进行路径定位扫描，以确认进入套管在每个平面中的位置

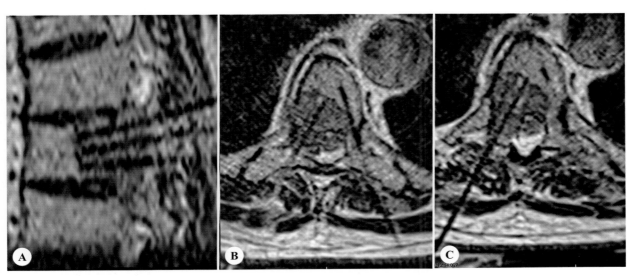

▲ 图 12-8　当患者被转移回 iMRI，则开始路径定位扫描

该 MRI T_2 序列用于确认每个通路套管在矢状位（A）和轴位（B 和 C）上的确切位置

减压。有趣的是，再次手术时从消融层面获得的病理学回顾包含坏死组织，没有存活的肿瘤。本研究系列中的第 2 例受试者在出现延迟性神经功能缺损时需要紧急减压。该病例中，患者在激光消融前神经系统功能完好无损，但随后有所下降，该患者同时接受了肾细胞癌的免疫治疗，我们假

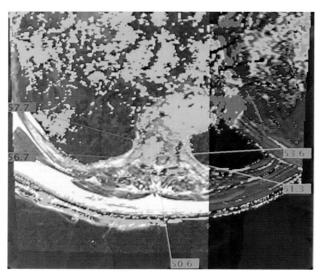

▲ 图 12-9　sLITT 的实时磁共振热成像

通过影像软件建立的热损伤数学模型进行实时监测。在获取热图像期间，麻醉医生仔细监测并实施呼吸暂停，每个消融周期总共 2min。T_2 加权图像显示了硬膜外间隙选点的实时热量和温度监测

设 sLITT 和免疫治疗的结合导致了显著的免疫反应和水肿，因为这些个体禁忌使用类固醇。我们不推荐使用 sLITT 治疗接受免疫调节剂并出现 Bilsky 3 级脊髓压迫的患者。Bilsky 1c 和 2 级的患者可能需要特别关注，正在进行免疫治疗并接受 LITT 的颅内肿瘤患者中也有类似的情况，这些患者出现了严重的水肿和炎性反应。

虽然热损伤区的直径通常高达 10mm，但消融程度并不普遍均匀或可预测。邻近脑脊液、大血管或囊性区域的肿瘤部分更难治疗，因为这些结构能够散热并起到散热器的作用。同样，肾细胞癌等富含血管的肿瘤可能需要更长的治疗时间和多个路径才能治疗计划的肿瘤体积。根据我们的经验，与血供丰富的肿瘤（甲状腺癌、肾癌和肝癌）相比，血供较少的肿瘤如腺癌（前列腺癌、肺癌和乳腺癌）的单根纤维肿瘤消融量更高。当使用 sLITT 时，成骨细胞肿瘤面临额外的挑战，因为高度钙化的组织表现出较低的 MRI 信号，干扰或降低了通过 MRI 热成像进行温度监测的质量。

结论

脊柱激光间质热疗是一种新兴的微创治疗脊柱转移瘤的方法。这种方法并发症少，可以达到

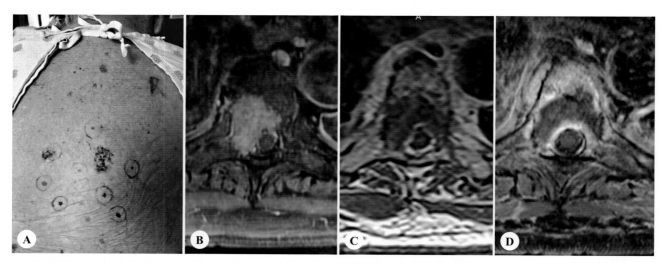

▲ 图 12-10　A. 在进行 sLITT 后，使用 iMRI 套件中的可吸收缝线和皮肤粘合剂缝合伤口；患者返回诱导室，重新摆回仰卧位，麻醉复苏并拔管。从 iMRI 中获得的图像显示了 sLITT 的即时热损伤。B. 术前 T_1 增强。C. 术后 T_1 平扫显示低信号区，对应于消融引起的凝固性坏死。D. 3 个月后，术后 MRI 显示我们的 sLITT 与放射治疗相结合有长期的疗效，可以实现长久的局部控制

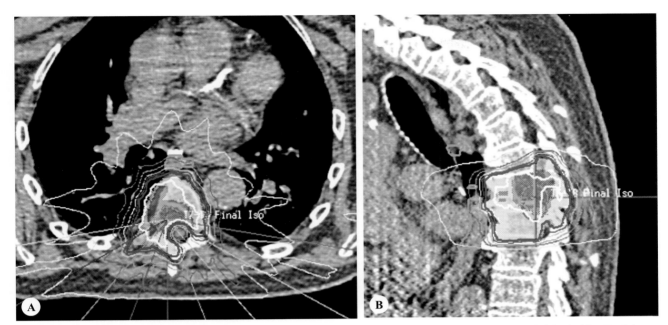

▲ 图 12-11　在 sLITT 后进行脊柱立体定向放射外科治疗，目的是向残留病变提供有针对性的高剂量辐射，同时实现脊髓的照射剂量的最小化，以实现长久的局部肿瘤控制。用调强适形逆向放射治疗软件制订治疗计划。轴位（A）和矢状位（B）的典型 SSRS 剂量测定计划

有效和长久的局部控制。与其他经皮技术相比，sLITT 在提供热损伤实时监测方面具有独特的优势。与传统分离手术相比，其他优势包括住院天数少，改善疼痛控制和失血量少。此外，富血管性的肿瘤不需要术前栓塞，具有重大医学共病或需要持续全身治疗的患者可以安全地接受治疗。这项技术仍处于早期发展阶段，我们预测未来的硬件和软件的改善将改进操作工作流程，并将此技术推广到其他中心。我们的经验具有积极意义，目前 sLITT 相对于开放手术的优势是肿瘤管理过程影响最小、恢复更快和致残率更低。但需要一项前瞻性随机研究来证实这些特征，并比较 sLITT 和开放手术的局部控制率。总之，我们认为，在选择的合适病例中，sLITT 有取代开放手术的潜力，允许"经皮分离手术"优化 SSRS 并改善 ESCC 患者的预后。

参考文献

[1] Cole JS, Patchell RA. Metastatic epidural spinal cord compression. Lancet Neurol. 2008;7(5):459–66. https://doi.org/10.1016/S1474–4422(08)70089–9.

[2] Bach F, Larsen BH, Rohde K, Børgesen SE, Gjerris F, Bøge-Rasmussen T. et al. Metastatic spinal cord compression. Occurrence, symptoms, clinical presentations and prognosis in 398 patients with spinal cord compression. Acta Neurochir. 1990;107(1–2):37–43.

[3] Laufer I, Rubin DG, Lis E, Cox BW, Stubblefield MD, Yamada Y, et al. The NOMS framework: approach to the treatment of spinal metastatic tumors. Oncologist. 2013;18(6):744–51. https://doi.org/10.1634/theoncologist.2012–0293.

[4] Gilbert RW, Kim JH, Posner JB. Epidural spinal cord compression from metastatic tumor: diagnosis and treatment. Ann Neurol. 1978;3(1):40–51.

[5] Patchell RA, Tibbs PA, Regine WF, Payne R, Saris S, Kryscio RJ, et al. Direct decompressive surgical resection in the treatment of spinal cord compression caused by metastatic cancer: a randomised trial. Lancet. 2005;366(9486):643–8.

[6] Maranzano E, Latini P. Effectiveness of radiation therapy without surgery in metastatic spinal cord compression: final results from a prospective trial. Int J Radiat Oncol Biol Phys. 1995;32(4): 959–67.

[7] Greco C, Pares O, Pimentel N, Moser E, Louro V, Morales X, et al. Spinal metastases: from conventional fractionated radiotherapy to single-dose SBRT. Rep Pract Oncol Radiother. 2015;20(6):454–63. https:// doi.org/10.1016/j.rpor.2015.03.004.

[8] Gerszten PC, Burton SA, Ozhasoglu C, Vogel WJ, Welch WC, Baar J, et al. Stereotactic radiosurgery for spinal metastases from renal cell carcinoma. J Neurosurg Spine. 2005;3(4):288–95.

[9] Gerszten PC, Burton SA, Ozhasoglu C, Welch WC. Radiosurgery for spinal metastases: clinical experience in 500 cases from a single institution. Spine. 2007;32(2):193–9.

[10] Sahgal A, Larson DA, Chang EL. Stereotactic body radiosurgery for

spinal metastases: a critical review. Int J Radiat Oncol Biol Phys. 2008;71(3):652–65.

[11] Chang EL, Shiu AS, Mendel E, Mathews LA, Mahajan A, Allen PK, et al. Phase I/II study of stereotactic body radiotherapy for spinal metastasis and its pattern of failure. J Neurosurg Spine. 2007;7(2):151–60.

[12] Lovelock DM, Zhang Z, Jackson A, Keam J, Bekelman J, Bilsky M, et al. Correlation of local failure with measures of dose insufficiency in the high-dose single-fraction treatment of bony metastases. Int J Radiat Oncol Biol Phys. 2010;77(4):1282–7.

[13] Bilsky M, Smith M. Surgical approach to epidural spinal cord compression. Hematol Oncol Clin North Am. 2006;20(6):1307–17.

[14] Laufer I, Iorgulescu JB, Chapman T, Lis E, Shi W, Zhang Z, et al. Local disease control for spinal metastases following "separation surgery" and adjuvant hypofractionated or high-dose single-fraction stereotactic radiosurgery: outcome analysis in 186 patients. J Neurosurg Spine. 2013;18(3):207–14.

[15] Nakatsuka A, Yamakado K, Takaki H, Uraki J, Makita M, Oshima F, et al. Percutaneous radiofrequency ablation of painful spinal tumors adjacent to the spinal cord with real-time monitoring of spinal canal temperature: a prospective study. Cardiovasc Intervent Radiol. 2009;32(1):70–5.

[16] Masala S, Chiocchi M, Taglieri A, Bindi A, Nezzo M, De Vivo D, et al. Combined use of percutaneous cryoablation and vertebroplasty with 3D rotational angiograph in treatment of single vertebral metastasis: comparison with vertebroplasty. Neuroradiology. 2013;55(2):193–200.

[17] Masala S, Roselli M, Manenti G, Mammucari M, Bartolucci DA, Simonetti G. Percutaneous cryoablation and vertebroplasty: a case report. Cardiovasc Intervent Radiol. 2008;31(3):669–72. https://doi.org/10.1007/s00270-007-9223-2.

[18] Goetz MP, Callstrom MR, Charboneau JW, Farrell MA, Maus TP, Welch TJ, et al. Percutaneous image-guided radiofrequency ablation of painful metastases involving bone: a multicenter study. J Clin Oncol. 2004;22(2):300–6.

[19] Nakatsuka A, Yamakado K, Maeda M, Yasuda M, Akeboshi M, Takaki H, et al. Radiofrequency ablation combined with bone cement injection for the treatment of bone malignancies. J Vasc Interv Radiol. 2004;15(7):707–12.

[20] Sharma M, Balasubramanian S, Silva D, Barnett GH, Mohammadi AM. Laser interstitial thermal therapy in the management of brain metastasis and radiation necrosis after radiosurgery: an overview. Expert Rev Neurother. 2016;16(2):223–32. https://doi.org/10.1586/14737175.2016.1135736.

[21] Thomas JG, Rao G, Kew Y, Prabhu SS. Laser interstitial thermal therapy for newly diagnosed and recurrent glioblastoma. Neurosurg Focus. 2016;41(4):E12.

[22] Tatsui CE, Stafford RJ, Li J, Sellin JN, Amini B, Rao G, et al. Utilization of laser interstitial thermotherapy guided by real-time thermal MRI as an alternative to separation surgery in the management of spinal metastasis. J Neurosurg Spine. 2015;23(4):400–11. https://doi.org/10.3171/2015.2.SPINE141185.

[23] Tatsui CE, Lee SH, Amini B, Rao G, Suki D, Oro M, et al. Spinal laser interstitial thermal therapy: a novel alternative to surgery for metastatic epidural spinal cord compression. Neurosurgery. 2016;79(Suppl 1):S73–82.

[24] Thomas JG, Al-Holou WN, de Almeida Bastos DC, Ghia AJ, Li J, Bishop AJ, et al. A novel use of the intraoperative MRI for metastatic spine tumors: laser interstitial thermal therapy for percutaneous treatment of epidural metastatic spine disease. Neurosurg Clin N Am. 2017;28(4):513–24. https://doi.org/10.1016/j.nec.2017.05.006.

[25] Tatsui CE, Belsuzarri TA, Oro M, Rhines LD, Li J, Ghia AJ, et al. Percutaneous surgery for treatment of epidural spinal cord compression and spinal instability: technical note. Neurosurg Focus. 2016;41(4):E2.

[26] Jimenez-Ruiz F, Arnold B, Tatsui CE, Cata JP. Perioperative and anesthetic considerations for neurosurgical laser interstitial thermal therapy ablations. J Neurosurg Anesthesiol. 2018;30(1):10–7. https://doi.org/10.1097/ANA.0000000000000376.

[27] Boriani S, Weinstein JN, Biagini R. Primary bone tumors of the spine. Terminology and surgical staging. Spine. 1997;22(9):1036–44.

第 13 章　激光间质热疗治疗平台建立
Building a LITT Practice

Stephen B. Tatter　Adrian W. Laxton　Daniel E. Couture　著

熊博韬　李嘉明　译

激光间质热疗脑内软性组织最初是在 20 世纪 80 年代初作为治疗肿瘤的一种工具被引入的[1]。其应用范围已扩大到治疗癫痫、运动障碍、海绵状血管畸形、放射性坏死 / 血管病变，以及越来越多的脑和垂体肿瘤[2-6]。磁共振热成像、实时热成像和反馈控制的进步，使以前难以解决的问题得到迅速解决。LITT 降低了进入手术靶点的"手术路径风险"，因此由于其微侵袭性，明显改进针对消融颅内组织的各种疾病的治疗。LITT 提供了更短的住院时间，增加了患者的舒适度和满意度，减少了神经心理和局灶性神经伤害后遗症的发生，并降低了患者和照顾者的压力[7]。根据我们的经验，LITT 后通常不需要住重症监护室。

我们专注于技术决策在 LITT 团队必须通过以下方式达成目标：术中与诊断 MRI 扫描仪实时测温，麻醉，头部固定，MRI 强化技术，立体定向轨迹确定、实施和确认，颅骨激光固定，并获取组织标本。

采用 LITT 需要克服的障碍包括磁共振成像时间的费用和可用性，保险覆盖范围的限制，以及目前缺乏现行程序术语（CPT）代码，为神经外科医生所提供的专业服务。同样重要的是，要了解 LITT 目前在美国的监管地位是作为软组织消融的手术工具，而不是用于特定疾病的治疗方法。从某种意义上说，它就像一个技术先进的手术刀。我们强调针对美国这些潜在障碍提出解决方案。

一、LITT 平台

启动 LITT 实践的第一个需要决定是部署两种商业可用治疗系统中的哪一种：① Visualase（Medtronic）；② NeuroBlate（Monteris Medical）；③或者两者兼有。我们同时使用了这两种系统，并对拥有两种选择的每一种系统的快速优化充满信心。在我们的实践中，这一决定的产生部分是因为每一种系统发展过程中所具有的历史特征。我们鼓励团队合作启动一个新程序，全面评估两个系统的所有预期用途。

这两种商用系统在使用的不同激光冷却设备，在 MRI 模式和装置的兼容性方面也有所不同。NeuroBlate 使用二氧化碳冷却，需要在 MRI 室外放置一个水箱，并通过磁屏蔽管道连接，而 Visualase 在室温下采用循环盐水作为冷却剂；因此，当进行磁共振测温时，整个系统可以与 MRI 放置在同一房间里，也可以很容易地搬运或移动到另一个扫描仪室。MRI 测温需要对 MRI 扫描仪的数据进行高强度实时访问和处理。除了要求与磁共振扫描仪设备兼容性外，所用系统与当前软件版本也要兼容。最后，要考虑扫描仪的内径，更大的内径可以使穿刺路径更灵活，而不会使激光治疗硬件与扫描仪的内部发生碰撞。

同样重要的是选择 LITT 平台所采用的软件平台。通过厂家演示或实践用户对每个软件平台的实际经验，可以做出最佳选择。在蒙特瑞斯医疗（Monteris medical）产品 NeuroBlate 的融合软件能兼容整合其他应用软件，包括 Brainlab 公司的

Brainlab Elements，而 Medtronic 公司的 Visualase 系统正在不断优化与 StealthStation 图像引导技术整合。需要注意的是，软件发展很快，不同厂家之间的软件目前还不是完全互通的。来自不同厂家的图像导航系统之间有潜在的互操作性，因此所描述的配对并不相互排斥。未来的软件改进包括各种成像模式的方便集成，如 DTI-纤维束成像，也许最重要的是，在治疗期间实时计算剂量-体积直方图，以便定量评估靶区和非靶区消融的范围和程度。

一旦选择某系统，两个厂家都提供专业技术支持，以确保与立体定向神经外科医生面临的其他设备系统的兼容性。许多关于头部固定、组织获取和立体定位的概念都是基于用户当前的实践做出的。对操作套件、成像套件和厂家人员对整个过程进行"演练"和试运行是必要的，以确保每个步骤的成功链接，而不会遇到程序不兼容或不匹配。

在我们的实践中，Medtronic Visualase 系统是我们用于治疗癫痫的主要消融手术平台。其较短的工作距离允许作长手术路径的优化，同时避免与 MRI 内径碰撞。它提供了目前市场上直径最小的激光光纤，直径为 1.65mm，仅需要 3.2mm 的颅孔。第一厂家 Monteris 公司现在也有被称为 FullFire 的扩散尖端激光技术，可以解决工作距离的限制。

在我们的实践中，大多数肿瘤都是用蒙特里斯医疗公司的 NeuroBlate 侧射切除激光器，其提供了一种非散射的激光探头固有的方向性特性。这种方向性允许消融体积在某些情况下更精确地符合目标体积，但不是所有情况。侧射激光的方向性损毁程度是由局部因素决定的，如组织的性质、血管的特点和类型，以及激光作用的时间长度，当然以烧蚀的最远的边缘达到为目标。通过使用多个激光穿刺路径也可以获得类似或更好的适形性，但可能花更多的时间并可能产生更多的风险。激光作用的方向可以旋转，而激光发射则使用磁共振兼容的 NeuroBlate 机器人驱动

（Monteris Medical）。激光探针的深度也可以通过机器人来改变，但都须在激光发射暂停时进行。

（一）术中 MRI 与诊断 MRI 扫描仪

LITT 对于术中磁共振是属于"超级应用"，就像电子表格在个人电脑诞生之初一样。因此，获得术中 MRI 应为 LITT 运作的理想起点。它可以更快速地处理患者，治疗更多病人，并对神经外科治疗的全过程有更好管控，从而提高效率，通过多穿刺路径，有效增加目标组织消融的范围和减少非目标组织消融的体积。然而，如果术中 MRI 不到位，确保 MRI 通常是一项艰巨的任务。首先要克服的两个障碍是：为术中 MRI 套件寻找合适的空间；证明其成本与投资回报的合理性。在缺乏热心而富有的慈善捐赠者资助的情况下，这就需要针对项目工程和形式上的财务考量。术中 MRI 系统的厂家提供相关支持。当然，在安装的早期指定与 LITT 系统的兼容性是必需的。在一些州，需要证书（certificate of need，CON）的批准；如果适用，研究豁免可用于促进该流程。

如果术中 MRI 扫描仪进行 MRI 测温不可用，那就默认使用诊断扫描仪。如果有条件的话，在手术室附近安装一台诊断扫描仪是理想的状态。这允许麻醉诱导，在需要时进行活检，并在最可控的环境下将激光保持器固定在颅骨上。如果有术中 CT 检查，可以确认手术针道，并在必要时增加手术针道。虽然局部麻醉下的 LITT 已有报道，但使用附近的诊断 MRI 扫描仪通常需要在全身麻醉下将患者运送到治疗系统进行激光热凝。因此，患者运输到与磁共振测温兼容的诊断扫描仪必须具有短距离和无障碍的实用性。

系统是可以设计为在诊断 MRI 扫描仪中执行整个神经外科手术，而不需要从手术室进行常规、按计划的转运。最广泛应用的是 ClearPoint（MRI Interventions）和 STarFix（FHC, Inc.）神经导航系统。前者使用磁共振兼容机械定位系统，后者使用定制的 3D 打印立体定向框架，可以适应多种通道。例如，这些系统的实施可以结合 MRI 兼容的

钻头；因此，它们可以用来在磁共振扫描仪中创建额外的入颅通道，这在诊断扫描仪离手术室有些遥远的情况下是有益的方法，当然在一些单位术中磁共振套件中也在使用该方案。

（二）LITT 的立体定向定位部分

成功的 LITT 治疗需要确立完整立体定向系统，其中每一步都与使用的 MRI 测温 LITT 平台兼容。许多关于术前成像、麻醉、头部固定、联合注册、路径规划、立体定向导航、术中成像、组织采集、MRI 强化线圈或无线圈强化、将激光定位装置优化固定的个人的经验，以及当前现有设备使用的经验报道。所列的选项是说明性的，但互相并不排斥。通常，一个厂家的产品可以用于提供多个必要的功能。在开发程序时，每个步骤都必须有至少一种解决方案，即从下面的每个菜单（列表）中选择至少一项，并允许替换。

（三）术前影像学

术前解剖成像通常包括增强高分辨率 MRI，以避开血管和瞄准显示增强病变靶区。其他成像方式可以合并到一些不常用的规划软件中。当选择一个 LITT 程序与成像方式兼容的系统组合时，这里列出的为应该考虑到具备的应用程序。共面立体定向动脉造影输入尚未得到广泛支持。术前成像模式如下。

- MRI 和（或）对比增强扫描。
- 弥散张量成像（DTI）– 纤维束成像。
- 功能磁共振成像。
- 高分辨率 CT。
- 磁共振动脉成像 / 静脉成像（MRA/MRV）、CT 动脉 / 静脉成像（CTA/CTV）。
- 正电子发射断层扫描（PET）。
- 共面动脉造影术。
- 单光子发射计算机断层扫描（SPECT）。
- 脑磁图（MEG）。

（四）麻醉

大多数 LITT 手术是在全身麻醉下进行的，但如果患者愿意并能够在 MRI 测温时保持不动，全身麻醉并不是强制性的。为了实时测温，需要在麻醉状态下将患者从手术单元转移到附近的磁共振成像扫描仪上，这需要麻醉科、放射科和神经外科组成一个团队，共同进行精心的组织配合。

（五）头部固定

头部固定需要考虑两个相对独立部分：在激光穿刺路径创建期间和激光发射时的 MRI 测温期间。MRI 测温过程中头部运动是不允许的。对于这两个阶段的每一个阶段都要求最优化。我们使用 AtamA 头枕（Monteris Medical）进行定向激光手术。它连接到一个与磁共振停靠台相匹配的运输板上，我们用它将患者从手术室转移到附近的磁共振装置。当然，立体定向框架也包含了联合注册、规划和立体定向导航解决方案。头部固定解决方案示例如下。

- 立体框架。
  - Leksell 框架（Elekta Instrument AB）。
  - CRW 框架（Integra LifeSciences Corporation）。
  - RM 或 ZD 框架（inomed Medizintechnik, GmbH）。
  - 立体定向框架（Kamcon Bio.Technology Systems Priuate Limited）。
  - Aimsystem 目标系统（Micromar Ind.e Com LTDA）。
  - BMS 框架（Bramsys Ind.e Com LTDA）。
- 手术固定系统。
  - 具有 MRI 兼容性和非兼容性 MAYFIELD 固定架（Integra LifeSciences Corporation）。
  - 杉田立体定向框架（Mizuho Medical Co., Ltd.）。
- 非框架的内容的辅助方法。
  - 全身麻醉。
  - 对高选择性的患者进行局部麻醉。
- AtamA 患者稳定仪（Monteris Medical）。
  - 一种装置，将患者运送到 MRI。

（六）联合注册配准

每个立体定向神经外科医生都有优选的手术定位方法通过精准注册成像，精确定位立体定向手术空间。可以将该方法运用到 LITT 上，或者去适应专门为 LITT 而开发的系统。当考虑获得一个新系统时，需要考虑它的联合注册配准的易用性和准确性，以及术中成像的可用性，如 MRI、锥形束 CT。注册解决方案举例如下。

- 附加基准的立体定向框架。
  - 在放射科或手术室通过 CT 或 MRI 配准。
- 固定头枕。
  - 在手术室视觉或磁跟踪阵列下，CT 或 MRI 配准。
- 植入基准点。
  - STarFix 基准点（FHC, Inc.）。
  - 使用的图像引导系统可检测到的其他植入基准点。
- 专用于手术机器人的联合注册系统。
- 无框架配准。
  - 体表配准。
  - 手术室或放射科通过 CT 或 MRI 注册配准。

（七）路径规划与图像分割

LITT 外科医生应该对路径规划系统非常熟悉，通过优化激光探针路径，以完成或最大限度地谨慎消融所需的目标靶区，同时避免伤害功能正常的脑组织和血管。路径规划软件中的正交视图允许从激光测量目标的边缘，理想情况下每个方向只有大约 1cm。路径规划软件也可以提供工具来分割目标靶区、正常的组织结构和白质纤维束。理想情况下，这些可以输出到 LITT 治疗软件，以便在实时消融过程中考虑到它们。一些可用的治疗计划软件包如下。

- 常规立体定向框架或无框架臂。
  - Brainlab Elements（Brainlab）。
  - StealthStation（Medtronic）。
  - CranialMap（Stryker）。
  - 软件来自特定的立体定位框厂商。

- WayPoint Navigator（FHC, Inc.）。
  - 自定义 3D 打印 STarFix 框架。
  - CRW、Leksell 等基于框架的立体定向系统。
- ClearPoint（MRI 参与）。
- 机器人专用规划系统。
  - ROSA Brain（Zimmer Biomet Holdings, Inc.）。
  - neuromate system（Renishaw, plc.）。
  - Mazor Robotics Ltd.。

（八）立体定向导航和钻孔引导

LITT 最常见的手术方法是使用立体定向钻孔穿透颅骨和硬脑膜，然后固定螺钉作为激光和（或）机器人激光导向器，如有必要，还可以通过该螺钉进行脑活检。这种技术使得路径的精度完全取决于钻孔的精度。在钻头进入骨头之前，钻头在颅骨表面上的剐蹭可能会降低精确性。不带切削齿的钻头和手动用锤将钻头固定在颅骨中可以减少这种误差，但通常不可避免。这突出了在使用立体定向钻时选择最可靠的立体定向路径和钻孔引导系统的重要性。钻孔路径引导可考虑使用的系统包括以下例子。

- 常规立体定向框架。
  - Leksell 框架（Elekta instrument AB）。
  - CRW 框架（Integra Lifesciences Corporation）。
  - RM or ZD 框架（inomed Medizintechnik, GmbH）。
  - 立体定向框架（Kamcon Bio Technology Systems Private Limited）。
  - Aimsystem (Micromar Ind.e Com.LTDA)。
  - BMS 框架（Bramsys Ind.e Com LTDA）。
- 机器人。
  - ROSA Brain（Zimmer Biomet Holdings, Inc.）。
  - neuromste 系统（Renishaw, plc.）。
  - Mazor Robotics Ltd.。
  - Clearpoint（MRI Interventions）。
- 定制框架。

- STarFix（FHC, Inc.）。
- 无框架定位。
  - VarioGuide（Brainlab）。
  - Stealth Treon,Vertek（Medtronic）。
  - Nexframe（Medtronic）。
  - Navigus（Medtronic）。

（九）术中成像

术中影像学检查以确认手术路径，理想情况下可以在完成定位后，允许路径修改或必要时增加另一条路径。所以对于诊断性 -MRI LITT，MRI 测温扫描作为路径的第一次确认并不理想，除非有一个 MRI 兼容的系统来创建新的路径，如 ClearPoint 或正在使用 STarFix。我们经常在手术中使用 CT 与术前获得的 MRI 联合注册，以确认我们的手术路径。扫描通过以下方式获得活检针对准目标结构，也可以从电极固定螺栓的两个点构建完成。可用于确认路径的术中影像学分类示例如下。

- 术中 MRI 扫描仪。
- 诊断性 MRI 扫描仪。
  - 仅在 MRI 兼容的路径方案中可用。
- 术中 CT。
  - 在手术室。
    - ➤ 常规 CT。
    - ➤ 锥形束 CT。
  - 在放射科。
  需要返回手术室扫描。

（十）激光固定器

激光固定到位的解决方案分为两类，差别很大。固定在颅骨上的螺栓提供了方便和最小的侵袭性，但使整体的 LITT 路径完全依赖于用于颅骨穿孔的钻孔系统的准确性和稳定性。另一类激光支架允许使用更大的颅骨开口，因此轨迹的准确性不完全取决于初始钻孔。有趣的是，螺栓技术是如此的方便和微创，以至于许多神经外科医生在使用立体定向系统时，即使不使用螺栓也能固定激光。激光固定解决方案如下。

- Visualase 螺栓（Medtronic）。
- Monteris Medical。
  - Monteris 微型螺栓。
  - Axiis 立体定向微型头架。
- ClearPoint（MRI Interventions）。
- 定制框架。
  - STarFix（FHC, Inc.）。
- 无框架系统。
  - Nexframe（Medtronic）。
  - Navigus（Medtronic）。

（十一）MRI 增强线圈

优化 MRI 测温信号可能需要使用发送 - 接收新技术与扫描仪通信的更强化解决方案。对于开发 LITT 项目所需的每一个程序，都需要与 LITT 平台厂商进行验证，以确保其最先进的兼容性。MRI 信号增强方案要考虑以下方面。

- 刚性的线圈。
  - 头。
  - 身体。
  - 自定义。
- 柔性的线圈。
- 一次性线圈。

二、患者优先获得 LITT

开始任何新项目对机构资源的竞争往往是激烈的，需要从神经外科、患者将受益的其他部门、放射科、医院管理、资产管委会，以及在某些情况下，州政府中争取支持，特别是在获得术中 MRI 是 LITT 项目的发展目标情况。虽然启动 LITT 项目所需的资本支出不大，但在大多数机构中，调集资源启动 LITT 项目得益于 LITT 团队成员协调一致的战略努力，以获得所有利益相关者的支持。幸运的是，LITT 的好处是很大的，财务激励应该能够优化，最终对所有利益相关者都是积极的。

（一）机构支持

获得一个或多个 LITT 系统的部门支持是获

得整个机构范围内 LITT 支持的第一步，通常也是最直接的一步，为降低手术风险，实现难以达到区域治疗，对于从肿瘤和癫痫外科医生合作开始，并扩展到其他领域的神经外科医生，包括功能性神经外科、血管神经外科，甚至脊椎转移神经外科手术。在许多机构中，获得系主任的积极支持是至关重要的。有很多机会去游说这种支持，一个具体的例子是在年度评审会议上把开发 LITT 项目列为最高优先事项，也就是把柠檬变成柠檬水。

当一个或多个诊断 MRI 扫描仪将作为 MRI 测温时，由于 MRI 应用时间有限，实现部门和医院级别的放射科的支持可能是具有挑战性的。解决方案包括在周末或甚至在扫描仪需求减少的晚上时段执行手术。一旦 LITT 成为常规手术，那么将 LITT 的时间提前安排到 1 周前，如果没有患者需要 LITT，则可以腾出时间进行诊断扫描，从而将诊断扫描日程的中断降至最低。如果有必要，可以提醒那些顽固的排班者，神经外科医生可以通过允许患者使用其他扫描仪进行诊断扫描来节省大量的磁共振扫描时间，即使在其他机构拥有的扫描仪可以使用的情况下。

目前，没有 CPT 代码描述神经外科医生的 LITT 工作，并允许轻松计算与工作相关的相对价值单位（work-related relative value units，wRVU），并报销基于 wRVU 的专业费用或补偿，导致使用未列出的脑神经外科程序代码 64999。我们通过获得大约 42wRVU 的内部跟踪值来获得神经外科医生在执行单个 LITT 手术时的努力，从而在我们的机构中找到了解决这一缺陷的临时方案。

（二）医疗保险支持

颅脑的 LITT 不包含在当前特定的 CPT 代码中，而是由两个 ICD-10CM 程序代码描述：D0Y0KZZ 用于激光间质性脑热治疗和 D0Y1KZZ 用于脑干间质激光热疗。美国医疗保险和医疗补助服务中心（Center for Medicare and Medicaid Services，CMS）已将与这些代码相关的住院患者分配到开颅诊断相关组（diagnosis-related groups，DRG），分别进行医院报销 DRG 023–027 和 025–027。DRG 之间的主要区别是没有（DRG 023 和 027）或存在主要并发症和发病率（DRG 023 和 025）或其他并发症和发病率（DRG 026）。这为传统按服务收费的医疗保险制度所涵盖的患者的住院和手术报销奠定了基础。

对于其他保险公司而言，LITT 的补偿一般是根据个案而定。当使用 CPT 代码 64999（未列出在程序）寻求预先授权付款时，神经系统可能会导致初步确定所提出的手术是实验性的，尽管这些手术工具的使用应该遵守美国 FDA 的标签。这种推理当然不是严格适用的，因为它可以用来将任何其他手术器械的使用归类为实验性的，如手术刀。解决这一障碍的最佳办法通常是提供完整的文件，说明 LITT 与其他替代方法（通常是开颅手术或不手术治疗）相比可能带来的好处。包括一个或两个选定的标签图像有时可能是有帮助的。在我们的经验中，尽快寻求同行评议，如果可能的话，请神经外科医生进行评议是最成功的方法。LITT 厂商有额外的资源可以用于帮助预授权和程序后的适当报销，并在保险审批过程中尽早寻求他们的支持和可能是有帮助的。考虑到患者个人的利益，对保险公司采取对抗的方式可能很有利，如鼓励患者寻求宣传，鼓励患者寻求法律代表支持，或者鼓励举报保险公司国家监管机构报告在执照或护理标准之外执业的医生，但到目前为止，我们不需要诉诸这些措施。

与自己单位的专家一起安排全体会议，与保险公司代表和医疗主管讨论 LITT 的好处，这是一项卓有成效的长期战略。其他途径包括共同努力确保 LITT 作为特定适应证的专业组织治疗指南的一种选择，并努力改进提供更丰富、更有说服力的结果、成本和满意度数据，以支持 LITT 治疗特定适应证。

三、建立 LITT 推荐

神经科医生、放射肿瘤学家和医学肿瘤学家

在看到和听到他们的患者从 LITT 中受益后，往往成为热情的转诊来源，这些患者受益于比预期更好的结果，发病率和压力低于预期。产生他们的第一次体验当然经常发生的结果是由 LITT 团队提供的护理。通过系统识别参与 LITT 治疗的其他专家并与他们进行沟通，这一点得到放大。在我们的实践中，我们努力在最初的咨询时以信件或便条的形式进行沟通，从而推荐 LITT。与其他专家的沟通通常足够详细，也可用于保险预授权过程，以支持 LITT 对特定患者的医疗必要性。在进行 LITT 程序时，我们也通过信件或便条与其他专家和初级保健提供者进行单独沟通。

当一个人没有常规参与中枢神经系统疾病患者的处理时，从神经病学家、放射肿瘤学家和医学肿瘤学家那里获得最初的转诊，可以从创造性的方法中受益。我们发现，告知 LITT 临床试验（包括注册试验）专家的邮件被证明是大量转诊的来源。这些信件可能需要得到管理机构审查委员会的批准。利用机构营销部门的资源，向医生和患者直接做广告，也可以产生第一个转诊。需要考虑的注意事项包括直接向医生营销的渗透率相对较低和限制，很少但可能适用于与 FDA 标签相关的医院营销 LITT 是一种手术工具，就像机器人一样，而不是一种被批准用于特定情况的治疗方法。在地方或区域会议和专家协会会议上介绍结果当然对促成转诊非常有价值。有时，即使是向非常小的群体或个人提供服务，也能促进与最忠实的推荐人建立关系。许多机构都有外联协调员来促进这一点。一些机构可能允许供应商支持这些活动，而另一些机构认为这是一个潜在的利益冲突，因此不允许。在内部会议上发言的价值也不容错过。

结论

如果微创手术的效果与传统开放手术相同或更好，那么由于患者满意度的原因，微创手术不可避免地会取代传统开放手术。LITT 例证了这一点，其中一位作者在神经外科会议上喜欢开玩笑地说，有一天会议将完全是关于 LITT 的，而其他微创手术和开颅手术将被归入周末的特别实践课程。为了实现这一点，医生必须通过建立成功的综合实践团队，使 LITT 广泛应用于可以从中受益的患者。我们希望对当前快速发展的 LITT 实践环境的回顾有助于实现这一值得称赞的目标。

参 考 文 献

[1] Missios S, Bekelis K, Barnett GH. Renaissance of laser interstitial thermal ablation. Neurosurg Focus. 2015;38(3):E13. https://doi.org/10.3171/2014.12. FOCUS14762.

[2] Ahluwalia M, Barnett GH, Deng D, Tatter SB, Laxton AW, Mohammadi AM, et al. Laser ablation after stereotactic radiosurgery: a multicenter prospective study in patients with metastatic brain tumors and radiation necrosis. J Neurosurg. 2018;130(3):804–11. https://doi.org/10.3171/2017.11.JNS171273.

[3] Mohammadi AM, Hawasli AH, Rodriguez A, Schroeder JL, Laxton AW, Elson P, et al. The role of laser interstitial thermal therapy in enhancing progression-free survival of difficult-to-access high-grade gliomas: a multicenter study. Cancer Med. 2014;3(4):971–9. https://doi.org/10.1002/ cam4.266.

[4] Rennert RC, Khan U, Tatter SB, Field M, Toyota B, Fecci PE, et al. Patterns of clinical use of stereotactic laser ablation: analysis of a multicenter prospective registry. World Neurosurg. 2018;116:e566–70. https://doi.org/10.1016/j.wneu.2018.05.039.

[5] Wicks RT, Jermakowicz WJ, Jagid JR, Couture DE, Willie JT, Laxton AW, et al. Laser interstitial thermal therapy for mesial temporal lobe epilepsy. Neurosurgery. 2016;79(Suppl 1): S83–91.

[6] Wu C, Jermakowicz WJ, Chakravorti S, Cajigas I, Sharan AD, Jagid JR, et al. Effects of surgical targeting in laser interstitial thermal therapy for mesial temporal lobe epilepsy: a multicenter study of 234 patients. Epilepsia. 2019;60(6):1171–83. https://doi.org/10.1111/epi.15565.

[7] Rennert RC, Khan U, Bartek J Jr, Tatter SB, Field M, Toyota B, et al. Laser ablation of abnormal neurological tissue using robotic NeuroBlate system (LAANTERN): procedural safety and hospitalization. Neurosurgery. 2019 . pii:nyz141; https://doi.org/10.1093/neuros/nyz141.

相 关 图 书 推 荐

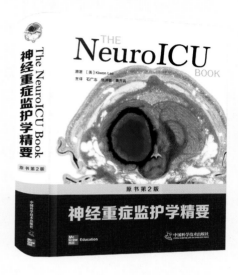

原著　[美] Kiwon Lee

主译　石广志　张洪钿　黄齐兵

定价　280.00 元

本书引进自世界知名的 McGraw-Hill 出版集团，由得克萨斯大学医学院著名神经重症医学专家 Kiwon Lee 教授倾力打造。本书为全新第 2 版，在 2012 年初版取得巨大成功的基础上修订而成。本书不仅对神经重症患者遇到的各种大脑及脊髓状况进行了介绍，而且还对神经疾病伴发各种器官功能不全和衰竭的处理进行了详细的阐述。本书保持了前一版以病例为基础的互动式风格，并对患者接受干预措施后可能发生的不良反应给出了实际建议，还特别向读者展示了遇到意外情况时的应对方案。

本书着重强调临床实践，针对神经重症监护病房的大量真实病例，通过流程图、表格、示意图、照片、文献追溯和关键知识点来进一步阐明分析，图文并茂，通俗易懂，不但对神经重症监护病房的医护人员有重要的指导意义，还可供神经内、外科一线临床医生工作中阅读参考。

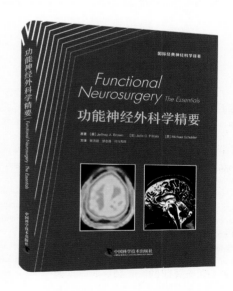

原著　[美] Jeffrey A. Brown 等

主译　张洪钿　邹志浩　司马秀田

定价　158.00 元

本书引进自 Thieme 出版社，由美国的神经外科专家 Jeffrey A. Brown、Julie G. Pilitsis、Michael Schulder 共同编写，国内多位临床经验丰富的神经外科专家共同翻译，是一部全面介绍神经系统功能性疾病的专业著作。全书共 41 章，详细阐述了神经外科功能性疾病的临床表现、影像学、治疗等内容，并且用丰富的图片、表格及关键知识点来简明展示相关知识。本书内容全面，要点突出，图文并茂，既可作为众多神经科临床医生的指导用书，又可作为功能神经外科学相关培训的参考用书。

相 关 图 书 推 荐

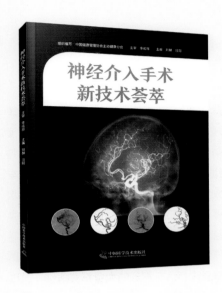

主编　刘　赫　汪　阳

定价　128.00 元

本书汇集了神经介入领域的最新手术技术，为了让读者能够更好地理解和运用，本书先概要介绍了脑血管内手术相关的基础知识部分，包括血管解剖结构、功能及血管变异、常见的手术入路、并发症处理等内容，然后系统阐述了有关动脉瘤、血管畸形、缺血性脑血管疾病、静脉性疾病等 30 余种介入手术新技术，其中不仅对使用频率较高的多套微导管系统栓塞技术进行了解析，还对近年出现且被越来越广泛使用的"吊脚楼"技术进行了解读。本书是众多神经介入专家丰富实战经验的精华总结，书中展示了大量丰富的操作细节，有助于广大神经介入初学者和亟须进阶的医生提升手术技能，早日跻身手术"达人"之列。

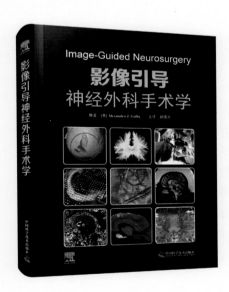

原著　[美] Alexandra J. Golby

主译　赵国光

定价　278.00 元

本书引进自 Elsevier 出版社，由美国哈佛大学医学院神经外科与放射学专家 Alexandra J. Golby 教授领衔编写。著者全面介绍了神经成像相关知识及影像引导技术在神经外科领域的应用，详细阐释了影像引导神经外科手术在神经功能障碍、颅脑肿瘤、血管病变及脊柱疾病等不同疾病临床治疗中的应用价值。书中所述不仅涵盖影像引导下垂体手术、脑血管手术、癫痫的外科治疗及影像引导神经外科机器人技术等多种实用治疗方式，还涉及治疗相关解剖学基础等丰富内容，有助于读者更好地学习、掌握、应用影像引导神经外科手术。本书内容翔实，图文并茂，非常适合神经外科学及医学影像学等相关专业医生、医学生阅读参考。

相 关 图 书 推 荐

原著　[美] Peter Nakaji 等

主译　李天晓

定价　218.00 元

本书引进自世界知名的牛津大学出版社，由美国凤凰城 St. Joseph 医疗中心 Barrow 神经研究所著名神经外科专家 Peter Nakaji 教授及华盛顿大学神经科学中心 Michael R. Levitt 博士，联合众多神经血管外科专家共同编写。书中收集汇总了神经血管外科众经典病例，着重强调临床实践，针对神经重症监护病房的大量真实病例，从病情评估与计划、确定治疗方案、手术过程、术后管理、并发症及处理、医学证据与预期结果等多角度进行分析，各角度还特设了精华要点提示，帮助读者理清临床实践中的各个环节。本书通俗易懂，图文互参，不但对神经血管外科医师有重要的指导意义，还可供神经内科、外科一线临床医师工作中阅读参考。

原著　[美] Bibiana Bielekova 等

主译　曹学兵　田代实

定价　148.00 元

本书引进自牛津大学出版社，由国际神经免疫学领域的知名专家 Bibiana Bielekova 博士、Gary Birnbaum 教授、Robert P. Lisak 教授联合编写，旨在为读者全面介绍神经免疫学领域的相关进展。全书共 11 章，囊括了当前有关神经免疫学领域的重要信息，重点阐述了神经免疫疾病的早期诊断和治疗，向读者介绍了快速发展的神经免疫学前沿知识。本书内容丰富，编排新颖，形式创新，紧跟学术前沿，有助于国内神经病学内、外科医师了解和掌握免疫学，熟知神经系统疾病的病理生理机制、诊断与治疗领域的进展，进一步提高临床分析思维能力和实践水平。